Storr / Weissbrod
Darmgesund kochen

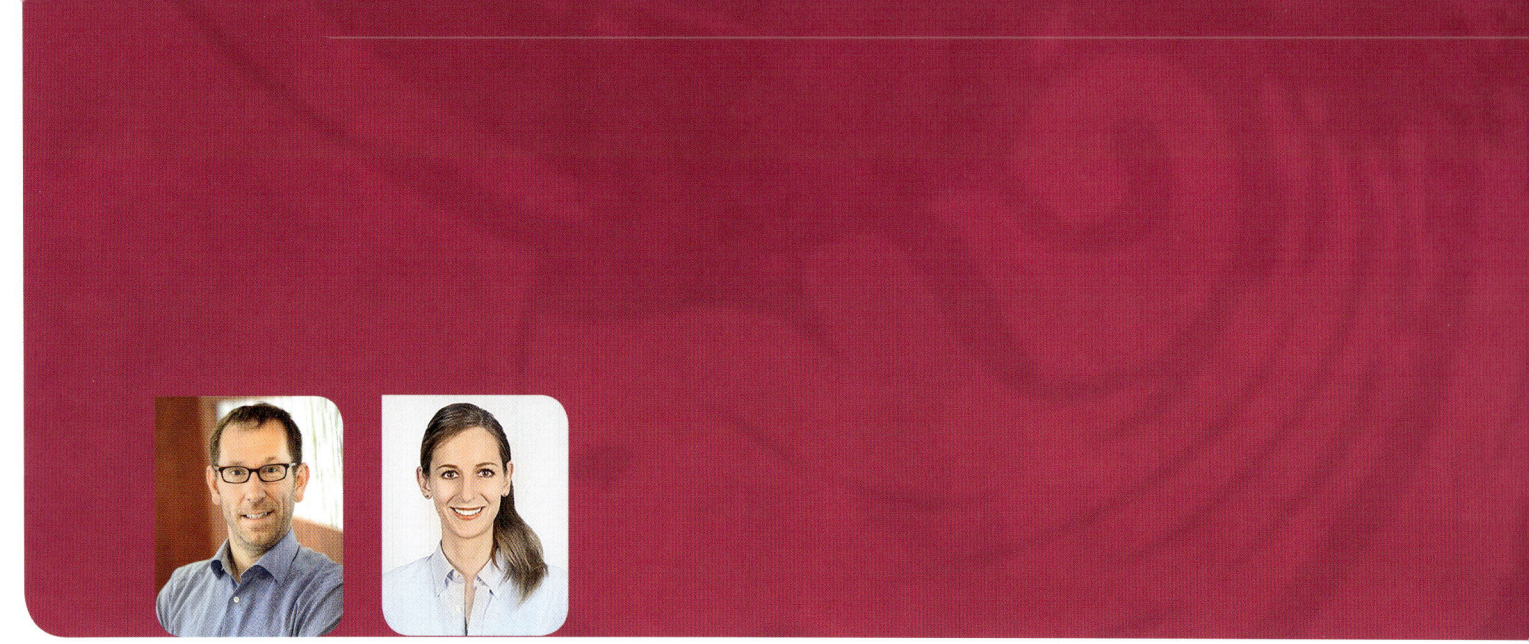

Professor Dr. Martin Storr, Facharzt für Innere Medizin und Gastroenterologie, ist am Zentrum für Innere Medizin, Gauting, und am Zentrum für Endoskopie, Starnberg, tätig und lehrt an der Ludwig-Maximilians-Universität München. Durch seine langjährige Erfahrung in der Ambulanz ist er besonders sensibilisiert für die Nöte der Patienten und weiß: Auch wenn es zunächst harmlos klingt – viele Darmbeschwerden schränken die Lebensqualität der Betroffenen massiv ein und müssen daher ernst genommen werden. Der Autor lebt mit seiner Familie in München.

Julia Weissbrod ist selbst vom Reizdarmsyndrom betroffen und hat schon allerlei Diäten und Ernährungsformen durchprobiert – manche davon halfen, einige davon nicht. Aus diesem Grund startete sie den Foodblog »die fodmap Köchin«, in dem sie Ihre Rezepte und Erfahrungen zur fodmap-Diät teilt. Momentan lebt und arbeitet sie in Zürich, Schweiz.

Prof. Dr. Martin Storr
Julia Weissbrod

Darmgesund kochen

Wie die richtige Ernährung Ihren Darm beruhigt

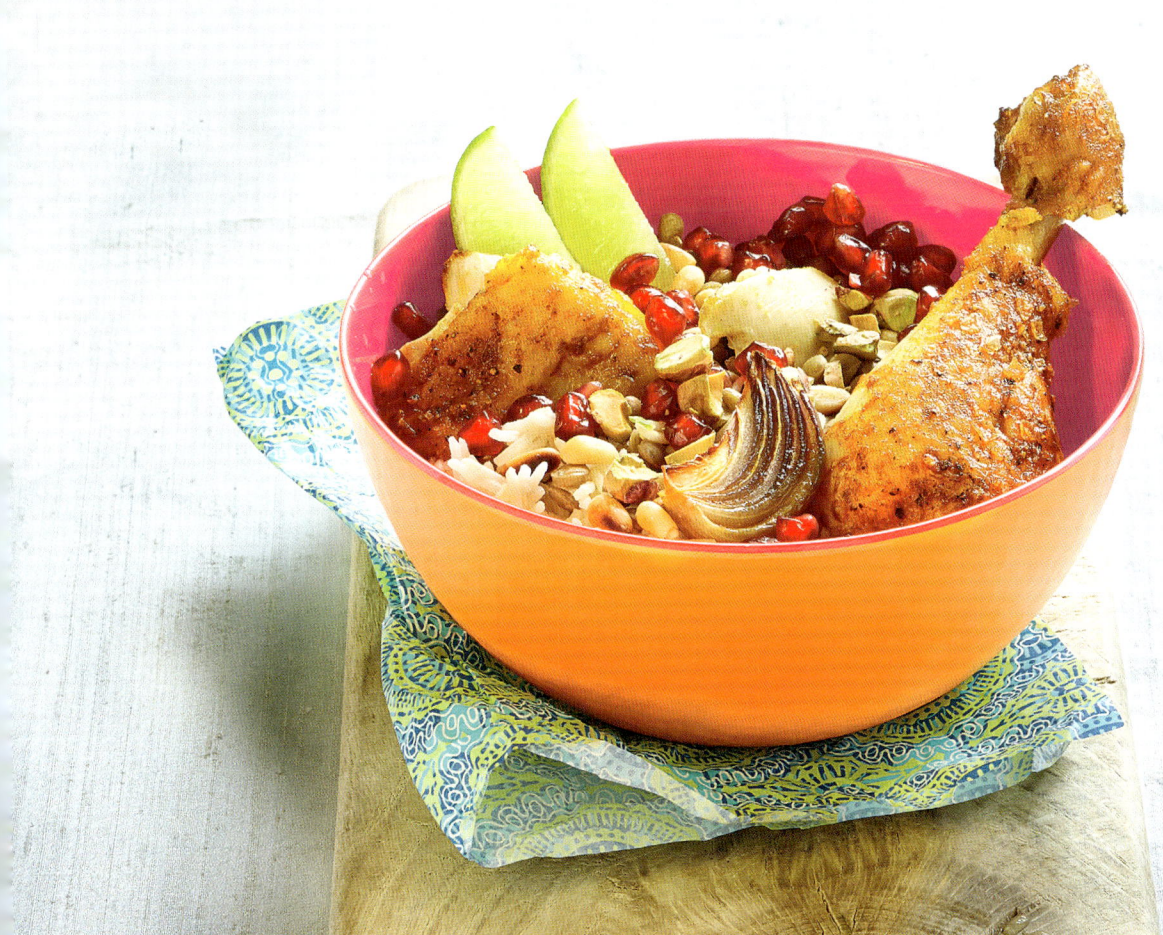

TRIAS

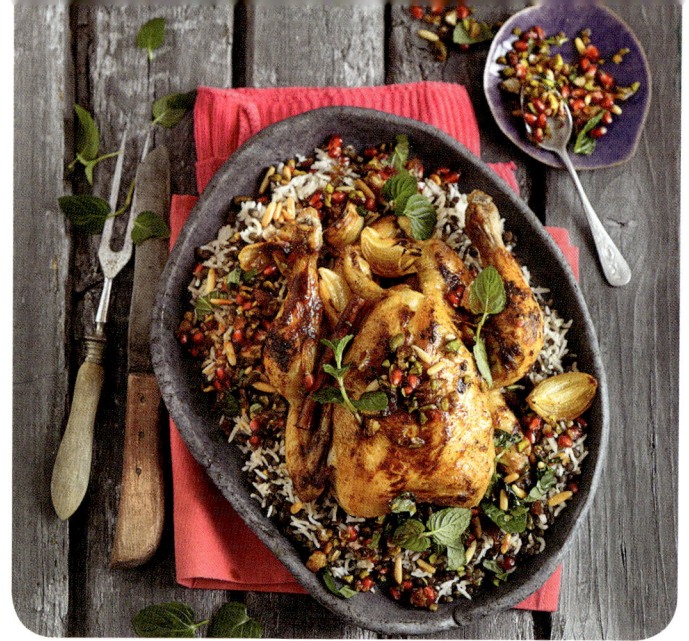
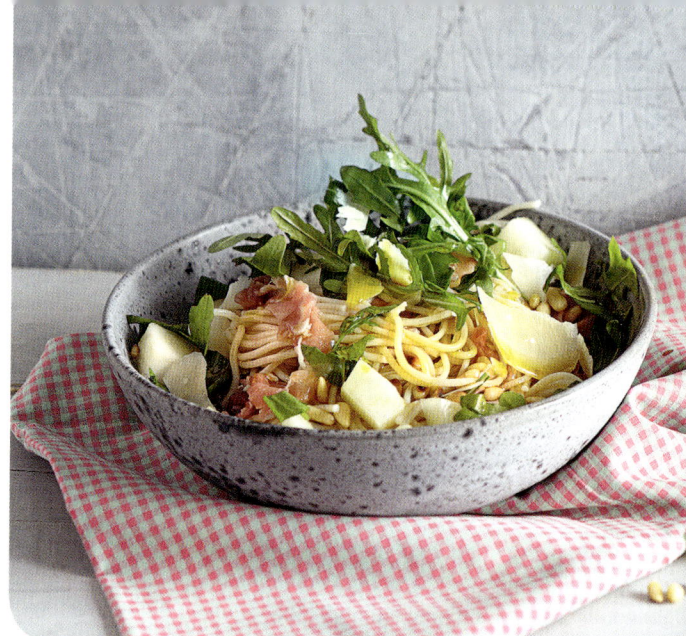

9 Was ist darmgesund?

10 Wie funktioniert die Verdauung?
11 Verdauen alle gleich?
12 Ein langer Weg
13 Der Magen-Darm-Trakt im Überblick
14 Mundhöhle
15 Speiseröhre
17 Magen
21 Dünndarm
22 Bauchspeicheldrüse
24 Dickdarm
28 Enddarm und After
30 Häufiges Essen verursacht Beschwerden

32 Was macht die Darmflora?
32 Darmflora, Mikrobiom und Mikrobiota
33 Wichtige Funktionen
34 Clostridien – ganz normale Bewohner des Darms?

37 Was bewirkt was im Darm?

38 Kohlenhydrate in verschiedener Form
38 Stärke, ein wichtiger Ballaststoff
41 Weitere Ballaststoffe
48 Obst
48 Zucker
50 Was sind FODMAPs?
51 Getreide und Gluten – Weizensensitivität und Glutensensitivität

54 Histamin & Co – was auch noch Beschwerden verursachen kann
54 Histamin-haltige Lebensmittel
55 Trehalose in Pilzgerichten
56 Fermentierte Lebensmittel
59 Fette
60 Eiweiße
61 Genussmittel: Koffein und Alkohol
62 Gewürze
62 Persönliche Unverträglichkeiten

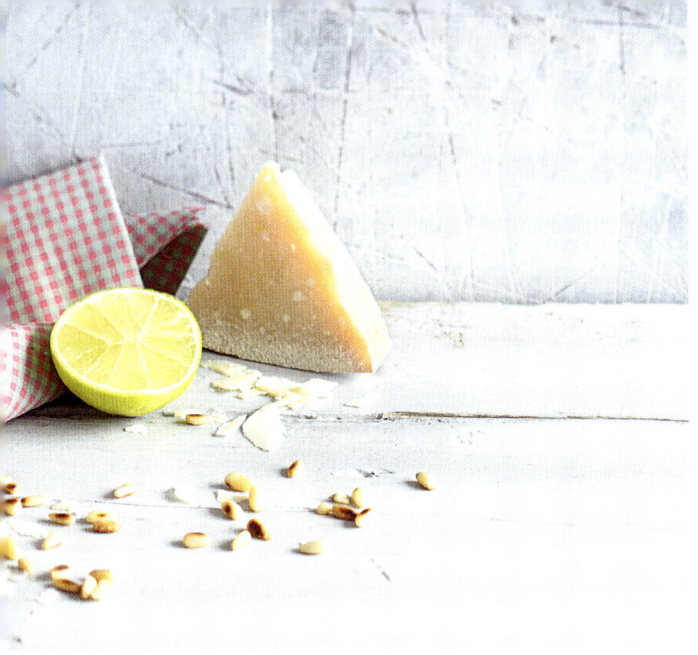
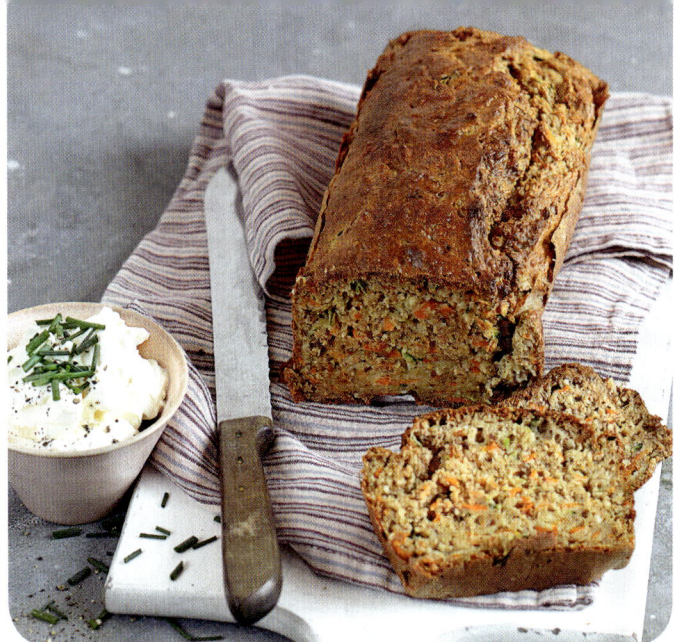

65 Kostformen und Modediäten

- 66 Klarheit im Dschungel der Diäten
- 66 Kohlenhydratreduzierte Diäten/Low-Carb-Diäten
- 68 Eiweißdiäten
- 72 Paleo- oder Steinzeitdiäten
- 74 High-Carb-Diäten – kohlenhydratreiche Diäten
- 75 Glutenfreie Ernährung
- 76 Vegane Ernährung
- 77 Vegetarische Ernährung
- 78 Rohkosternährung
- 82 Basische (alkalische) Diäten
- 82 Clean Eating
- 84 Superfood

89 Darmgesund kochen – die Rezepte

- 90 Die Rezepte
- 92 Frühstück
- 100 Salate und Suppen
- 110 Hauptmahlzeiten
- 138 Snacks, Brote und Süßes
- 158 Getränke und Smoothies

❯ Exkurse

- 46 Mein ballaststoffreicher Tag
- 70 Mein Low-Carb-Tag
- 80 Mein veganer Tag
- 86 Ernährung bei verschiedenen Darmkrankheiten

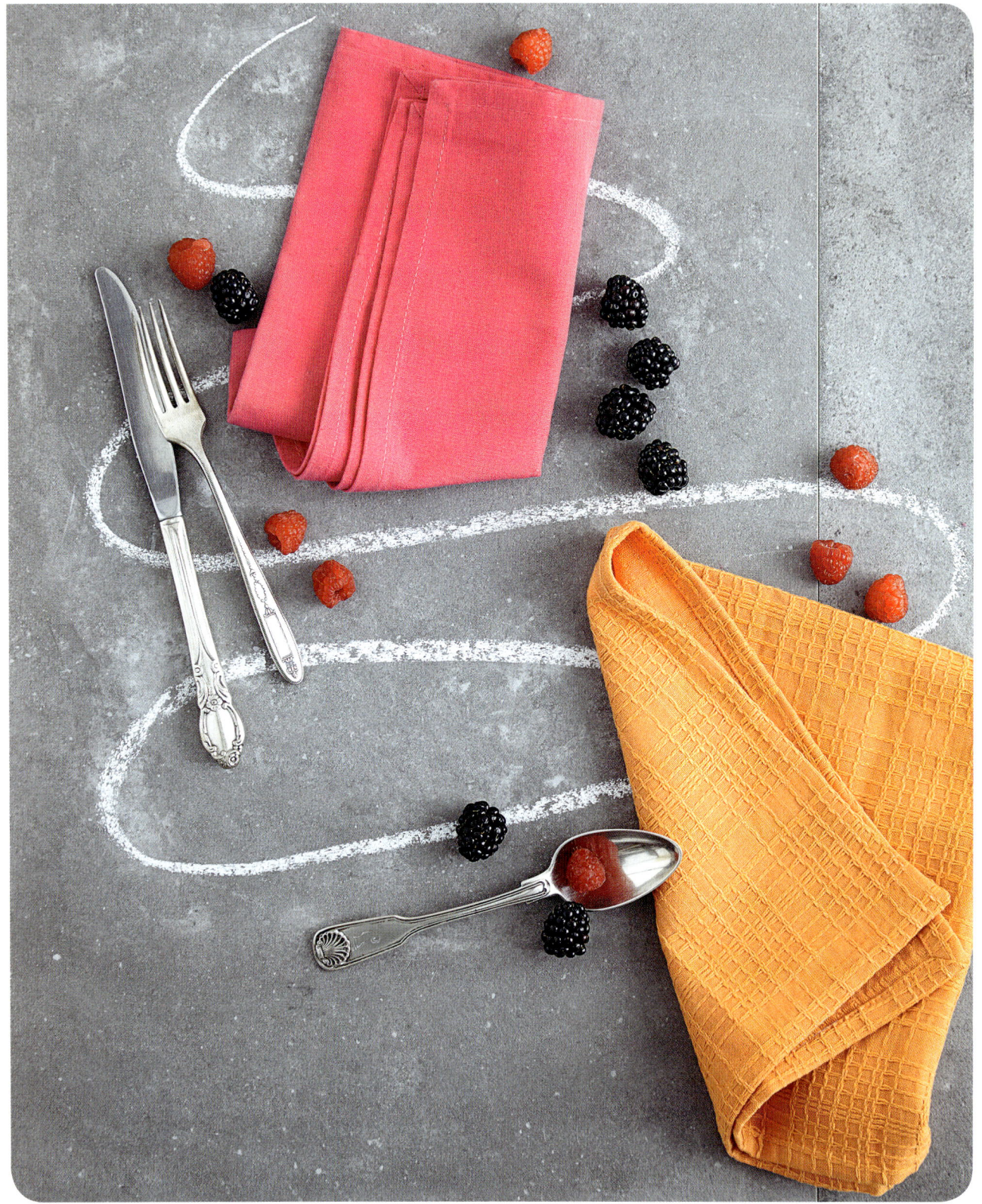

Liebe Leserin, lieber Leser,

unser Wohlbefinden hängt in hohem Maße davon ab, ob es unserem Bauch und damit unserem Magen und Darm gut geht. Die meiste Zeit arbeiten unsere Verdauungsorgane, ohne dass wir sie spüren. So soll es auch sein. Idealerweise gehen wir gelegentlich auf die Toilette, müssen ganz selten aufstoßen oder Darmgase ablassen und spüren unseren Bauch ansonsten nicht.

Jeder kennt aber auch das Gefühl, wenn sich der Darm meldet: Luft im Bauch, Blähungen und vermehrter Abgang von Winden, ein gelegentliches Rumoren oder Gluckern, manchmal auch zu harter Stuhl oder zu weicher Stuhl. Solange solche Beeinträchtigungen nur sporadisch auftreten, werden sie auch nicht als problematisch empfunden. Der Übergang von »nicht-störend« zu »störend« ist fließend und bei vielen kommen solche Verdauungsbeschwerden zu häufig vor. Dann besteht der Wunsch, mehr über den Darm, über die Entstehung dieser Beschwerden und ob und wie wir über eine geeignetere Auswahl der Nahrungsmittel das Entstehen diese Beschwerden verhindern oder zumindest günstig beeinflussen können, zu erfahren.

Mit diesem Buch möchten wir einen neuen Weg beschreiten. Wir zeigen Ihnen auf, wie die Verdauung und damit auch Ihr Darm funktioniert, wie Beschwerden entstehen, wie Sie sich nach heutigem Verständnis »darmgesund« ernähren und wie Sie Kontrolle über Ihren Darm erlangen, wenn es Probleme gibt. Um die Informationen so praktikabel wie möglich zu vermitteln, haben wir, ein Facharzt für Gastroenterologie, der die Bedürfnisse der Betroffenen versteht, und eine Reizdarmpatientin und Food-Bloggerin, uns zusammengetan. Wir haben darmgesunde Rezepte entwickelt, die auf dem aktuellen ernährungsmedizinischen Wissensstand basieren, und geben Ihnen zu jedem Rezept einen Überblick, für wen es geeignet ist. Dabei geht es uns darum, bei einer individuell angepassten Ernährung die Lebensmittel so auszuwählen, dass in Ihrem Darm möglichst alles glattläuft und die Tage mit Beschwerden der Vergangenheit angehören.

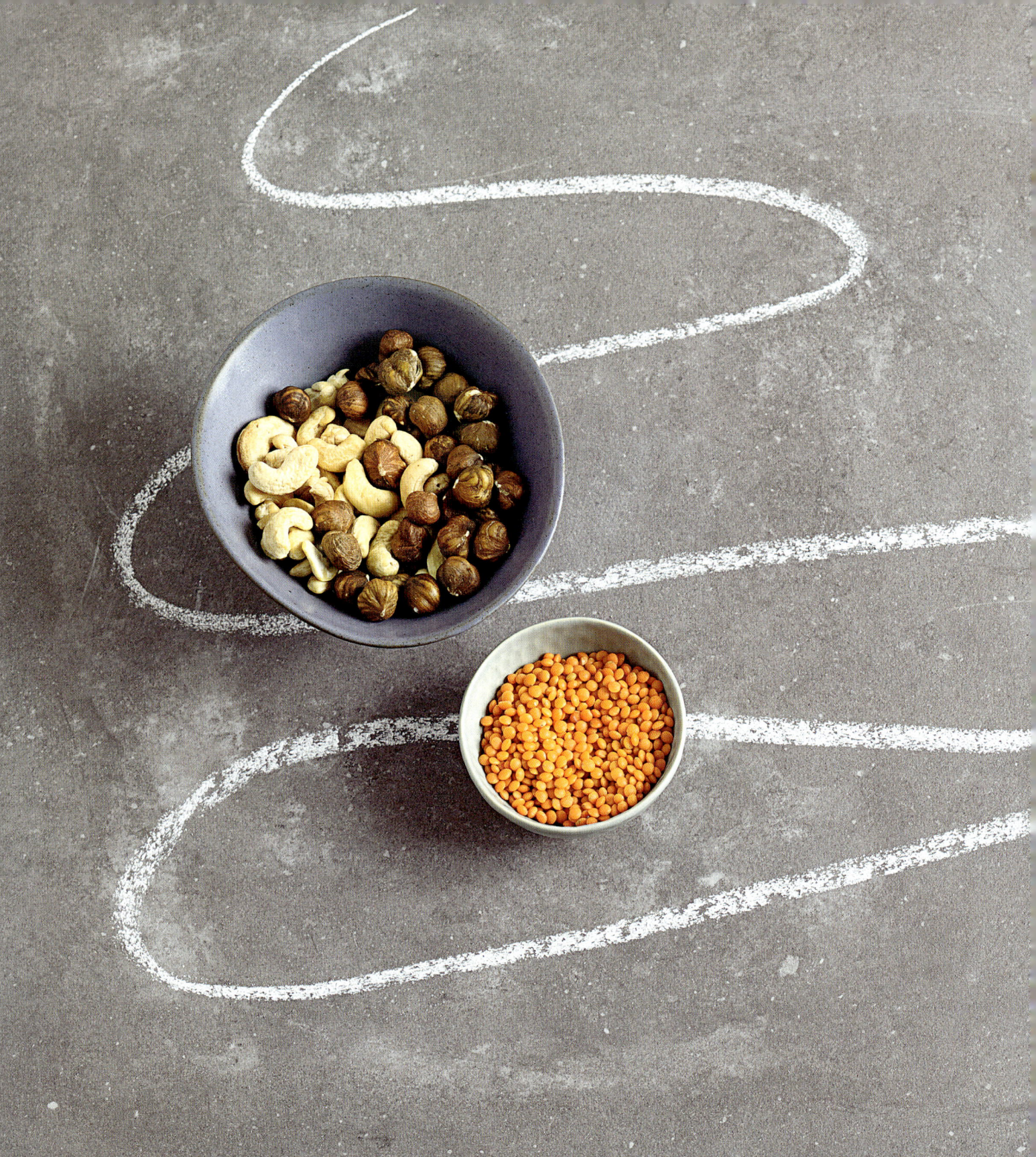

Was ist darmgesund?

Meist arbeiten unserer Verdauungsorgane im Stillen. Wenn der Darm sich meldet und Verdauungsbeschwerden auftreten, dann ist guter Rat teuer. Zunächst stellt sich die Frage: Was ist normal und was geht über das normale Maß hinaus?

Wie funktioniert die Verdauung?

Die Verdauung ist ein zentraler Bestandteil unseres Tagesablaufs. Wie die einzelnen Organe funktionieren und was passiert, wenn sie nicht funktionieren, ist auf den nächsten Seiten beschrieben.

Ohne Zucker, salzarm, glutenfrei, biologisch, fettreduziert, kohlenhydratarm, probiotisch, laktosefrei, histaminarm, fruktosereduziert oder sogar mit einer extra Portion Milch – mit solchen Attributen werden Lebensmittel gekennzeichnet. Gelegentlich sind diese Beschreibungen irreführend, in vielen Fällen unsinnig oder bestenfalls nutzlos. Sie erwecken den Eindruck, diese Lebensmittel seien gesund oder zumindest gesünder als andere Lebensmittel. Leider ist gerade dies aber nicht der Fall. Die Reduktion eines Inhaltsstoffes wird meistens durch die Ergänzung eines anderen Inhaltsstoffes kompensiert. Denn ohne Salz, Zucker oder Fett schmecken Lebensmittel eben nicht so, wie wir es uns wünschen. Um einen guten Geschmack zu erzielen, werden dann Geschmacksverstärker, Süßstoffe und andere Inhaltsstoffe verwendet, die im Zutatenverzeichnis aufgeführt werden müssen. Wenn einzelne Inhaltsstoffe durch andere Inhaltsstoffe ersetzt werden, hat das nichts mehr mit »gesund« zu tun. Diese Form des Lebensmitteldesigns führt eher zu großen Schwierigkeiten bei der Beurteilung der Verdaulichkeit von Lebensmitteln. Der grundlegende Wunsch nach gesunder oder zumindest gesünderer Ernährung wird dadurch aber leider nicht erfüllt. Ganz im Gegenteil, die zugefügten Süßstoffe verursachen bei vielen Menschen Blähungen, Bauchschmerzen und Durchfall, die zugefügten Geschmacksverstärker, Emulgatoren, Konservierungsstoffe und Stabilisatoren werden für verschiedenste Nahrungsmittelunverträglichkeiten und sogar Darmentzündungen verantwortlich gemacht. Ebenso ist es für unsere Verdauungsleistung schwierig zu verkraften, wenn Lebensmittel mit Molkeproteinen, Sojaproteinen oder Getreideextrakten aufgepeppt werden. Für unseren Darm sind all dies Zusatzstoffe, die häufig für Verdauungsbeschwerden verursachen.

Wer sich darmgesund und beschwerdefrei ernähren möchte, für den führt kein Weg daran vorbei, sich mit seiner Ernährung genauer zu beschäftigen und in der Konsequenz auch auf einige lieb gewordene Bequemlichkeiten, wie zum Beispiel Fertigprodukte, zu verzichten. Und Vorsicht, bitte nicht verleiten lassen. Werbewirksame Schriftzüge, die gesunde Ernährung vorgau-

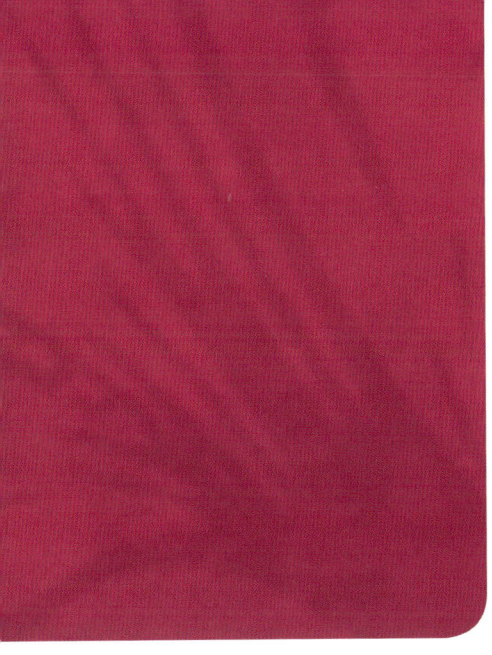

keln, weisen darauf hin, dass eben andere Zutaten die Funktion des Geschmacksträgers übernehmen. Mit »gesund« hat das aber meistens überhaupt nichts zu tun.

Verdauen alle gleich?

Die persönliche Verdauungsleistung ist ausgesprochen individuell und dies hat
- mit der persönlichen Situation wie Erbanlagen, Umfeld, Stress,
- der individuellen Ernährungszusammensetzung und
- der eigenen Darmflora zu tun.

Aus diesem Grund gibt es nur wenige pauschale Ernährungsempfehlungen, z. B. ausgewogene abwechslungsreiche Mischkost, aber zahlreiche individuelle Ernährungsempfehlungen wie glutenfrei, laktosefrei, fruktosereduziert oder histaminarm.

Wenn zehn Menschen zur gleichen Zeit das Gleiche essen, werden die meisten von ihnen keine Verdauungsprobleme haben, genauer gesagt, sie werden ihren Darm nicht einmal spüren. Ein Teil dieser Menschen wird aber Symptome wie Aufstoßen, Völlegefühl, Magenschmerzen, Blähungen, Bauchkrämpfe oder Stuhlgangsveränderungen mit weichem oder hartem Stuhl entwickeln. Derartige Symptome sind, sofern sie nur gelegentlich auftreten, völlig normal und weisen nicht unbedingt auf eine Krankheit hin, sondern weisen eher auf einen etwas sensibleren Darm oder eine individuelle Unverträglichkeit hin. Jeder Mensch hat die ein oder andere Unverträglichkeit, die einen mehr, die anderen weniger. Das ist völlig normal, wir sind eben individuell unterschiedlich. Ihr Ziel sollte es sein, mit diesem Ratgeber herauszufinden, was bei Ihnen die individuelle Verdauung positiv beeinflusst und was bei Ihnen Beschwerden verursacht.

Wie entstehen eigentlich Schmerzen?

Streng genommen kann unser Darm zwar vieles wahrnehmen, spürbare Schmerzen werden aber nur durch wenige Dinge verursacht. Die eigentlichen Schmerzverursacher im Darm sind
- der Füllungszustand des Darmes und
- Schwierigkeiten beim Weitertransport.

Der Füllungszustand ist durch die aufgenommene Nahrungsmenge, die Geschwindigkeit des Transportes und in sehr großem Ausmaß durch das Entstehen von Darmgasen beeinflusst. Dehnungen von innen spüren wir sehr gut und dies verursacht Blähbauchbeschwerden, Bauchschmerzen und Bauchkrämpfe. Gerade der Darmgasanteil ist hier von besonderer Bedeutung, denn die Dehnung wird vom Darmnervensystem als Schmerz signalisiert.

Weil Nervenzellen grundsätzlich sehr gleichförmige Signalwege benutzen, sind die Botenstoffe im Darm und die Botenstoffe im Gehirn sehr eng miteinander verknüpft. Dies wiederum erklärt auch wieso Faktoren, die das zentrale Nervensystem beeinflussen, auch das Darmnervensystem beeinflussen. Hier wird von der Dam-Hirn-Achse gesprochen, die in beide Richtungen aktiv ist:
- Botenstoffe und Hormone wie Adrenalin gehören zur Stresskaskade und verursachen nicht nur im zentralen Nervensystem,

sondern auch im Darmnervensystem Stress.
- Botenstoffe wie das »Glückshormon« Serotonin sind in beiden Nervensystemen für positive Regulationen verantwortlich.
- Auch der Schlaf-Wach-Rhythmus, der durch das Hormon Melatonin vermittelt wird, ist in beiden Nervensystemen aktiv.

Aus all diesen Gründen sind Stress, Ruhe, Psyche und Darmfunktion eng miteinander verwoben und Betroffene können ein Lied davon singen, dass gerade Stress und Angst direkt auf den Bauch schlagen.

Steigern Sie Ihr Darmglücksgefühl
Für die Steigerung des Glücksgefühls im Darm ist der Tryptophangehalt von Lebensmitteln bedeutend, denn Tryptophan als Vorstufe erlaubt unserem Körper, mehr Serotonin zu bilden.

Stöbern Sie in der Liste tryptophanreicher Lebensmittel und probieren Sie doch mal das eine oder das andere aus. Die vermehrte Aufnahme von serotoninreichen Lebensmitteln oder Serotoninpräparaten ist in diesem Zusammenhang nicht hilfreich, da das aufgenommene Serotonin nicht an den Ort gelangt, an dem es seine Wirkung entfalten soll.

tryptophanreich
- Hülsenfrüchte (besonders Sojabohnen und Linsen)
- Käse (Parmesan, Edamer, Emmentaler, Camembert)
- Nüsse (besonders Cashew-Kerne, Erdnüsse, Haselnüsse)
- Pilze
- Samen (Sonnenblumenkerne, Sesam, Quinoa, Hirse, Amaranth)
- Weizenkeime, Weizenkleie

Serotonin-Synthese-hemmend
- Kaffee, Koffein (hemmt das Serotonin-Enzym-Tryptophan Hydroxylase)
- proteinreiche Lebensmittel wie Milchprodukte, Fleisch und Wurstwaren (Eiweißkombination wirkt sich ungünstig auf die Tryptophan-Aufnahme aus)

Ein langer Weg

Sechs bis acht Meter legen die Speisen auf dem Weg durch unseren Körper zurück. Für diese Strecke benötigen die Nahrungsmittel je nach Zusammensetzung zwischen zwei und vier Tage. Das bedeutet, dass Lebensmittel, die Sie verzehrt haben, noch Tage später für Beschwerden verantwortlich sein können. Lebensmittel
- können sofort Beschwerden verursachen, wenn der Entstehungsort der Beschwerden Speiseröhre und Magen sind,
- können nach ein bis zwei Stunden Beschwerden hervorrufen, wenn der Entstehungsort der Beschwerden Magen oder Dünndarm sind, oder
- können erst nach längerer Zeit Beschwerden machen, wenn der Entstehungsort der Dickdarm ist.

Sie sehen, für ein genaues Verständnis ist es wichtig, sich den ganzen Magen-Darm-Trakt genauer anzusehen. Da wir Ihnen eine möglichst verständliche Beschreibung des Verdauungsapparates und seiner Funktionen vermitteln wollen, fließen in den folgenden Beschreibungen die Erkenntnisse aus allen Teilbereichen bzw. Organen des Verdauungstraktes ein. Zusätzlich erhalten Sie Hinweise, wie Sie die einzelnen Regionen des Verdauungsapparates in deren Funktion unterstützen oder entlasten können.

Verdauungsbeschwerden, die durch die Ernährung verursacht werden, treten in der Wachphase auf: Der Schlaf ist meistens ungestört und ein Aufwachen durch funktionelle Beschwerden ist untypisch. Durch Nahrungsmittel verursachte Beschwerden bauen sich oftmals im Laufe des Tages auf, Beschwerden schon vor dem Frühstück sind eher durch einen hypersensiblen Magen-Darm-Trakt und nicht durch Nahrungsmittel verursacht.

Der Magen-Darm-Trakt im Überblick

Der menschliche Magen-Darm-Trakt ist von Mund bis After im Durchschnitt sechs bis acht Meter lang. Auf den ersten Blick erscheint dies sehr lang. Für eine gut funktionierende Verdauung benötigen wir tatsächlich einen solch langen Darm. Im Folgenden werden Sie erfahren, wozu wir diese sechs bis acht Meter im Detail benötigen und welche Regionen die durch den Mund aufgenommene Speise passiert. Dabei geht es nicht nur um den Weg, also die reine Passage. Auf diesem Weg laufen wichtige Vorgänge ab, die dazu führen, dass die Speisen zunächst verdaulich gemacht und dann in die Nährstoffe bzw. in deren Bestandteile zerlegt werden, die schließlich vom Körper aufgenommen werden können. Der nicht aufgenommene Rest wird ausgeschieden.

All diese Funktionen des Magen-Darm-Trakts wurden im Laufe der Evolution dahingehend optimiert, dass aus wenig Nahrung das Maximale an Nährstoffen für den Körper herausholt werden kann. Die Evolution konnte ja nicht ahnen, dass heute jeder von uns einen leicht erreichbaren Supermarkt und einen eigenen Kühlschrank haben wird, was es ermöglicht, regelmäßig und ausreichend zu essen. Realistisch gesehen leben wir heute mit einem Überangebot von Lebensmitteln und unser Verdauungstrakt hat mit diesem Überangebot zu kämpfen. Für diejenigen, bei denen der Verdauungsapparat mit dem Überangebot gut umgehen kann, stellt dies kein Problem dar. Für diejenigen, die mit dem Überangebot aus verschiedensten Gründen nicht gut umgehen können, aber schon. Dabei ist die Gewichtszunahme nur eines der Probleme, die aus diesem Überangebot entstehen können. Ein weiteres, viel häufigeres Problem ist, dass das Überangebot Beschwerden wie Sodbrennen, Völlegefühl, Magenschmerzen, Bauchschmerzen, Blähungen, Flatulenz, Stuhlgangsveränderungen und häufigen Stuhldrang verursacht. Diese Beschwerden können zeitlich befristet sein, können aber auch häufig oder täglich bestehen. Wenn dies der Fall ist, ist selbstverständlich auch die Lebensqualität eingeschränkt und der Wunsch, die Beschwerden durch eine geeignetere Lebensmittelauswahl zu bessern, kommt unweigerlich auf.

Der grundlegende Aufbau unseres Verdauungstraktes ist auf der gesamten Länge vom Prinzip her sehr gleichförmig. In jeder Region, in der sich die Speise gerade befindet, bestehen aber wichtige Unterschiede, je nachdem welche Funktion in der betreffenden Region im Vordergrund steht. Ganz einfach betrachtet ist der menschliche Magen-Darm-Trakt ein Muskelschlauch, der von einer Schleimhautschicht ausgekleidet ist und von einem komplexen Nervensystem gesteuert wird. Je nachdem, in welcher Region der Speisebrei sich gerade befindet, steht bei der Muskelfunktion entweder

- die Transportfunktion des Speisebreis,
- die Nahrungsmittelzerkleinerungsfunktion,
- die vorübergehende Speicherfunktion oder
- die Entleerungsfunktion

im Vordergrund. Weitere Funktionen, die nicht von der Muskelaktivität abhängen, sind

- die Verdauungsfunktion mit der Produktion und der bedarfskontrollierten Freisetzung von Verdauungssäften,
- die Aufnahme von Nähr- und Mineralstoffen und
- die Eindickungsfunktion.

Die meisten dieser Funktionen laufen unbewusst und autonom ab. Nur wenige dieser Darmfunktionen, wie zum Beispiel die Entleerungsfunktion, werden uns bewusst und sind kontrollierbar.

Mundhöhle

Nachdem wir die Speisen zubereitet und auf einem Teller serviert haben, nehmen wir sie zu uns. Die Lebensmittel gelangen zunächst in die Mundhöhle. In der Mundhöhle verbleiben die Speisen nur kurz, häufig leider sogar zu kurz. Unsere Kiefer und unsere Zähne haben eine ausgesprochen wichtige Funktion. Wenn wir beides richtig benutzen, wird die aufgenommene Nahrung sehr gut zerkleinert. Durch das ausgiebige Kauen bereiten wir die Speisen ideal vor und entlasten damit unseren Magen-Darm-Trakt. Ansonsten muss dieser diese Zerkleinerungsfunktion mühsam übernehmen. Dafür ist der weitere Verdauungstrakt aber nicht richtig ausgestattet, denn die Zähne befinden sich eben im Mund und nicht im Magen.

Gut gekaut ist halb verdaut

Viele Verdauungsprobleme ließen sich schon durch richtiges Kauen verhindern. Spätestens, wenn Sie in der Toilettenschüssel Nahrungsbestandteile wie z.B. Maiskörner erkennen, sollten Sie sich an Ihrer eigenen Nase fassen. Dann haben sie die Nahrungsmittel nicht genügend gekaut. Durch schlechtes Kauen entstehen zum Beispiel

- Völlegefühl, weil die Nahrungsmittel länger im Magen liegen,
- mangelhafte Aufnahme der Nährstoffe, weil ein Teil der Nahrungsmittel nicht ausreichend verdaut werden kann, und
- Blähungen, Bauchschmerzen und weicher Stuhlgang, weil ein Überangebot an unverdauten Nahrungsmitteln im Dickdarm ankommt und dort von den Darmbakterien verdaut wird.

Gerade durch diese bakterielle Verdauung entsteht dann reichlich Darmgas, das zu einem Blähbauch und Flatulenz führt.

Sie haben durch langes Kauen aber auch noch weitere Vorteile. Zum einen führt langes Kauen dazu, dass Sie den Geschmack der Speisen länger und positiver wahrnehmen, was wiederum zu einer erhöhten Zufriedenheit und einer spürbaren Steigerung des Geschmackserlebnisses führt. Gerade diese positiven Signale sind für unseren Körper wichtig, damit der weitere Teil der Verdauung reibungslos abläuft. Außerdem ist langes Kauen ein erstes Signal, das die Sättigung kontrolliert. Sie werden also insgesamt weniger essen, um satt zu werden. Dadurch vermeiden Sie Verdauungsprobleme durch zu große Mahlzeiten. Gönnen Sie sich das Geschmackserlebnis. Sie haben die Speisen über 30 Min. zubereitet, dann wollen Sie diesen Aufwand auch durch ein spürbares und befriedigendes Geschmackserlebnis gekrönt wissen. Die Mahnung unserer Mütter: »Sitze gerade und kaue ordentlich« gewinnt hierdurch eine erklärende Bedeutung und erweist sich bei genauer Betrachtung als sehr richtig.

Schon beim Anblick von Speisen oder nur beim Gedanken an das Essen läuft uns das Wasser im Mund zusammen. Dieses sprichwörtliche Wasser ist ein Verdauungssaft, der aus den Mundspeicheldrüsen in die Mundhöhle abgegeben wird. Diese Mundspeicheldrüsen sitzen vor den Ohren, im Bereich des Unterkiefers und im Bereich der Zunge. Die Mundspeicheldrüsen sieht und spürt man übrigens nicht. Nur bei Erkrankungen wie zum Beispiel bei Mumps schwellen die Ohrspeicheldrüsen deutlich erkennbar an.

Der Speichel dieser Mundspeicheldrüsen, der bei langem Kauen gut

> **Wichtig für Sie: Ursache der Beschwerden**
>
> Durch Nahrungsmittel verursachte Beschwerden treten tagsüber auf. Nächtliches Aufwachen durch Beschwerden oder Durchfall weist auf eine Erkrankung hin.

mit dem Speisebrei vermengt wird, hat zwei wesentliche Funktionen:
- Der Speisebrei wird verflüssigt, um später besser durch den Magen-Darm-Trakt transportiert werden zu können. Der Schleim entlastet also den Magen und den Darm. Gut gekaute und eingeschleimte Speisen verursachen deshalb weniger Völlegefühl, Bauchschmerzen und Bauchkrämpfe.
- Der Verdauungssaft der Mundspeicheldrüsen enthält Verdauungsenzyme, hauptsächlich das Enzym Amylase. Amylase wird zwar auch noch tiefer im Verdauungstrakt zum Speisebrei abgegeben. Es ist aber sehr hilfreich, dass die Verdauung von Stärke schon in der Mundhöhle beginnt. Damit wird die Dünndarmverdauung entlastet, die diese Aufgabe dann nur noch fortsetzen muss. Gerade wenn Sie sich kohlenhydrat- und stärkereich ernähren, ist diese Vorverdauung sehr wichtig und Sie sollten durch ausreichendes Kauen den ersten Schritt der Verdauung so gut es geht ausnutzen. Magen und Darm werden es Ihnen danken. Je länger Sie kauen und je länger Sie damit die Amylaseverdauung ermöglichen, desto weniger unverdaute Kohlenhydrate kommen letztendlich im Dickdarm an. Dies Weniger an Kohlenhydraten im Dickdarm

bedeutet wiederum weniger Angebot an unverdauten Kohlenhydraten für die Dickdarmbakterien und in der Konsequenz weniger Darmgase, weniger Blähungen, weniger weichen Stuhlgang, eine geringere Stuhlmenge und weniger Stuhldrang.

Nun wollen Sie sicherlich wissen, wie lange Sie denn idealerweise kauen sollten. Am besten sehr, sehr lange. Der Speisebrei sollte am Ende des Kauvorgangs vollständig zerkleinert, also breiförmig, sein. So breiförmig, dass Sie beim Schlucken die aufgenommene Nahrung eigentlich trinken.

Sie können es ausprobieren: Wenn Sie ein Stück Brot sehr lange im Mund zerkauen, merken Sie, wie der Geschmack langsam süßlich wird. Das liegt daran, dass die im Brot enthaltene Stärke durch Enzyme der Mundspeicheldrüsen in einzelne Kohlenhydrate, darunter Glukose, zerlegt wird. Die Glukose wird von den Geschmackknospen auf der Zunge dann als süß wahrgenommen.

Speiseröhre

Nach dem Kauen gelangt der Speisebrei durch den Schluckakt in kleinen Portionen in die Speiseröhre. Die Speiseröhre dient hauptsächlich der Passage des hoffentlich gut gekauten Speisebreis von der Mundhöhle in den Magen. Verdauungsleistung findet in der Speiseröhre keine satt.

Wichtig für Sie: Gut kauen

Wenn Sie in Ihrem Stuhlgang feste Nahrungsbestandteile wie zum Beispiel Nüsse, Salatblätter oder Maiskörner sehen, dann liegt das nicht daran, dass Ihre Verdauung nicht funktioniert, sondern daran, dass Sie die Speisen nicht ausreichend zerkaut haben. Der Darm kann dies nicht ausreichend nachholen und wird durch die groben Nahrungsbestandteile in seiner Funktion beeinträchtigt.

Das Kauen ist für eine geregelte Verdauung sehr wichtig. Durch ausreichendes Zerkleinerern entlasten Sie Ihren Verdauungsapparat und unterstützen die Kohlenhydratverdauung. Durch gutes Kauen beugen Sie Verdauungsbeschwerden vor. Es entstehen weniger Völlegefühl, Bauchschmerzen, Blähungen und weicher Stuhlgang.

Die Passage des Speisebreis durch die Speiseröhre erfolgt in aufrechter Position sehr rasch, sodass der Speisebrei nach zwei bis zehn Sekunden durch den Schließmuskel in den Magen gelangt. Im Liegen fehlt dem Speisebrei für den Weg durch die Speiseröhre die Unterstützung durch die Schwerkraft. Daher kann eine Nahrungsaufnahme in liegender Position, so wie wir sie in Historienfilmen sehen, nicht empfohlen werden. Die lange Verweildauer des Essens in der Speiseröhre und der damit verbundene Kontakt reizen die Speiseröhrenschleimhaut unnötig.

Auch im Bereich der Speiseröhre können Beschwerden entstehen. Diese können ausgelöst werden durch folgende Faktoren:
- hohen Säuregehalt der Speise
- zu niedrige oder zu hohe Temperatur der Speise
- zu große, geschluckte Portionen
- Alkohol (vor allem hochprozentiger)
- scharfe Gewürze

All dies kann zu Missempfindungen oder sogar zu Schädigungen an der Speiseröhrenschleimhaut führen.

Diese Missempfindungen sollten Sie ernst nehmen, denn es handelt sich um Signale, dass die Art und Weise der aufgenommenen Speisen Ihrem Magen-Darm-Trakt nicht guttut. Deshalb ist bei Beschwerden im Bereich der Speiseröhre wichtig, darüber nachzudenken, welche der oben genannten Faktoren zu den Beschwerden beitragen haben und was Sie verändern können.

Schlecht gekaute Speisen oder zu große Schlucke verursachen oftmals starken Druck oder sogar krampfartigen Beschwerden hinter dem Brustbein. Die anderen Auslöser verursachen eher Brennen oder dumpfe niedrigschwellige, oftmals anhaltende Schmerzen. Die möglichen Schleimhautschäden können auch zu dauerhaften Schleimhautveränderungen oder sogar Entzündungen der Speiseröhre führen. In deren Folge können langfristige Beschwerden entstehen, die in späterem Stadium auch ohne Nahrungsaufnahme auftreten können.

Sodbrennen, Schmerzen hinter dem Brustbein oder Schwierigkeiten beim Schlucken sind typische Beschwerden, die bei Speiseröhrenentzündungen auftreten. Treten sie häufig oder dauerhaft auf, sollten Sie einen Arzt zu Rate ziehen. Wenn Sie nur gelegentlich oder milde Beschwerden im Bereich der Speiseröhre haben, verzehren Sie milde Speisen von normaler Temperatur und trinken Sie wenig Alkohol.

Die Refluxerkrankung

Wenn Sodbrennen oder sogar ein Aufstoßen von Speisebrei auftreten, dann kann dies auch Zeichen einer Refluxerkrankung sein. Diese Erkrankung, auch GERD (engl. Gastroesophageal Reflux Disease) genannt, bezeichnet das Zurückfließen von Mageninhalt in die Speiseröhre. Gründe hierfür sind zum Beispiel ein schwacher Schließmuskel am Übergang von der Speiseröhre zum Magen oder eine Hiatushernie, also eine Ausbuchtung des Magens in den Speiseröhrenbereich. Dabei kann jeglicher Mageninhalt zurückfließen, am schädlichsten ist aber die stark ätzende Magensäure. Typische Symptome für eine solche Refluxerkrankung sind:
- Sodbrennen
- Aufstoßen
- Schmerzen hinter dem Brustbein
- Heiserkeit
- Räuspern
- Probleme mit der Atmung

Nur ein Arzt kann die Diagnose »Refluxerkrankung« bestätigen oder ausschließen. Dies ist für Sie wichtig, da eine Refluxerkrankung spezieller Ernährungs- und Lebensstilveränderungen bedarf und manchmal auch Medikamente erforderlich sein können.

Aufstoßen

Nach dem Essen stoßen wir oftmals Luft auf. Aufstoßen ist ein völlig normaler Vorgang und dient der notwendigen Entlüftung des Magens, insbesondere nach dem Essen, wenn der Magen voll ist. Die Luft, die hierbei aufgestoßen wird, ist Luft, die von außen in den Magen gelangt ist. Diese Luft gelangt unter anderem durch Verschlucken in den Magen. Hierbei ist aber nicht gemeint, dass Sie aktiv Luft schlucken. Vielmehr schlucken wir die Luft passiv, etwa zusammen mit schlecht gekauter Speise, bei hastigem Essen oder beim Sprechen während des Essens. Außerdem gelangt Luft mit kohlensäurehaltigen Getränken in den Magen. Da all dies vermeidbare Ursachen sind, kann übermäßiges Aufstoßen, sofern dies von ihnen als störend empfunden wird, mit etwas Achtsamkeit sehr gut vermieden werden. Wenn das Aufstoßen von Übelkeit begleitet ist, kann eine Magenschleimhautentzündung (Gastritis) die Ursache sein. In diesem Fall ist besonders auf eine magenschonende Ernährung zu achten und Magenschädlinge wie Kaffee, Alkohol, Nikotin und Schmerzmedikamente zu meiden.

Magen

Der Magen erfüllt im Zusammenhang mit der Verdauung mehrere sehr bedeutende Funktionen. Kein Wunder, dass Störungen oder Überlastungen dieser Funktionen mit Beschwerden einhergehen. Der Magen ist zuständig für:
- die rasche Aufnahme der Nahrung, während wir essen, auch wenn es sich um sehr große Portionen handeln sollte,
- die kurzfristige Speicherung der aufgenommenen Speisen,
- den Beginn der Verdauung der aufgenommenen Nahrung und
- die Weiterleitung der Nahrung in den Dünndarm.

Aufnahme und Speicherung der Nahrung

Üblicherweise essen wir im Verlauf des Tages mehrere große Hauptmahlzeiten und nicht kontinuierlich kleinste Mengen. Zum Aufnehmen und zum Speichern der aufgenommenen Nahrung kann sich der Magen, insbesondere die obere Magenhälfte, wie ein Luftballon ausdehnen und sich damit deutlich vergrößern. Insgesamt kann der Magen so bis zu 1,5 l Inhalt aufnehmen. Könnte sich unser Magen nicht ausreichend ausdehnen, dann könnten wir nicht in kurzer Zeit größere Portionen Nahrung aufnehmen, ohne Beschwerden zu bekommen. Selbstverständlich gibt es bei diesem Ausdehnen gewisse Grenzen, die wir nicht überschreiten sollten, und jeder von uns kennt die Übelkeit und das Völlegefühl, das uns nach dem Verzehr eines sehr großen Festmahls ereilt.

Bei manchen Menschen gelingt es dem Magen aber nicht, sich schnell genug ausreichend stark auszudehnen. In diesen Fällen sind Völlegefühl, frühzeitige Sättigung oder Übelkeit typische Symptome. Wenn solche Symptome bestehen, dann empfiehlt es sich,
- langsamer zu essen,
- die Speisen besser zu kauen,
- kleinere Mahlzeiten zu sich zu nehmen und
- den Verdauungsorganen nach dem Essen ausreichend Zeit zu geben, die aufgenommene Nahrung weiterzutransportieren, um Platz für weitere Nahrung zu schaffen.

Signal der Sättigung

Auch ohne Beschwerden ist es nicht sinnvoll, die maximale Kapazität

> **Wichtig für Sie: So vermeiden Sie Sodbrennen**
>
> Bei Beschwerden im Bereich der Speiseröhre sollten Sie Speisen gut kauen, auf kleine Schluckmengen achten, zu saures, zu scharfes, zu heißes, zu kaltes Essen sowie Alkohol meiden.

des Magens ständig auszureizen, da das Sättigungsgefühl teilweise über den Dehnungszustand des Magens signalisiert wird. Wenn sich der Magen aber dauerhaft an große Füllmengen gewöhnt, geht das durch die Magenfüllung vermittelte Sättigungssignal verloren. Der Magen kann sich ebenso in die andere Richtung, also an zu kleine Mengen Speise, gewöhnen, wenn er niemals ordentlich gefüllt und gedehnt wird. Dann können schon kleinste zusätzliche Füllmengen Beschwerden verursachen. Aus diesem Grund sollten Sie darauf achten, dass Ihr Magen mindestens einmal täglich eine Hauptmahlzeit erhält, die diesen Namen auch verdient. Wenn Sie also direkt, während oder kurz nach der Nahrungsaufnahme von Beschwerden geplagt sind, dann kann das daran liegen, dass Sie Ihren Magen zu stark überdehnen oder Ihren Magen zu wenig an ordentliche Dehnungen gewöhnt haben.

Wieso knurrt mein Magen?

Magenknurren ist völlig normal, dennoch sind einige Menschen durch die Geräusche im Bauch verunsichert, insbesondere wenn die Geräusche zu laut werden. Das als Magenknurren bezeichnete Geräusch entsteht eigentlich im Leerdarm, der deshalb manchmal auch als Knurrdarm bezeichnet wird und ein Teil des Dünndarms ist. Auslöser sind kräftige wandernde Muskelaktivitäten (medizinisch: migrierende Motorkomplexe; MMC), die den Magen-Darm-Trakt alle 60 bis 90 Min. von oben nach unten durchlaufen und somit der regelmäßigen Darmentleerung und Darmreinigung dienen. Wenn zum Zeitpunkt dieser Reinigungswellen aber nur oder hauptsächlich Luft im Darm ist, dann entstehen diese typischen Knurrgeräusche. Wenn der Darm leer ist und Ihr Körper eine sich anbahnende Nahrungsaufnahme vermutet, zum Beispiel durch den Geruch von Speisen, dann kann dieses Magenknurren sogar ausgelöst werden. Das Magenknurren ist aber völlig normal. Wenn es Sie stört, dann hilft sofortiges Essen oder Trinken von warmem Wasser, da Wärme und besonders warme Flüssigkeiten die Magen-Darm-Muskulatur entspannen. Wer sehr häufig unter Magenknurren leidet, kann auch darauf achten, dass weniger Luft in den Darm gelangt. Luft gelangt durch Luftschlucken, kohlensäurehaltige Getränke oder blähende Lebensmittel in den Darm.

Beginn der Verdauung

Der im oberen Teil des Magens gespeicherte Speisebrei wird nach Beendigung der Nahrungsaufnahme nach und nach in kleinen Portionen in den mittleren und unteren Teil des Magens abgegeben. Hier werden dem Speisebrei mit dem Magensaft die ersten Verdauungsenzyme und Magensäure beigemengt. Der Speisebrei wird mit diesen Verdauungsenzymen hier ordentlich durchgewalkt, bis auch die nicht ausreichend gekauten Nahrungsbestandteile gut zerkleinert sind. Daher ist in diesem Bereich des Magen-Darm-Traktes die Muskulatur am kräftigsten ausgebildet und die Muskelstränge in der Magenwand sind in verschiedene Richtungen angelegt, um wirklich kräftig walken zu können. Wenn Sie also Beschwerden in den ersten ein

Überbleibsel aus der Zeit der Jäger und Sammler

Das schnelle Aufnehmen von Nahrung war entwicklungsgeschichtlich sehr wichtig. Früher sollte ja das Jagen und Sammeln zunächst nicht unterbrochen werden. Es war sinnvoll, dass der Mensch zunächst viel Nahrung aufnahm und erst später mit der Verdauung begann oder sich sogar Zeit für den Stuhlgang nahm. Die Unterbrechung der Jagd für eine Stuhlgangspause wäre doch eher hinderlich gewesen.

bis zwei Stunden nach der Nahrungsaufnahme haben, dann kann das unter anderem daran liegen, dass Sie nicht gut genug gekaut haben und der Magen deshalb noch einmal kräftig nacharbeiten muss. Weil der Magen aber keine Zähne und keinen kräftigen Unterkiefer hat, dauert das Zerkleinern hier deutlich länger. Im Magen beginnt das Enzym Pepsin mit der Verdauung der Proteine des Speisebreis.

Wozu brauchen wir Magensäure?
Unmittelbar nachdem neue Nahrung in den Magen gelangt ist, beginnen spezielle Zellen der Magenschleimhaut, die Belegzellen, große Mengen Magensäure (chemisch Salzsäure, HCl) zu produzieren. In Ruhe produziert der Magen ca. 10 ml Magensaft pro Stunde. Durch die Nahrungsaufnahme kann die Produktion um den Faktor 100 auf 1 l pro Stunde gesteigert werden. Diese Magensäure benötigen wir aus verschiedensten Gründen:
- Die Magensäure sorgt für ein saures Milieu (Absenkung des pH-Wertes) im Magen. Dadurch wird die Struktur der Proteine und anderer schwer verdaulicher Nahrungsbestandteile verändert. Diese sogenannte Denaturierung erleichtert die spätere Verdauung.
- Das durch die Magensäure hervorgerufene saure Milieu stellt einen Schutz vor Bakterien, Viren und Parasiten dar. Diese könnten ohne den Schutzschild Magensäure mit der Nahrung in unseren Körper gelangen.
- Die Magensäure ist hilfreich bei der Vorbereitung von Vitaminen und Spurenelementen für deren spätere Aufnahme in den Körper.
- Manche Verdauungsenzyme, wie z.B. das Pepsin, benötigen einen niedrigen pH-Wert zur Aktivierung.

Obwohl wir die Magensäure zum Verdauen benötigen, kann sie bei Einzelnen aber auch Beschwerden verursachen. Interessanterweise kann sowohl ein Zuviel an Magensäure als auch ein Zuwenig an Magensäure verschiedene Beschwerden, wie Völlegefühl oder Schmerzen in der Magenregion, verursachen. Oftmals ist es nicht leicht herauszufinden, ob die Magensäure Ursache der Beschwerden ist, weil die durch Magensäure verursachten Beschwerden sehr unterschiedlich sein können.

Geht es auch ohne Magensäure?
Oftmals wird in den Raum gestellt, dass Magensäure gar nicht so wichtig sei und wir heutzutage, da unsere Nahrungsmittel hygienischer sind, auf Magensäure verzichten könnten. Es ist sicherlich richtig, dass Magensäure nicht lebensnotwendig ist und unser Hygienestandard sehr gut ist. Aus Langzeitstudien mit Patienten, die aus verschiedensten Gründen Medikamente einnehmen, die die Bildung von Magensäure unterbinden, wissen wir aber, dass die langfristige Blockade der Magensäurebildung zu einem Mangel an Vitaminen (zum Beispiel Vitamin B_{12}) und zu einem Mangel an Spurenelementen (zum Beispiel Magnesium und Zink) führen kann. Außerdem treten Erkrankungen wie Lungenentzündungen, chronischer Durchfall, bakterielle Fehlbesiedelungen des Dünndarms, Infektionen mit krankmachenden Darmkeimen wie zum Beispiel mit Clostridien und sogar Knochenbrüche häufiger auf. Bemerkenswert ist auch, dass Patienten, die einen Magensäureblocker einnehmen, häufiger über Blähungen und Flatulenz berichten. Dies liegt unter anderem daran, dass unter Säureblocker-Einnahme und dadurch fehlende Magensäure vermehrt Bakterien in den Dünndarm gelangen. Dort werden dann durch Verstoffwechslung von Nahrungsmitteln vermehrt Darmgase produziert, die wiederum Blähungen und Bauchschmerzen auslösen.

Unser Magen hat verschiedenste Schutzmechanismen, mit denen die Schleimhaut vor der Magensäure geschützt wird. Einer der wichtigsten ist die Abgabe von Bicarbonat durch die Schleimhautzellen, das die Säure abpuffert.

Viele der Zusammenhänge sind noch nicht ausreichend geklärt, aber das Fazit aus diesen gesicherten Zusammenhängen ist: Wir können zwar ohne Magensäure leben, aber das Fehlen von Magensäure ist mit Beeinträchtigungen verschiedener Körperfunktionen verbunden. Diese Erkenntnisse sollen zwar niemanden davon abhalten, einen Magensäureblocker einzunehmen, wenn dieser erforderlich ist. Von einem unüberlegten und unkritischen Einsatz solcher Medikamente ist aber abzuraten.

Vom Magen in den Dünndarm

Im untersten Teil des Magens, dem Magenantrum, wird der Speisebrei aus dem mittleren Teil des Magens in kleinen Portionen aufgenommen und für den portionsweisen Weitertransport in den Dünndarm vorbereitet. Dabei wird der Speisebrei, sofern noch notwendig, nochmals zerkleinert. Nur Nahrungsbestandteile, die idealerweise kleiner als ein bis zwei Millimeter sind, werden in den Zwölffingerdarm weitergeleitet. Wenn die Nahrung also noch nicht klein genug ist, wird sie immer wieder in den mittleren Abschnitt des Magens zum nochmaligen Zerkleinern zurückgeschoben. Der Magenpförtner am Ausgang des Magens lässt nämlich nur sehr kleine Portionen von fein zerkleinertem Speisebrei aus dem Magen in den Dünndarm passieren, damit die Dünndarmphase der Verdauung koordiniert und so effizient wie möglich ablaufen kann. Schließlich möchte der Körper die zugeführte Nahrung ja so effizient wie möglich verwerten.

Am Ende der Magenverdauungsphase wird der Magen durch ausgesprochen kräftige Muskelkontraktionswellen gereinigt. Dabei gelangen auch mal größere, nicht ausreichend zerkleinerte Nahrungsbestandteile in den Dünndarm. Aus diesem Grund finden sich gelegentlich auch erkennbare Nahrungsbestandteile wie zum Beispiel Körner und Samen im Stuhlgang. Durch besseres Kauen lässt sich das aber sehr gut vermeiden.

Die Geschwindigkeit der Magenentleerung hängt übrigens zum Teil auch von den aufgenommenen Nahrungsmitteln ab. Ballaststoffe oder ein hoher Fett- oder Eiweißgehalt verzögern die Entleerung des Magens. Flüssigkeiten können den Magen hingegen schneller verlassen. Neben Nahrungsmitteln verzögern aber auch Stress, körperliche Belastung und Ängste die Magenentleerung. Dem können Sie entgegenwirken, indem Sie mit ausreichend Ruhe und Zeit essen. Falls erforderlich können Sie durch Entspannungstechniken wie einer Magenhypnose den Magen in seiner Tätigkeit unterstützen. Sie können dieses Wissen übrigens auch anderweitig anwenden. Wer über längere Zeit einen vollen und damit satten Magen haben möchte, sollte

---

Wichtig für Sie: Gut für Ihren Magen

Durch gutes Kauen, reichliches Trinken und das Meiden von magenschädlichen Nahrungsbestandteilen wie Kaffee und Alkohol helfen Sie Ihrem Magen. Eine dauerhafte Unterfüllung des Magens geht mit Beschwerden nach der Nahrungsaufnahme einher, weil der Magen die Fähigkeit des Ausdehnens verlernen kann. Für ein gutes Training braucht Ihr Magen daher auch regelmäßig ausreichend große Mahlzeiten, die den Magen dehnen. Eine zu starke Füllung des Magens geht mit Völlegefühl, Übelkeit und Erbrechen einher.

Die Einnahme eines Säureblockers kann Verdauungsbeschwerden wie Bauchschmerzen, Blähungen und Durchfall auslösen und Ursache für Vitamin- und Spurenelementmängel sein. Ohne einen wirklichen Grund sollten Säureblocker nicht eingenommen werden.

darauf achten, dass er ausreichend Ballaststoffe, Proteine und Fette verzehrt, denn diese Bestandteile bleiben länger im Magen und halten Sie länger satt.

Dünndarm

Aus dem Magen gelangt der Speisebrei in kleinen Portionen in den Dünndarm. Dieser besteht aus drei Teilen. Der erste Teil des Dünndarms ist der Zwölffingerdarm, Duodenum, da er in etwa 12 Finger lang, also 25 bis 30 cm lang, ist. Hier werden verschiedene Verdauungssäfte aus Gallenblase und Bauchspeicheldrüse in den Dünndarm abgegeben und mit dem Speisebrei vermischt. Die weiteren Anteile des Dünndarms heißen Jejunum (Leerdarm) und Ileum (Krummdarm). Hier werden aufgeschlossene Nahrungsbestandteile in den Körper aufgenommen.

Zusätzlich zu den Verdauungssäften, die im Zwölffingerdarm in den Dünndarm gelangen, bildet die Dünndarmschleimhaut auch eigene Verdauungsenzyme, die besonders bei der Kohlenhydratverdauung bedeutend sind. Diese Verdauungsenzyme werden in das Darmlumen abgegeben und mit dem Speisebrei vermischt. Durch dieses koordinierte Zusammenspiel werden die verwertbaren Nahrungsmittel zunächst in ihre einzelnen Bestandteile zerlegt. Denn erst zerlegt können die Nahrungsbestandteile durch die Darmwand in den Körper aufgenommen. Sie werden dann über die Blutbahn und die Lymphbahnen im gesamten Körper verteilt.

Aufgaben der Dünndarmschleimhaut

Eine zentrale Rolle bei der Aufnahme von Nahrungsbestandteilen aus dem Darm in den Körper hat die Dünndarmschleimhaut. Damit wir die im Speisebrei enthaltenen Nährstoffe möglichst gut aufnehmen können, ist der Dünndarm sehr lang. Die Gesamtlänge des Dünndarms kann bis zu 5 m betragen. Diese Länge ermöglicht eine sehr lange Kontaktzeit des Speisebreis mit der Dünndarmschleimhaut und damit ausreichend Zeit, um die Nährstoffe aufzunehmen.

Um die Hauptaufgabe, nämlich die Aufnahme von Nährstoffen, optimal zu erfüllen, finden sich im Dünndarm zahlreiche fingerförmige Vorwölbungen der Schleimhautzellen. Diese Vorwölbungen werden Darmzotten genannt. Die Darmzotten und die zusätzlichen fadenförmigen Zellausstülpungen an der Oberfläche der Schleimhautzellen, die Mikrovilli, führen zu einer umfangreichen Vergrößerung der Oberfläche des Dünndarms und damit zu einem intensiveren Kontakt zwischen Dünndarmschleimhaut und Speisebrei. Durch Vergrößerung der Oberfläche durch die Zotten ergibt sich eine Gesamtoberfläche der Dünndarmschleimhaut von der unvorstellbaren Größe eines Fußballfeldes.

Bei guter Verwertung, also guter Verdauung (Digestion) und guter Aufnahme (Absorption), sind am Ende des Dünndarms dem Speisebrei die meisten Nährstoffe, Mineralstoffe, Vitamine und Spurenelemente entzogen und es kommt nur noch gut verdauter Speisebrei im Dickdarm an. Die Dünndarmpassage dauert für flüssige Speisen zwischen 60 und 90 Min., für Festeres deutlich länger.

Manche Nahrungsbestandteile können passiv, also ohne Energieaufwand, durch die Dünndarmschleimhaut aufgenommen werden, da sie einfach durch die Darmwand durchtreten können. Für andere Nahrungsbestandteile stehen spezielle Transportkanäle oder Transportproteine zur Verfügung. Dies bezeichnet man als aktiven Transport.

Darüber hinaus stellt die Dünndarmschleimhaut zusammen mit der darüberliegenden Schleimschicht, dem dünnen Darmbakterien-Biofilm, den Abwehrzellen der

Schleimhaut und dem darunterliegenden Bindegewebe die wichtige Darmbarriere dar, die vor Eindringlingen und toxischen Substanzen schützt.

Störungen im Dünndarm

Störungen in der Dünndarmverdauung verursachen zahlreiche Beschwerden wie Blähbauch, Bauchschmerzen, Bauchkrämpfe, Völlegefühl und weichen Stuhlgang. Auch Entzündungen an der Dünndarmschleimhaut können Verdauungsstörungen verursachen.

Aufnahmekapazität

Wenn die Aufnahmekapazität des Körpers für verschiedene Zucker oder andere Kohlenhydrate überschritten wird, entstehen starke Blähungen, Bauchschmerzen, Bauchkrämpfe und weiche Stuhlgänge. Beispielsweise ist die Aufnahmekapazität für Fruchtzucker (Fruktose) beschränkt. Wir können durchschnittlich 50 g Fruchtzucker pro Tag aufnehmen. Manche Experten setzen diese Schwelle für Fruchtzucker noch niedriger, bei 40 g oder sogar nur 35 g, an. Überschreiten wir mit unserer Ernährung diese Aufnahmeschwelle, dann kann es zu starken Beschwerden kommen, die dann oftmals als Nahrungsmittelunverträglichkeiten fehlinterpretiert werden. Hier handelt es sich strenggenommen nicht um eine echte Unverträglichkeit, sondern um eine Überlastung durch ein Überangebot. Wie schnell diese Schwelle erreicht werden kann, zeigt folgendes Beispiel:

100 ml Apfelsaft enthalten 6,4 g Fruchtzucker. Bei der Aufnahme von zwei bis drei Gläsern (je 200 ml) werden 38,4 g Fruchtzucker aufgenommen. Damit kann, je nach Empfindlichkeit, die Fruchtzuckeraufnahmekapazität schon überschritten sein. Wenn zusätzlich sogar noch andere fruktosereiche Lebensmittel, wie zum Beispiel ein Honigbrot (Honig: Fruchtzuckergehalt 39 g/100 g) zum Frühstück, aufgenommen wurden, ist diese Fruchtzuckertoleranzschwelle sogar noch früher erreicht.

Bei einem Überschreiten der Fruchtzuckeraufnahmekapazität werden nicht bei jedem zwangsläufig Beschwerden auftreten, bei manchen aber schon. Dieses individuelle Reagieren auf Nahrungsbestandteile ist daher besonders bei denjenigen, die unter Verdauungsbeschwerden leiden, zu beachten. Dieses Beispiel zeigt auch, wie schwierig es manchmal sein kann, herauszufinden, welche Nahrungsmittel individuelle Beschwerden verursachen. Die wenigsten von uns kennen zu jedem Lebensmittel den Fruchtzuckergehalt und den Gehalt an anderen Zuckern, die auf ähnliche Weise Beschwerden auslösen können.

Eine Wärmflasche kann helfen

Eine Wärmflasche oder ein warmes Kernkissen, auf den Bauch gelegt, wirken sich wohltuend auf Bauchschmerzen, Bauchkrämpfe und Verdauungsstörungen aus. Aber Vorsicht, wenn diese Anwendungen zu heiß sind oder zu lange angewendet werden, dann kann der Effekt in das Gegenteil umschlagen und neben sichtbaren Verbrennungen der Bauchhaut können Kreislaufbeschwerden, Schwindel, Kopfschmerzen und sogar dauerhafte Schäden auftreten. Deshalb auf die richtige Temperatur achten (lauwarm bis 40 °C) und nicht zu lange anwenden (max. 30 Min.).

Bauchspeicheldrüse

Die Bauchspeicheldrüse, das Pankreas, spielt bei der Verdauung eine ganz bedeutende Rolle. Mit einer Länge von fast 15 cm und einem Gewicht von ca. 100 g ist die Bauchspeicheldrüse ein eher kleines Organ. Funktionell übernimmt die Bauchspeicheldrüse verschiedene Funktionen, die ganz grob in zwei Funktionsbereiche unterteilt werden können: Regulation des Zuckerhaushalts und Produktion von Verdauungsenzymen.

Regulation des Zuckerhaushaltss

Eine Funktion ist eine zentrale regulierende Rolle im Stoffwechsel und in der Verdauung. Die Bauchspeicheldrüse produziert verschiedene Hormone, die den Stoffwechsel, die Verdauung und das Sättigungsgefühl regulieren. Das bekannteste Hormon der Bauchspeicheldrüse ist das Insulin, ein Hormon, das in Abhängigkeit von der Menge und dem Zuckergehalt der aufgenommenen Nahrung ausgeschüttet wird. Das in die Blutbahn abgegebene Insulin reguliert unter anderem die rasche Verteilung und die Aufnahme von Zucker in unserem Körper und hält damit den Blutzuckerspiegel konstant. Auch das Gegenspielerhormon des Insulins, das Glukagon, wird in der Bauchspeicheldrüse gebildet. Es wird ausgeschüttet, wenn der Blutzuckerspiegel zu niedrig ist und Zucker aus den Speicherzellen wieder in die Blutbahn gelangen soll.

Hormone der Bauchspeicheldrüse die Hungergefühl oder Sättigung vermitteln, sind Ghrelin und das pankreatische Polypeptid, das vor allem bei proteinreicher Ernährung ausgeschüttet wird.

Mangel an Hormonen: endokrine Pankreasinsuffizienz

Wenn die Insulinproduktion nicht mehr ausreichend funktioniert, kann es zur Zuckerkrankheit, dem Diabetes mellitus, kommen. Ein Diabetes kann eigenständig Verdauungsbeschwerden verursachen, vor allem wenn der Blutzucker langfristig schlecht eingestellt ist. Die Ursache dafür ist unter anderem ein Funktionsverlust der Nervenzellen, die die Darmfunktion regulieren (Polyneuropathie). Beachtenswert ist, dass bei einem Diabetes Medikamente wie z. B. Metformin starke Verdauungsprobleme auslösen können, sodass diese Medikamente abgesetzt werden müssen.

Produktion von Verdauungsenzymen

Die zweite Hauptfunktion der Bauchspeicheldrüse ist die Produktion von Verdauungssäften und Verdauungsenzymen. Die Verdauungssäfte und Verdauungsenzyme werden je nach Menge und Art der aufgenommenen Nahrungsmittel in den Zwölffingerdarm abgegeben. Enzyme der Bauchspeicheldrüse (Pankreasenzyme) werden im Dünndarm zur Verdauung von Fetten, Proteinen und Kohlenhydraten benötigt.

Aktivierung der Verdauungsenzyme

Damit die Bauchspeicheldrüsenenzyme die Bauchspeicheldrüse nicht schon bei der Bildung selbst verdauen, werden die meisten dieser Enzyme als unwirksame Enzymvorstufen produziert. Diese Enzymvorstufen werden in den Dünndarm abgegeben und dort durch den niedrigen pH-Wert, der im vorderen Abschnitt des Dünndarms durch die Magensäure eingestellt wird, aktiviert. Bei Patienten, die Magensäureblocker einnehmen, kann das Fehlen von Magensäure daher zu Störungen dieser Enzymaktivierungen führen. Die Folgen sind Verdauungsschwierigkeiten und das Auftreten von Blähungen und weichen Stuhlgängen.

Wichtig für Sie: Achten Sie auf den Fruchtzuckergehalt

Fruchtzucker ist ein häufiger Auslöser von Verdauungsbeschwerden. Hier ist Vorsicht geboten, denn Fruchtzucker kommt nicht nur in Obst, sondern auch in vielen anderen Lebensmitteln wie zum Beispiel Honig vor. Wenn vergärbare Speisen wie Rohkost und mit Zucker gesüßte Getränke zeitgleich aufgenommen werden, sind Blähungen und Bauchschmerzen vorprogrammiert, da der Zucker die Gärvorgänge beschleunigt. Daher empfiehlt sich als ideales Getränk zum Essen stilles Wasser.

Mangel an Enzymen: exokrine Pankreasinsuffizienz

Fehlen diese Enzyme oder werden diese Enzyme in nicht ausreichender Menge in den Dünndarm abgegeben, kann es zu ausgeprägten Verdauungsstörungen kommen, die, je nachdem welche Nahrungsbestandteile betroffen sind, mit verschiedenen Symptomen einhergehen können. Solche Fehlfunktionen werden exokrine Pankreasinsuffizienz genannt und sind oftmals Folge von Bauchspeicheldrüsenentzündungen in der Vergangenheit.

Bei Störungen in der Fettverdauung zum Beispiel wird der Stuhl fettig, glänzend, teilweise schmierig und weich und lässt sich nicht mehr so gut aus der Toilettenschüssel spülen, weil er durch den erhöhten Fettgehalt klebrig wird. Medizinisch wird solch ein Stuhlgang Fettstuhl genannt. Hauptsymptome sind neben diesen Fettstühlen auch Blähungen und Bauchschmerzen.

Zu fettige Speisen können Verdauungsbeschwerden verursachen, da eine zu große Fettmenge von den Verdauungsenzymen nicht ausreichend verdaut werden kann und deshalb zu viel Fett unverdaut in den Dickdarm gelangt, wo es von Bakterien fermentiert wird.

Auch Störungen der Kohlenhydratverdauung, ausgelöst durch das Fehlen von Enzymen oder einer nicht ausreichenden Vorverdauung in Mund und Magen, gehen mit Symptomen wie weichem Stuhl, ausgeprägten Blähungen, Bauchschmerzen und Bauchkrämpfen einher.

Dickdarm

Nach der Dünndarmpassage ist der Speisebrei idealerweise frei von Nährstoffen und besteht nur noch aus unverdaulichen Nahrungsbestandteilen, wie zum Beispiel Ballaststoffen. Er gelangt durch eine Klappe, die Ileozökalklappe, in den Dickdarm. Diese Ileozökalklappe verhindert, dass Inhalt des Dickdarms und die Dickdarmbakterien in den Dünndarm zurückfließen. Wenn diese Ileozökalklappe zum Beispiel durch Entzündungen in der Funktion beeinträchtigt ist, dann gelangen Dickdarmbakterien in den Dünndarm, ein Zustand der oftmals von starken Beschwerden begleitet wird. Im Gegensatz zum Dünndarm ist der Dickdarm nur ca. einen Meter lang.

Regulation des Wasserhaushalts

Eine wesentliche Aufgabe des Dickdarms ist es, dem Speisebrei das enthaltene Wasser und die verbliebenen Salze zu entziehen und diese

> **Wichtig für Sie: Vorsicht bei Magensäureblockern**
>
> Das Fehlen von Magensäure kann Verdauungsbeschwerden verursachen, weil Verdauungsenzyme im Dünndarm nicht ausreichend aktiviert werden.

dem Kreislauf wieder zuführen. Dieses Wasser wurde teilweise mit der Nahrung aufgenommen, der größere Teil stammt aber aus den Verdauungssäften. Denn im Dünndarm wurde der Speisebrei mit sehr viel Flüssigkeit aus den Verdauungssäften und der Dünndarmschleimhaut verdünnt. Die über den ganzen Tag verteilt in den Darm abgegebene und im Dickdarm ankommende Flüssigkeitsmenge beträgt in etwa 6 bis 8 Liter. Diese Flüssigkeit stammt

- aus dem Speichel (1 Liter),
- dem Magensaft (1–2 Liter),
- dem Bauchspeicheldrüsensaft (2 Liter),
- der Gallenflüssigkeit (½–1 Liter) und
- den Sekreten der Dünndarmschleimhaut (1–2 Liter).

Diese großen Mengen an Flüssigkeit, die unsere Trinkmenge um ein Vielfaches überschreitet, sind dringend erforderlich, um eine gut funktionierende Verdauung zu ermöglichen. Ohne diese Flüssigkeitsmenge würde unsere Verdauung nicht funktionieren. Diese Flüssigkeit muss selbstverständlich im Dickdarm zurückgewonnen werden, weil wir ansonsten aufgrund des entstehenden Flüssigkeitsmangels Kreislaufprobleme und andere Gesundheitsprobleme bekommen würden.

Bei Durchfall kann unser Körper mehr Flüssigkeit verlieren, als wir durch Trinken aufnehmen, da auch die in den Magen und Darm abgegebene Flüssigkeit als Durchfall verloren gehen kann. In Folge kann ein Flüssigkeitsmangel entstehen, der medizinisch Exsikkose genannt wird.

Darmbakterien, die unentbehrlichen Helfer

Die durchschnittliche Verweildauer des Darminhalts im Dickdarm beträgt 2–3 Tage. Im Dickdarm schlägt nun die große Stunde der Darmbakterien. Hier werden der verbliebene Speisebrei und die darin eventuell verbliebenen Nährstoffe und Ballaststoffe durch die Bakterien der Darmflora zersetzt.

Darmbakterien zersetzen zum Beispiel Nährstoffe, die im Dünndarm, aus welchen Gründen auch immer, nicht ausreichend aufgenommen wurden. Sie bauen aber auch andere Nahrungsbestandteile ab wie zum Beispiel Ballaststoffe, die von unserem Körper nicht direkt verwertet werden können. Im Rahmen dieser bakteriellen Zersetzung entstehen Abbauprodukte, die unser Körper dann teilweise doch noch verwerten kann. So wird die aufgenommene Nahrung optimal verwertet. Das ist für uns von Vorteil und ein wesentlicher Grund, aus dem wir eine Darmflora besitzen. Weitere Informationen zur Darmflora finden Sie im Kapitel »Was macht die Darmflora« (Seite 32).

Gute und schlechte Nährstoffverwerter

Die Darmflora ist individuell sehr unterschiedlich zusammengesetzt und dies hat sehr viel auch damit zu tun, wie wir uns ernähren. Wenn wir reichlich Milchprodukte zu uns nehmen, dann steigt der Anteil an Milchsäure-verwertenden Bakterien wie Laktobazillen und Bifidobakterien. Eine zucker- und fettreiche Ernährung fördert Bakterien wie z. B. Colibakterien. Daher spiegelt sich in unserer Darmflora unter anderem das wider, was wir bevorzugt essen

Je nachdem, wie die individuelle Darmflora zusammengesetzt ist, können die für uns selber primär unverdaulichen Nahrungsbestandteile besser oder schlechter verdaut und aufgenommen werden. In gewissen Grenzen entscheidet daher die persönliche Darmflora, ob man zu den guten Nährstoffverwertern und schlechten Nährstoffverwertern gehört, also bildlich gesehen zwischen dick und dünn. Selbstverständlich sind diese höchst interessanten Zusammenhänge Inhalt intensiver Forschungstätigkeit. Wir wissen aber noch nicht genug über den Zusammenhang von Darmflora und Körpergewicht, um über Darmfloraveränderungen individuell das Gewicht zu beeinflussen. Bei Labormäusen funktioniert dies schon sehr gut, wir sind aber keine Mäuse. Hier heißt es Daumen drücken und abwarten, was die Forschungsaktivitäten in den nächsten Jahren noch an Erkenntnissen bringt. Denn hilfreich wäre es natürlich schon, wenn wir unser Körpergewicht über die Zusammensetzung der Darmflora beeinflussen könnten.

Bildung von Butyrat

Die Darmbakterien bilden aus Ballaststoffen einige Substanzen, die wir nicht selber bilden können, wie kurzkettige Fettsäuren. Zu diesen kurzkettigen Fettsäuren gehören die Butyrate, die wichtige Funktionen für uns haben. Sie sorgen für

- die Energieversorgung der Darmschleimhaut,
- die Stärkung der Darmbarriere,
- die Schleimbildung,

- die lokale Immunabwehr und
- die lokale Entzündungshemmung.

Darmbakterien bilden lästige Darmgase

Die Aktivität der Darmbakterien im Dickdarmgeht auch mit belästigenden Konsequenzen einher. Durch die bakterielle Zersetzung des Speisebreis mit den darin verbliebenen Nährstoffen und Ballaststoffen entstehen Darmgase und weiche, breiige Gärungsstühle. Insbesondere wenn Kohlenhydrate, also Zucker, und gärungsfreundliche Ballaststoffe wie Rohkost im Dickdarm auf die Darmflora treffen, kann es zu ausgeprägten Gärungsvorgängen kommen, die Beschwerden verursachen. Um diese Beschwerden gar nicht erst aufkommen zu lassen, bietet es sich an, auf Zucker und Rohkost in der Ernährung zu achten und gerade die Kombination Rohkost mit zuckerhaltigen Limonaden, die Zucker und Kohlensäure als Gärungsbeschleuniger mit sich bringen, zu vermeiden.

Die bei den Gärungsvorgängen entstehenden Gase können übelriechende oder geruchslose Darmgase

Blähende Lebensmittel

Blähfähigkeit	Lebensmittel
stark blähende Lebensmittel	Hülsenfrüchte (Bohnen, Erbsen, Linsen, Soja) Kohl (Blumenkohl, Weißkohl, andere Kohlsorten) Milchprodukte (Vollmilch, Schlagsahne, Joghurt, Frischkäse, Molke) Getreideprodukte: frisches Brot, kurze Gehzeit, Hefeteige, Vollkornprodukte Zwiebel- und Lauchgewächse (auch Knoblauch) scharfe Gewürze, Würzmischungen, Saucen Nüsse (Erdnüsse, Cashewkerne, Walnüsse, Pistazien) Müsli, Cerealien Gemüse (Sellerie, Topinambur, Spargel, Pilze, Mais) rohes Gemüse – Rohkost Obst (Apfel, Birne, Feigen, Wassermelone, Beerenobst, Steinobst, Kernobst) unreifes Obst fettreiche Speisen (Braten, Speck, frittiertes, Gans, Wurstwaren) Fruchtzucker/Fruktose, Fruktosesirup, Honig, Invertzucker Zuckeraustauschstoffe (Sorbit, Mannit, Xylit) Trockenobst Fruchtsäfte, kohlensäurehaltige Getränke, Bier, junger Wein, Sekt, Kaffee, schwarzer Tee
gering blähende Lebensmittel	Fleisch gut gegartes Gemüse (Karotten, Spinat, Paprika) Gurke, Blattsalat Kartoffeln (gekocht) Reis klare Brühe Stevia Obst (Zitrusfrüchte, Honigmelone, Zuckermelone) Getreide: Hafer, Dinkel, Sauerteig, älteres Brot grüner Tee, Pfefferminztee, stilles Wasser

sein. Die hängt davon ab, welche Nahrungsbestandteile die Bakterien zum Zersetzen vorfinden und wie die individuelle Darmflora zusammengesetzt ist. Der Geruch der Gase hängt nicht mit der Menge der produzierten Darmgase zusammen. Pflanzliche und ballaststoffreiche Nahrungsmittel werden von den Darmbakterien hauptsächlich zu nicht riechenden oder kaum riechenden Gasen wie Kohlenstoffdioxid, Methan, Stickstoff und Wasserstoff abgebaut. Über diese Nahrungsbestandteile reguliert sich demnach die produzierte Darmgasmenge.

Der üble Geruch mancher Darmgase hängt hauptsächlich vom Schwefelgehalt der Nahrungsbestandteile ab, die die Darmbakterien zur Zersetzung angeboten bekommen.

Bei der Zersetzung schwefelhaltiger Nahrungsbestandteile entstehen übelriechende, schwefelhaltige Gase wie Dimethylsulfid, Methanthiol und Schwefelwasserstoff sowie nicht schwefelhaltige übelriechende Substanzen wie Indol und Skatol. Die schwefelhaltigen Gase sind die bedeutendsten, weil sie am auffälligsten riechen. Indol und Skatol entstehen beim Abbau von Proteinen. Wenn es nicht ausreicht, schwefelhaltige Nahrungsmittel zu meiden, können zusätzlich Proteine reduziert werden, um den Geruch positiv zu beeinflussen. Insgesamt ist es aber schwierig, den Geruch zu beeinflussen, da schon kleinste Mengen extrem übel riechen können.

Das Geräusch bei der Darmgasentleerung hat nichts mit dem Darmgas an sich, sondern mit der Entleerungsgeschwindigkeit, der Gasmenge, der Muskelspannung des Afters und der Feuchtigkeit im Bereich des Afters zu tun

Meidung schwefelhaltiger Lebensmittel

Wer von übelriechenden Darmgasen geplagt wird, kann durch eine Reduktion der Aufnahme von schwefelhaltigen Lebensmittel und stark gärenden Lebensmitteln den Geruch und die Menge der Darmgase beeinflussen und sollte insbesondere sehr schwefelhaltige Lebensmittel meiden.

Die meisten schwefelhaltigen Nahrungsmittel sind tierische, proteinreiche Produkte. Es gibt aber auch pflanzliche Produkte, die viel

Schwefelhaltige Lebensmittel

Schwefelgehalt	Lebensmittel
schwefelreich	Hafer Kresse/Petersilie Nüsse, Samen (Cashew, Haselnuss, Mandel, Pinienkern, Walnuss) Gerste/Roggen Schnittlauch/Lauch Hülsenfrüchte Kohl/Kraut (alle Sorten) Zwiebel/Schalotte/Knoblauch
sehr schwefelreich	Fisch Meeresfrüchte/Muscheln/Krabben rotes Fleisch weißes Fleisch Nüsse, Samen (Erdnuss, Paranuss, Sesam, Pistazie, Sojabohne)

Schwefel enthalten. Zu berücksichtigen ist auch, dass diese Nahrungsmittel mehrere Tage im Darm verweilen, sodass zum Beispiel eine Erdnussmahlzeit über mehrere Tage zu übelriechenden Gasen führen kann und der direkte Zusammenhang zwischen der Nahrungsaufnahme und den entstehenden übelriechenden Darmgasen meistens nicht erkennbar ist.

Meidung von Gärungsbeschleuniger
Darüber hinaus sollten Zucker, Ballaststoffe, Kohlenhydrate und FODMAP-reiche Lebensmittel, sogenannte Gärungsbeschleuniger, gemieden werden, um die produzierte Darmgasmenge zu reduzieren. Insbesondere die Kohlenhydrate Rhamnose, Raffinose, Stachyose und Inulin ermöglichen den Darmbakterien, reichlich Darmgase zu bilden.

Die richtige Ernährung für Sie
Vereinfacht gesagt hat jeder von uns in gewissen Grenzen die Wahl,
- ob er sich eher von tierischen Produkten ernährt und übelriechende Darmgase produziert oder
- ob er sich eher von pflanzlichen Produkten ernährt und reichlich geruchslose oder zumindest weniger riechende Darmgase produziert oder
- ob er insgesamt weniger isst und damit in Summe insgesamt weniger Darmgase produziert.

Im Alltag ist dies aber nicht so einfach umzusetzen, denn irgendetwas möchte jeder und die Darmfunktion lässt eben Darmgase entstehen, das ist völlig normal.

Auch zu fette und zu üppige Mahlzeiten können Blähungen begünstigen, da beide Einflussfaktoren die Verdauungsleistung beeinträchtigen und in Folge mehr unverdaute Nahrung im Dickdarm ankommt, wo die bakterielle Zersetzung mit der Bildung von Darmgasen einhergeht. Die individuelle Variabilität der gesamten Darmgase und der Geruchsbildung wird darüber hinaus auch von der Zusammensetzung der Darmflora, die bei jedem von uns anders ist, beeinflusst. Manche von uns haben keine oder nur sehr wenig Schwefelgas bildende Bakterien im Darm und bilden daher kaum übelriechende Darmgase, das ist natürlich sehr angenehm. Daher kann es sein, dass zwei Personen sich völlig gleich ernähren und dennoch Darmgase in unterschiedlicher Menge und unterschiedlicher Geruchsbelastung bilden.

Enddarm und After

Am Ende des Darmes geht der Dickdarm direkt, ohne einen abgrenzbaren Schließmuskel, in den Enddarm (Mastdarm) über. Der Enddarm ist in etwa 15–20 cm lang. In seiner Funktion unterscheidet sich der Enddarm deutlich vom übrigen Dickdarm: Im Enddarm wird der ankommende Stuhl gespeichert und in eine Form gebracht, die entleert werden kann. Ohne die Speicherfunktion des Enddarmes gäben wir den ganzen Tag kontinuierlich Stuhlgang ab. Sobald der Enddarm ausreichend gefüllt ist, kündigt sich eine Entleerung an, die aber im Gegensatz zu den übrigen Darmfunktionen willkürlich erfolgt. Das bedeutet, ab dem Enddarm erhalten wir ein wahrnehmbares Signal, dass der Enddarm gefüllt ist. Dieses Signal erreicht unser Bewusstsein und wir können dann entscheiden, zu welchem Zeitpunkt und mit welcher Dringlichkeit die Entleerung stattfinden soll. Um diese Funktion erfüllen zu können, ist der Enddarm funktionell in zwei Teile unterteilt:
- Mastdarm: Hier wird der Stuhl gespeichert.
- After beziehungsweise der Analkanal: Dieser koordiniert der zusammen mit den Schließmus-

> **Wichtig für Sie: Vermeidung von Darmgasen**
>
> Meiden Sie bei übelriechenden Darmgasen blähende und schwefelhaltige Lebensmittel.

keln, den Hämorrhoidalvenen und den Muskeln des Beckenbodens die Abdichtung bzw. die Öffnung des Afters und die Entleerung des Mastdarms.

Manche sind von häufigem Stuhldrang geplagt. Das kann verschiedenste Ursachen haben. Einige dieser Ursachen liegen in unseren Ernährungsgewohnheiten:
- Lebensmittel, die die Stuhlmenge oder die Gasmenge vergrößern, wie ballaststoffreiche Lebensmittel, führen durch eine größere Füllmenge zu häufigerem Stuhlgang.
- Lebensmittel wie scharfe Gewürze führen durch lokale Reizungen zu einem gesteigerten Stuhldrang.
- Stimulierende Nahrungsbestandteile wie Koffein regen den Stuhlentleerungsdrang an.

Der gastrokolische Reflex

Häufige kleine Mahlzeiten verschaffen dem Darm Nachschub und signalisieren dem Enddarm mit jeder Nahrungsaufnahme über das Darmnervensystem, dass Platz zu schaffen ist, und kündigen Entleerungen an. Dieser Zusammenhang erklärt sich mit dem gastrokolischen Reflex, einem Magen-Darm-Reflex, der bei einer Magenfüllung dafür sorgt, dass der Weg nach unten freigemacht wird. Am ausgeprägtesten spürbar ist dieser gastrokolische Reflex übrigens in den Morgenstunden; das ist ein Grund, aus dem wir insbesondere kurz nach dem Frühstück, also in der ersten Tageshälfte, oftmals auf die Toilette gehen. Der gastrokolische Reflex und die lokale Sensitivität des Enddarms sind sehr sensible Funktionen und werden durch Stress und Ängste gesteigert. Dies ist ein Grund, weshalb Sensible bei Stress häufiger auf die Toilette müssen.

Dieser anregende Reflex, der gastrokolische Reflex, erklärt auch, weshalb Empfindliche nach Nahrungsaufnahme rasch Bauchschmerzen und Bauchkrämpfe bekommen können und weshalb nach dem Essen die Toilette aufgesucht wird, obwohl die soeben aufgenommenen Nahrungsmittel noch nicht in Dünn- oder Dickdarm angekommen sein können.

Beschaffenheit des Stuhlgangs

Menge, Festigkeit, Farbe und Geruch des Stuhlgangs sind sehr variabel und haben damit zu tun, was Sie essen. Der durchschnittliche Stuhlgang besteht zu 50 Prozent aus Wasser, zu 30 Prozent aus unverdaulichen Nahrungsbestandteilen, zu 15 Prozent aus Bakterienmasse und abgeschilferter Darmschleimhaut. Aus diesem Grund produzieren wir auch Stuhlgang, wenn wir nichts essen, denn abgeschilferte Darmschleimhaut und Bakterienmasse fallen immer an. Die Färbung ist sehr variabel und reicht von sehr hellem Braunbeige bis zu Dunkelbraun. Das sollte Sie überhaupt nicht beunruhigen. Nur wenn der Stuhl schwarz, rot, grün oder lehmgrau ist, ist dies ein Grund, einen Arzt aufzusuchen. Die Färbung des Stuhlgangs stammt von der Eigenfärbung der Lebensmittel und von Gallensäuren, die mit dem Stuhlgang ausgeschieden werden. Deshalb wird bei Gallensteinerkrankungen der Stuhl zum Beispiel hell und lehmgrau, weil die dunklen Gallensäuren fehlen. Ebenso variabel ist die tägliche Stuhlgangsmenge und die Stuhlgangsfrequenz, beides hängt von der individuellen Verdauungsleistung und der aufgenommenen Menge an Speisen ab. Die Stuhlgangsfrequenz wird im Bereich von einem Stuhlgang jeden dritten Tag bis zu drei Stuhlgängen pro Tag als normal angesehen. Die Stuhlmenge ist individuell sehr variabel und kann zwischen 100 g und 500 g pro Tag schwanken.

Was sind Hämorrhoiden?

Im Bereich des Afters liegen auch die Hämorrhoiden, genauer gesagt die Hämorrhoidalvenen. Diese Venen sind zur Feinabdichtung des Afters wichtig. Es handelt sich um Gefäßpolster, die unterhalb der Schleimhaut des Analkanals liegen und deren Füllungszustand gerade für die Feinabdichtung sehr wichtig ist.

Hämorrhoiden hat jeder, sonst würde Stuhlgang, insbesondere flüssiger und weicher Stuhlgang unbemerkt austreten. Wenn im Volksmund von Hämorrhoiden gesprochen wird, dann sind eigentlich durch Hämorrhoiden verursachte Beschwerden, wie vergrößerte oder aus dem Analkanal heraushängende Hämorrhoidalgefäße, gemeint. Die dadurch verursachten Beschwerden entstehen durch Probleme bei der Feinabdichtung des Afters. Zu den Symptomen gehören Nässen, Stuhlschmieren, Juckreiz und gelegentlich sogar Blutungen durch das Platzen feiner Gefäße.

Wer von Hämorrhoiden geplagt ist, der kann seine Beschwerden unter Kontrolle bekommen, indem auf regelmäßigen Stuhlgang von normaler Stuhltextur geachtet wird. Dies lässt sich am besten erreichen, wenn der Ballaststoffanteil in der Ernährung hoch ist und insbesondere wasserlösliche Ballaststoffe in ausreichender Menge verzehrt werden.

Gelegentlich werden Hämorrhoiden auch mit kleinen Hautläppchen verwechselt, die außen am After hängen können und medizinisch Mariskjen genannt werden. Solche Hautläppchen sind meistens belanglos und machen, wenn sie nicht zu groß werden, allenfalls Schwierigkeiten bei der Analhygiene.

Ein paar Worte zur Hygiene

Die Haut und die Schleimhaut des Afters sind sehr sensibel. Dies ist bei der Analhygiene zu berücksichtigen. Selbstverständlich wollen wir einen sauberen After haben, aber klinisch rein ist diese Region nicht zu bekommen und das ist auch gar nicht notwendig. Es handelt sich nun mal um den unsauberen Darmausgang. Alle Versuche, durch übertriebene Hygiene, hartes Toilettenpapier, parfümiertes oder feuchtes Toilettenpapier, verschiedenste Seifen oder Cremes, diese Region übermäßig sauber zu bekommen, führen nur zu Reizungen und Entzündungen der Haut. Dadurch entstehen gerade die Beschwerden, die eigentlich vermieden werden sollen. Also Finger weg von übertriebener Hygiene und nicht notwendigen Manipulationen oder Pflegemaßnahmen, all dies schädigt Ihre Analhaut. Es reicht völlig aus, wenn Sie nach dem Stuhlgang mit einem normal weichen Toilettenpapier oder einem nassen Waschlappen gröbere Verschmutzungen entfernen und einmal am Tag in der Dusche die Region mit Wasser reinigen. Zum Trocknen bitte nur trocken tupfen und nicht polieren, es handelt sich ja nicht um eine verhornte Fußsohle, sondern um Ihre sensible Analhaut.

Häufiges Essen verursacht Beschwerden

In unserem Verdauungstrakt laufen verschiedenste Phasen der Muskelaktivität ab, die den Magen-Darminhalt durchmischen, zurückhalten oder weitertransportieren. Diese Programme orientieren sich an der

Wichtig für Sie: Achten Sie auf die Signale Ihres Körpers

Die Entleerungsfunktion kündigt sich mit einem entsprechenden Gefühl an und sollte nicht unterdrückt werden. Die regelmäßige Unterdrückung der Entleerung führt zu Verstopfung und fördert Beschwerden. Die Entleerungsfunktion wird durch Ängste, Stress, warme Getränke und anregende Nahrungsbestandteile wie Koffein stimuliert. Aus diesem Grund führt bei Empfindlichen der Espresso nach dem Essen zum Toilettengang, bei sensiblen Därmen sogar mehrfach hintereinander.

Nahrungsaufnahme und je nachdem, ob wir vor einer Nahrungsaufnahme stehen, gerade essen oder uns nach einer Nahrungsaufnahme befinden, laufen verschiedene Programme ab. Die wichtigen Darmreinigungsprogramme zum Beispiel finden in den Ruhephasen zwischen den Mahlzeiten statt.

Üblicherweise nimmt unser Ernährungsverhalten auf diese Aktivitätsphasen Rücksicht. Drei Hauptmahlzeiten und zwei bis drei Zwischenmahlzeiten geben ausreichend Zeit, dass alle notwendigen Phasen in geordneter Abfolge ablaufen können. Wie lange die Speisen in welchem Teil des Verdauungstraktes bleiben, ist dabei ja nach Nahrungsmittel und Situation (ruhen oder Aktivität) unterschiedlich.

Anders sieht dies aus, wenn wir zu häufig kleine Mahlzeiten oder Getränke einnehmen oder permanent kleinere Mengen zu uns nehmen. Dann können diese Darmaktivitäten nicht so geordnet ablaufen, da immer wieder auf den Modus Nahrungsaufnahme umgestellt wird. Dadurch werden insbesondere die Dünndarmentleerung und die Dünndarmreinigung beeinträchtigt, sodass Nahrungsmittel länger im Dünndarm verbleiben können und

Verweilzeiten der Nahrungsmittel (Durchschnitt)

Teil des Magen-Darm-Traktes	Verweilzeit
Mundhöhle	bis 30 Sekunden
Speiseröhre	2–10 Sekunden
Magen	flüssiges: Minuten bis Stunden festes: mehrere Stunden
Dünndarm	bis zu 2 Stunden
Dickdarm	im Bereich von Tagen
Enddarm	im Bereich von Stunden

Bakterien, die in den Dünndarm gelangen, nicht effektiv genug herausbefördert werden. Dies kann Beschwerden auslösen, dann sind insbesondere Blähungen die Folge. Achten Sie deshalb auf regelmäßige Mahlzeiten, vermeiden Sie permanente Nahrungsaufnahmen durch kontinuierliches Essen oder Trinken, denn dann kann sich Ihr Dünndarm nicht ausreichend reinigen.

Beschwerden treten direkt nach dem Essen oder auch unabhängig von der Nahrungsaufnahme auf. Die Frage, welches Nahrungsmittel nun die Beschwerden verursacht hat, ist nicht einfach zu beantworten. Um den verursachenden Lebensmittel auf die Spur zu kommen, hilft es, ein fachlich fundiertes Ernährungssymptom-Tagebuch zu führen, dass neben der Ernährung und Beschwerden auch andere Einflussfaktoren wie körperliche Aktivität, eingenommene Medikamente und Stress erfasst.

Wichtig für Sie: Nicht zu viele Mahlzeiten

Zu häufiges Essen unterdrückt die Selbstreinigung des Dünndarms und kann eine bakterielle Fehlbesiedelung des Dünndarms begünstigen. Neben einer vermehrten Gasbildung kommt es dadurch auch zu Störungen der Fettverdauung. Dies kann zu Blähungen, Bauchschmerzen und erhöhtem Stuhlfettgehalt führen.

Was macht die Darmflora?

Verdauungsfunktionen übernimmt nicht nur unser Körper, sondern auch in einem bedeutenden Ausmaß die Darmflora. Lesen Sie im Folgenden, welche Funktionen die Darmbakterien übernehmen und welche Probleme dabei entstehen können.

Die Darmflora ist ein ausgesprochen spannender Bestandteil unseres Magen-Darm-Traktes. Dies liegt nicht nur daran, dass jeder von uns über die Darmflora und deren Bedeutung sehr gut spekulieren und zuweilen auch philosophieren kann, sondern hauptsächlich daran, dass die intensive wissenschaftliche Erforschung der Darmflora in den letzten Jahren oftmals zu spannenden oder sogar zu spektakulären Schlagzeilen geführt hat.

Darmflora, Mikrobiom und Mikrobiota

Die Fachbegriffe »Mikrobiota« und »Mikrobiom« werden inzwischen von fast jedem benutzt, leider häufig verwechselt und oftmals fälschlicherweise synonym für den Begriff »Darmflora« verwendet. Hier zur Klärung:
- »Mikrobiota« meint die Zusammensetzung der Darmflora aus einzelnen Mikroorganismen.
- »Mikrobiom« meint die Gesamtheit der genetischen Informationen dieser Mikroorganismen.

Diese strenge Unterscheidung ist für Wissenschaftler sehr bedeutend, weil es ein Unterschied ist, ob von genetischer Information oder von tatsächlichen Spezies gesprochen wird. Für das Verständnis und die allgemeine Beschreibung ist der Begriff »Darmflora« aber völlig ausreichend.

Erstaunliche Zahlen

Die Darmflora ist die größte mikrobielle Flora, die sich in unserem Körper befindet. Daneben gibt noch weitere mikrobielle Gemeinschaften wie die Mundflora, die Hautflora und die Lungenflora. Von der reinen Anzahl her gesehen ist die Darmflora die bedeutendste dieser mikrobiellen Gemeinschaften. Früher ging man davon aus, dass der Darm zehnmal mehr bakterielle Zellen beherbergt, verglichen mit der Anzahl der Körperzellen eines Menschen. Diese Sichtweise ist in den letzten Jahren mehrfach korrigiert worden und man geht heutzutage davon aus, dass die Anzahl der Darmflorazellen und der menschlichen Zellen im Verhältnis 1,3 : 1 stehen. Der Mensch hat schätzungsweise 10^{14} Zellen und beherbergt

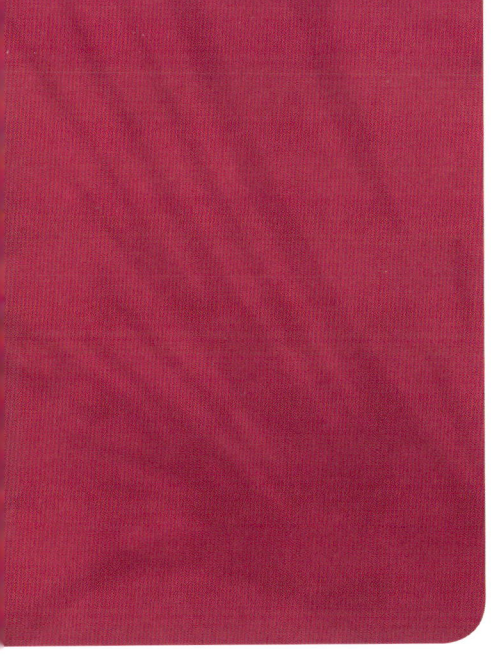

in etwa $1,3 \times 10^{14}$ Bakterien in der Darmflora. Das bedeutet, dass uns die Darmflora zahlenmäßig überlegen ist.

Noch deutlicher sieht dieses Ungleichgewicht bei der Verteilung der Erbinformationen aus. Die Darmflora enthält ca. 100 Mal mehr genetische Information als der menschliche Wirt. Dieses Mehr an genetischer Information ist auch erforderlich, denn die Darmflora besteht aus vielen verschiedenen Mikroorganismen mit zahlreichen verschiedenen Aufgaben. Wie viele Bakterienarten tatsächlich in unserem Darm leben, wissen wir im Moment allerdings noch nicht so genau. Seriöse Schätzungen vermuten zwischen 500 und 2000 Arten. Ob alle diese Bakterienarten tatsächlich eine eigenständige und für die Darmfunktion wichtige Funktion haben, wird kritisch diskutiert und oftmals wird die Vermutung geäußert, dass nur eine sehr geringe Anzahl von Bakterienarten, die sogenannten Leitbakterien, für die Darmfunktion wirklich wesentlich sind.

Wichtige Funktionen

Obwohl die einzelnen Darmbakterien nicht benannt werden können, wissen wir, dass eine wesentliche Funktion der Darmflora die Unterstützung bei der Verdauung ist:
- Darmbakterien sind an der Verdauung von Kohlenhydraten und Eiweiß beteiligt.
- Sie helfen uns, Nahrungsbestandteile zu verdauen, die wir selbst nicht verdauen können.
- Darmbakterien sind an unserer Versorgung mit Vitaminen beteiligt. Darmbakterien bilden zum Beispiel Vitamin K und verschiedene Vitamine aus der Vitamin-B-Gruppe (wie z.B. Folsäure), die wir dann aufnehmen können.
- Darmbakterien sind an der Nährstoffversorgung der Darmschleimhautzellen beteiligt, im übertragenen Sinne ernähren sie uns sogar.
- Darmbakterien beschützen uns. Sie bilden über den Darmschleimhautzellen eine Schutzschicht gegen schädliche Keime und haben nicht nur dadurch eine bedeutende Rolle in der Immunabwehr.

Weitere bekannte Funktionen der Darmbakterien sind eine Entgiftungsfunktion, eine aktive Rolle in der Regulation der Darmbewegungen und vermutlich sogar in der Kontrolle des Körpergewichts. Die Liste der möglichen Funktionen, die von Darmbakterien übernommen werden, ist sicherlich noch viel länger.

Obwohl wir erst langsam verstehen, welche Funktionen die Darmflora übernimmt, gelingt es den Wissenschaftlern aber noch nicht, diese Funktionen einzelnen Darmbakterienarten zuzuordnen. Viel mehr als die Funktion einzelner Darmkeime scheint nämlich das perfekte Zusammenspiel der Darmbakterien bedeutend zu sein. Wissenschaftlich etablieren sich aktuell daher neue Begrifflichkeiten, die berücksichtigen, dass nicht einzelne Bakterienarten, sondern gerade das Zusammenspiel vieler Bakterienarten wichtig ist. Während der neue Begriff »Eubiose« zunehmend für eine artenreiche, funktionsfähige, mutmaßlich »gesunde« Darmflora verwendet wird bezeichnet der Begriff »Dysbiose« die ausgedünnte an Bakterienarten verarmte, schlechter funktionierende, mutmaßlich »kranke« oder krankmachende Darmflora. Auch bei diesen neuen Begriffen gilt aber: Vieles ist noch unbekannt und medizinisch sinnvoll untersuchbar oder anwendbar ist dieses Wissen aktuell leider kaum.

In diesem Zusammenhang bleibt es spannend, die Forschungsergebnisse der nächsten Jahre abzuwarten. Denn, obwohl wir schon viel über die Darmflora wissen, sind immer viele Funktionen der Darmbakterien noch unbekannt oder unverstanden und unzählige Fragen unbeantwortet. So haben Probiotika (Zubereitung mit lebenden Bakterien) oftmals günstige Effekte auf Darmbeschwerden, können aber, gerade wenn sie zeitgleich mit Zuckern aufgenommen werden Beschwerden auslösen, da auch Probiotika fermentieren und Darmgase entstehen können.

Aktuell ist die öffentliche Wahrnehmung unseres Darmmikrobioms sehr auf die Bakterien fokussiert. In unserem Verdauungstrakt tummeln sich aber auch unzählige Viren, hauptsächlich Viren vom Typ der Bakteriophagen, Pilze und Archaeen (Urbakterien). Dass all diese Lebewesen verschiedene Funktionen haben und miteinander kommunizieren, wird zunehmend deutlicher. Was diese Funktionen im Einzelnen sind, in diesem Punkt stehen die Wissenschaftler aber noch ganz am Anfang.

Clostridien – ganz normale Bewohner des Darms?

Innerhalb der Darmflora nehmen die Bakterien aus der Familie der Clostridien eine Sonderstellung ein. Clostridien sind in ihrem Lebensraum nicht auf den menschlichen Lebensraum beschränkt, sondern sie können überall vorkommen. Zu unterscheiden sind verschiedenste Clostridienarten.

Krankmachende Clostridien verursachen zum Beispiel den Wundstarrkrampf (Tetanus) oder die Fleischvergiftung (Botulismus). Auch Durchfallerkrankungen können durch Clostridien verursacht werden. So verursacht das Bakterium Clostridium difficile zum Beispiel eine schwere Durchfallerkrankung mit dem Namen pseudomembranöse Kolitis. Diese Erkrankung ist durch Stuhlanalysen sehr gut erkennbar und mit Medikamenten in den meisten Fällen gut behandelbar.

Die meisten der bekannten Clostridien verursachen aber keine Erkrankungen. Solche nicht-krankmachenden Clostridien sind ein wichtiger Teil der Darmflora. Diese Clostridien besiedeln den Dickdarm und vergären dort Kohlenhydrate wie Zucker, Stärke und Zellulose ebenso wie Fette und Eiweiße. Bei der Clostridienvergärung entstehen in großen Mengen Darmgase wie Wasserstoff (H_2) und Kohlendioxid (CO_2), Fettsäuren wie Buttersäure, Ketone wie Aceton, Alkohole wie Butanol und Histamin.

Zu viele Clostridien verursachen Beschwerden

Unter gewissen Bedingungen kann der relative Anteil der Clostridien im Darm erhöht sein. Dann kann es aufgrund der erhöhten Aktivität der Clostridien und deren Stoffwechselprodukte zu Beschwerden kommen. Typische Beschwerden sind

- Blähungen und Flatulenz aufgrund der vermehrten Darmgasproduktion,
- Zunahme der übelriechenden Winde, da die entstehenden Darmgase teilweise zu den geruchstragenden Darmgasen gehören,
- Nässen und Brennen am After, insbesondere beim Abgang von Winden durch Buttersäure, Aceton und einen sauren Stuhlgang-pH-Wert,
- Auftreten von weichem Stuhl bis hin zu Durchfall sowie
- darmferne Probleme wie Müdigkeit und Abgeschlagenheit.

Gerade durch die Bildung von Histamin, anderen biogenen Aminen und Toxinen können Beschwerden entstehen, die denen einer Histaminintoleranz sehr ähnlich sind, wie Abgeschlagenheit, Müdigkeit und Kopfschmerzen. Unklar sind immer noch viele der Folgen der entstehenden Stoffwechselprodukte und erst nach und nach werden die Zusammenhänge mit den Beschwerden aufgedeckt. So ist von Buttersäure inzwischen bekannt, dass die Muskelaktivität des Darmes angeregt wird, was wiederum häufigeren und weicheren Stuhl erklärt. Ebenso ist von Buttersäure ein unangenehmer Geruch, für Aceton ein süßlicher Geruch und für Butanol ein süßlich ranziger Geruch bekannt, sodass verschiedenste übelriechende Darmgasgemische durch die Aktivität der Clostridien entstehen können.

Ursachen und Maßnahmen gegen zu viele Clostridien

Es gibt zahlreiche Gründe, weshalb Clostridien in der Darmflora vermehrt vorkommen können. Unter diesen finden sich auch einige Punkte, die vermeidbar sind, z.B.

- Gründe, die die Zusammensetzung der Darmflora beeinflussen, wie die Einnahme von Antibiotika,
- Gründe, die den Darmtransit verlangsamen (ungenügend gekaute Nahrungsmittel), und
- Gründe, die aus der Zusammensetzung der Ernährung resultieren, wie eine zu eiweißreiche, zu fettreiche und zu ballaststoffarme Ernährung.

Diese Faktoren sind änderbar und es kann gelingen, die Population der Clostridien im Darm auf ein normales Maß zu bringen durch Umstellungen in Kombination

- mit einer ballaststoffreicheren Ernährung (Clostridien mögen keine Ballaststoffe),
- einer Kohlenhydrat- und Milchprodukt-verdauenden Flora (Laktobazillen und Bifidobakterien verdrängen Clostridien)
- sowie einer Präbiotika-reichen Ernährung (Präbiotika unterstützen die Darmflora).

Naturheilkundliche Ansätze verwenden oftmals

- eine Zufuhr von Heilerde oder Aktivkohle zum Binden der entstehenden Giftstoffe,
- eine Aufnahme von Magnesiumperoxid, das den Sauerstoffgehalt im Darm erhöht (Clostridien mögen keinen Sauerstoff) oder
- eine Supplementierung von Probiotika (Saccharomyces boulardii oder Saccharomyces cerevisiae), um die Clostridien zu verdrängen.

Die Wirksamkeit dieser plausibel erscheinenden Maßnahmen ist aber nicht ausreichend belegt.

Sonderfall: Clostridium difficile

Völlig anders gestaltet sich allerdings die Situation, wenn der krankmachende Keim Clostridium difficile im Darm nachgewiesen wurde. Clostridium difficile kann eine schwere Darmentzündung mit ausgeprägten, häufig flüssigen Durchfällen auslösen. Wenn dieses Bakterium im Darm nachgewiesen wird, dann ist eine medikamentöse Behandlung erforderlich. Alternativmedizinische oder individuelle ernährungsmodifizierende Maßnahmen haben dann keinen Platz mehr.

> **Wichtig für Sie: Clostridienbekämpfung**
>
> Bei zu vielen Clostridien im Darm Speisen gut kauen, Eiweiße und Fette in der Ernährung reduzieren und die Aufnahme von Kohlenhydraten und Milchprodukten erhöhen. Beim Auftreten von Clostridium difficile ist eine medikamentöse Behandlung erforderlich.

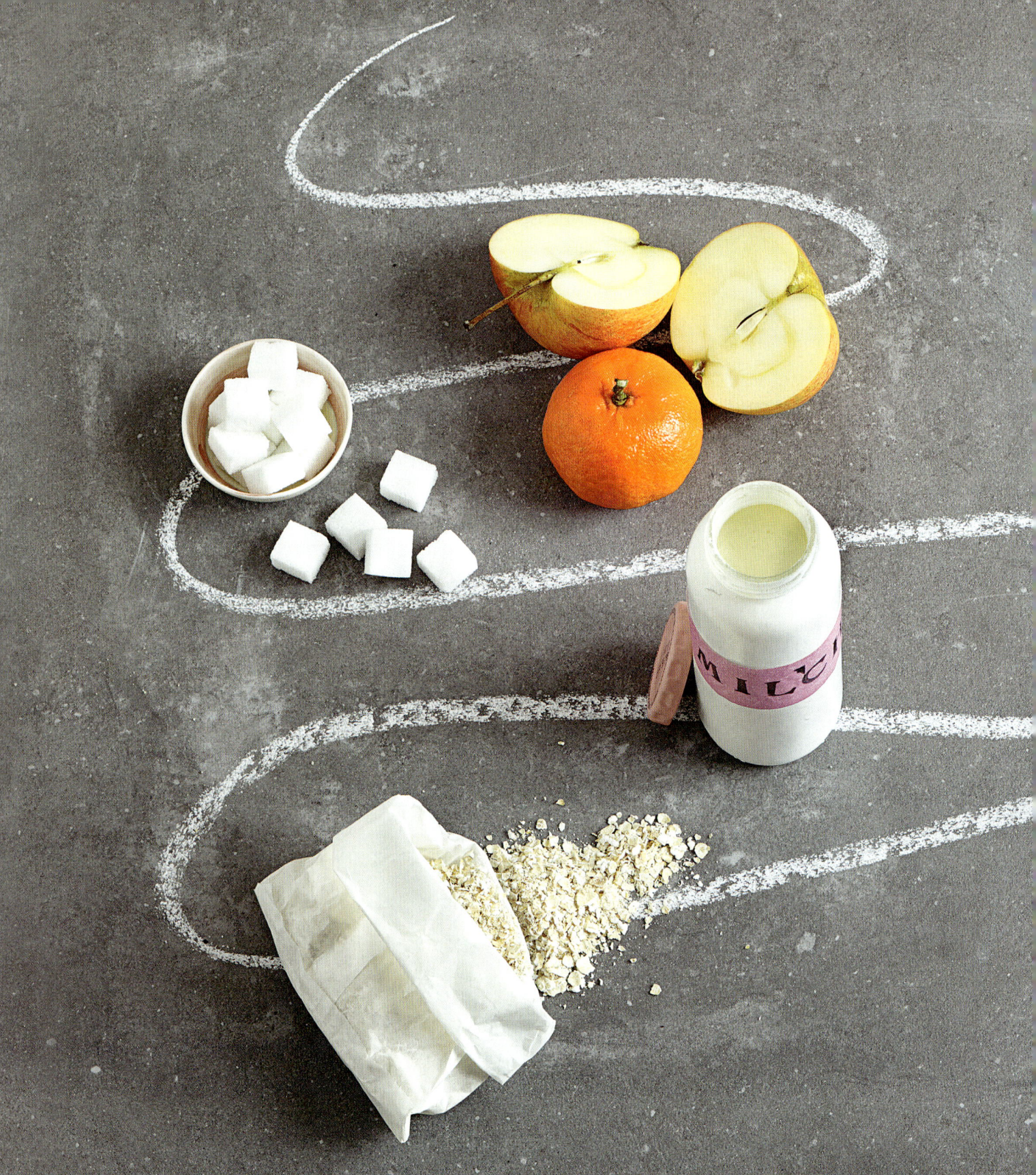

Was bewirkt was im Darm?

Verschiedene Nahrungsbestandteile wie Kohlenhydrate, aber auch andere Bestandeile der Nahrung haben unterschiedlichste Auswirkungen auf die Verdauung und damit auf das Wohlbefinden.

Kohlenhydrate in verschiedener Form

Kohlenhydrate sind ein wesentlicher Bestandteil unserer Ernährung. Die verschiedenen Kohlenhydrate haben unterschiedliche Einflüsse auf unsere Verdauung.

Wenn Verdauungsbeschwerden regelmäßig auftreten, bei vielen verschiedenen Nahrungsmitteln auftreten, die Lebensqualität beeinträchtigen oder andere alarmierende Symptome wie zum Beispiel Gewichtsverlust, dauerhafter Durchfall oder Blutbeimengungen beim Stuhlgang dazukommen, ist anzunehmen, dass eine Krankheit die Beschwerden verursacht. Wenn Sie bei sich eine Erkrankung als Ursache der Verdauungsbeschwerden vermuten, dann sollten Sie dies zunächst mit Ihrem Hausarzt besprechen.

Dieser Ratgeber kann Ihnen Anleitungen zum Erkennen und dem Umgang mit ernährungsbedingten Verdauungsbeschwerden geben, er kann aber keine ärztliche Beratung ersetzen. Im Folgenden werden Ihnen daher die Wirkungen verschiedenster Nahrungsbestandteile vorgestellt, die mit Verdauungsbeschwerden einhergehen.

Hierbei sind verschiedene Ebenen dieser Auswirkungen zu berücksichtigen. Diese Ebenen beinhalten Vorgänge des normalen Verdauungsvorgangs, die zu Beschwerden führen können, ebenso wie Vorgänge im Zusammenhang mit nachweisbaren Unverträglichkeiten oder sogar Erkrankungen. Um Ihnen die Vorgänge, die bei der Verdauung einzelner Nahrungsbestandteile ablaufen, verständlich zu machen, werden diese Verdauungsvorgänge bezogen auf die einzelnen Nahrungsbestandteile und Lebensmittelgruppen erläutert.

Stärke, ein wichtiger Ballaststoff

Unter Ballaststoffen werden Kohlenhydrate verstanden, die im Dünndarm nicht durch Verdauungsenzyme abgebaut werden und deshalb den Dickdarm erreichen, wo sie von Bakterien fermentiert werden können. Diese bakterielle Fermentierung kann zum Beispiel bei einem sehr langsamen Dünndarmtransit oder einer bakteriellen Fehlbesiedelung des Dünndarms schon im Dünndarm einsetzen. Idealerweise beginnt die Fermentierung aber erst im Dickdarm. Da zu den Ballaststoffen zahlreiche Pflanzenfasern zählen, wird oft der Begriff »Pflanzenfasern« für Ballaststoffe verwendet. Dies ist aber nicht korrekt, da sich unter den Ballast-

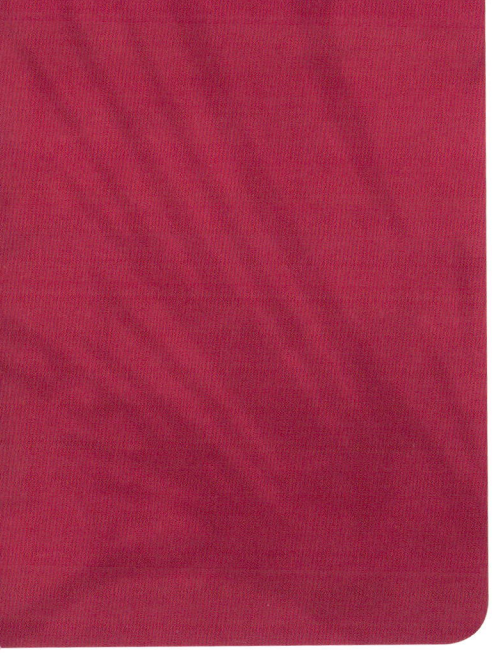

Kohlenhydrate in verschiedener Form

stoffen auch viele nicht faserige Ballaststoffe befinden.

Die tägliche Ernährung sollte ballaststoffreich sein. Dabei wird empfohlen, täglich etwa 30 g Ballaststoffe zu sich zu nehmen. Wenn wir an Ballaststoffe denken, dann assoziieren wir als erstes eine Ernährung, die reich an Obst und Gemüse ist. Das ist in Grundzügen auch richtig. Es gibt aber unterschiedlichste Ballaststoffe wie

- wasserlösliche Ballaststoffe,
- nicht-wasserlösliche Ballaststoffe und
- resistente Stärken.

Diese verschiedenen Ballaststoffe sind in den Lebensmitteln in unterschiedlichen Mengen enthalten sind und beanspruchen unseren Verdauungsvorgang daher auch in unterschiedlicher Weise.

Stärkeformen

Stärke wird üblicherweise im Dünndarm von den Verdauungsenzymen gespalten. Inzwischen wissen wir aber, dass etwa zehn Prozent der Stärke, die wir täglich aufnehmen, von den Verdauungsenzymen nicht gespalten werden können. Dies ist die sogenannte resistente Stärke. Verschiedene Faktoren beeinflussen die Menge der resistenten Stärken in unserer Ernährung:

Stärke, die in Zellen eingeschlossen ist Stärken gelangen zum Beispiel in einem größeren Anteil in den Dünndarm, wenn Speisen nicht ausreichend zerkleinert werden und damit aufgrund der Partikelgröße für die Enzyme nicht erreichbar sind. Dann entstehen resistente Stärken. Gutes Kauen hilft dabei, diesen Teil der resistenten Stärke verdaulich zu machen.

Resistente Stärken kommen natürlich vor Manche Stärken liegen natürlicherweise in einer Molekülstruktur vor, die von den Verdauungsenzymen nicht gespalten werden kann. Dies kann gutes Kauen nicht beeinflussen. Grüne Bananen und rohe Kartoffeln sind zum Beispiel reich an solchen resistenten Stärken. Durch Erhitzen wird die molekulare Struktur dieser resistenten Stärke verändert, sodass sie verdaut werden kann.

Resistente (Retrogradierte) Stärke entsteht beim Erhitzen und Abkühlen von Stärke Eine besondere Form der resistenten Stärke entsteht durch den Vorgang des Erhitzens und anschließenden Abkühlens von Lebensmitteln. Während des Abkühlens verändert sich die molekulare Struktur der Stärke und es können resistente Stärken entstehen, die in diesem speziellen Fall oftmals auch retrogradierte Stärken genannt werden. Der Anteil retrogradierter Stärke haben wir kaum unter Kontrolle, da er vom Vorgang des Erhitzens (Temperatur und Dauer des Erhitzens) und der Geschwindigkeit des Abkühlens abhängt und außerhalb eines chemischen Labors gar nicht kontrollierbar ist.

Am Beispiel der Kartoffel will ich dies erläutern. Eine frisch gekochte Kartoffel enthält weniger als fünf Prozent resistente Stärke und ist gut verdaulich. Wenn diese Kartoffel nun abgekühlt wird, steigt der Anteil resistenter Stärke auf ca. zehn Prozent. Wenn diese Kartoffel nochmals erhitzt und abgekühlt wird, kann dieser Anteil noch weiter steigen und die Kartoffel wird zunehmend schwerer verdaulich. Die wenigsten von uns erhitzen Kartoffeln mehrfach.

Denken Sie nun an die industrielle Herstellung von Lebensmitteln: Hier werden Lebensmittel mehrfach erhitzt (bei der Herstellung/beim Haltbarmachen/beim Aufwärmen) und es entsteht resistente, retrogradierte Stärke in nicht kontrollierbarem Ausmaß. Dies ist mit ein Grund, weshalb industriell hergestellte Lebensmittel mehr Beschwerden verursachen als frische selbstzubereitete Speisen.

Resistente (Modifizierte) Stärke entsteht bei industrieller Fertigung

Eine weitere Quelle für mit der Ernährung aufgenommene resistente Stärke findet sich in nicht natürlicher Stärke, der modifizierten Stärke. Diese modifizierten Stärken werden aus verschiedensten Gründen in der industriellen Fertigung von Lebensmitteln verwendet. Um diese resistenten Stärken, die modifizierte Stärken, zu vermeiden sollten Sie am besten auf industriell hergestellte Lebensmittel verzichten.

Das richtige Maß an resistenter Stärke

Resistente Stärke ist nichts Gefährliches oder Gesundheitsschädliches, ganz im Gegenteil. Resistente Stärke ist eine Form der Ballaststoffe, wie sie unser Darm, genauer gesagt die Darmbakterien in einer gewissen Menge benötigen. Es ist also nicht notwendig, auf resistente Stärke ganz zu verzichten, da resistente Stärke auch positive Einflüsse auf unsere Darmflora hat und zu einer »gesunden« Darmflora beitragen. Durch die bakterielle Zersetzung resistenter Stärke entstehen zum Beispiel Fettsäuren wie Buttersäure, Essigsäure und Propionsäure, die eine gesunde Darmflora fördern und unsere Darmschleimhautzellen ernähren. Die Darmbarriere wird robuster gegenüber schädlichen Einflüssen, das Immunsystem wird unterstützt und der pH-Wert des Stuhlgangs wird gesenkt.

Resistente Stärken sind also in gewissen Grenzen wichtig für unsere Verdauungsfunktion und unsere Darmflora. Da resistente Stärke »Futter« für Darmbakterien ist, gehört resistente Stärke zu den Präbiotika. Viele gesundheitsfördernde Wirkungen lassen sich auf resistente Stärke zurückführen und zu guter Letzt hat resistente Stärke auch einen Einfluss auf das Sättigungsgefühl. Insbesondere den retrogradierten Stärken wird eine Steigerung des Sättigungsgefühls nachgesagt.

Verursacht resistente Stärke Verdauungsbeschwerden?

Wenn resistente Stärke aber in zu großer Menge oder zu schnell im Darm ankommt, können Verdauungsbeschwerden entstehen. Beschwerden, die auf resistente Stärke zurückgeführt werden können sind:
- Blähungen
- Bauchschmerzen
- Völlegefühl
- Bauchkrämpfe

> **Wichtig für Sie: Resistente Stärken meiden**
>
> Um resistente Stärken zu meiden, sollten Sie Speisen gut kauen, Lebensmittel mit einem natürlichen hohen Gehalt an resistenter Stärke meiden und Ihre Speisen frisch zubereiten.

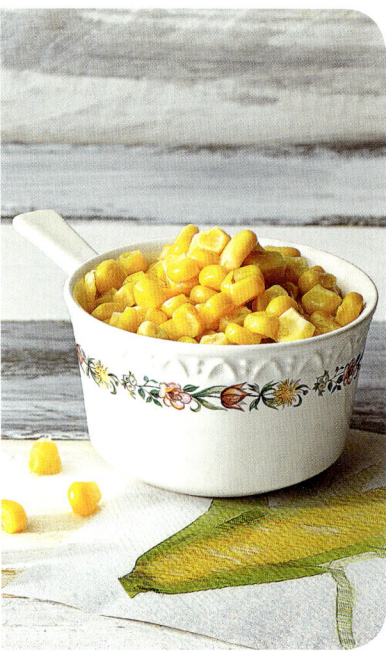

Kohlenhydrate in verschiedener Form

- Durchfall
- Verstopfung

Wenn derartige Beschwerden bestehen, sollte darauf geachtet werden, dass der Anteil resistenter Stärken in der Ernährung etwas reduziert wird. Insbesondere der Anteil resistenter Stärke aus Getreide oder Kartoffelprodukten sowie der Anteil retrogradierter Stärke wird mit vermehrten Beschwerden in Zusammenhang gebracht. Da resistente Stärke in zahlreichen Präbiotika und Synbiotika (Kombination aus Prä- und Probiotika) enthalten ist, sollten Sie bei Beschwerden auch auf diese Quellen resistenter Stärke ein Augenmerk legen.

Lebensmittel, die reich an resistenter Stärke sind:
- Kartoffeln (roh)
- Kartoffeln (gekocht und abgekühlt)
- Kartoffelmehl
- Reis (gekocht und abgekühlt)
- Pumpernickel
- Cornflakes
- Müsli
- Mais
- Hülsenfrüchte
- grüne Bananen
- Kochbananen
- Buchweizen
- Maniok
- Haferflocken (roh)
- Cashew-Kerne
- rohes Gemüse

Weitere Ballaststoffe

Unter dem Begriff der Ballaststoffe werden aber nicht nur resistente Stärken, sondern auch viele weitere Ballaststoffe zusammengefasst. Darunter sind für die Verdauung und Beschwerdeentstehung Oligosaccharide wie Raffinose, Stachyose und Oligofruktose, Zellulose, Hemizellulose und Pektin bedeutend. Diese verschiedenen Ballaststoffe sind in unterschiedlichen Lebensmitteln in unterschiedlicher Menge enthalten und wirken sich sehr unterschiedlich auf unsere Verdauungsfunktionen aus. Da gerade die Oligosaccharide Raffinose und Stachyose Beschwerden verursachen, finden Sie in einer Übersicht Lebensmittel, die diese Ballaststoffe in großer Menge beinhalten.

Was bedeutet die Wasserbindung von Ballaststoffen?

Ein bedeutender Punkt bei der Betrachtung der verschiedenen Ballaststoffe ist auch die unterschiedliche Fähigkeit, Wasser zu binden. Die Ballaststoffe werden daher grob in wasserlösliche und wasserunlösliche Ballaststoffe unterteilt. Am Magen-Darm-Trakt haben Ballaststoffe sehr unterschiedliche Wirkungen:

Im Magen bleiben diese lange liegen, weil das Aufquellen und Weichmachen für den Weitertransport einige Zeit benötigt. Daher können Ballaststoffe bei einem empfindlichen Magen rasch nach dem Essen zu Völlegefühl und Magenschmerzen führen. Durch eine Reduktion der Ballaststoffmenge, kleinere Mahlzeiten und reichliches Trinken kann diesem Beschwer-

Raffinose- und Stachyose-reiche Lebensmittel

Ballaststoff	Lebensmittel
Raffinose	Hülsenfrüchte, Hülsenfruchtmehle Gemüse (Chicoree, Schwarzwurzel, Porree, Pastinake Weizenkleie, Weizenmehl (Type 812 und 630) Getreide (Hirse, Amarant, Triticale, Dinkel, Weizen, Gerste, Hafer) Zwiebeln, Petersilie Pistazien
Stachyose	Hülsenfrüchte, Hülsenfruchtmehle Lupinen, Lupinenmehl Schwarzwurzel
Oligofruktose	Artischocken, Knoblauch, Zwiebeln

dekomplex gut entgegengewirkt werden.

Im Dünndarm beschleunigt eine ballaststoffreiche Ernährung, sofern zeitgleich ausreichend getrunken wird, hingegen die Transportgeschwindigkeit, da ein hoher Ballaststoffanteil und das damit verursachte Volumen die Darmmuskulatur zu kräftigen Bewegungen anregt. Dies kann auch mit Bauchschmerzen und Bauchkrämpfen einhergehen.

Sind sie im Dickdarm angekommen, liegt es nun an der Art der Ballaststoffe und der Darmflora, was mit den Ballaststoffen passiert:

- Wasserunlösliche Ballaststoffe binden im Dickdarm größere Mengen Wasser und werden von den Darmbakterien kaum (Hemizellulose), sehr wenig (Zellulose) oder gar nicht (Lignin) abgebaut. Das bedeutet, dass ein hoher Anteil von wasserunlöslichen Ballaststoffen das Stuhlvolumen vergrößert, die Dickdarmpassage beschleunigt und den Stuhlgang eher weicher macht.
- Wasserlösliche Ballaststoffe binden auch reichlich Wasser, werden im Dickdarm aber von der Darmflora fermentiert, was zur Bildung von Abbaustoffen wie kurzkettigen Fettsäuren und zur Entstehung von Gasen wie Kohlenstoffdioxid, Wasserstoff und Methan führt. Die entstehenden kurzkettigen Fettsäuren Butyrat, Propionat und Azetat sind für die Darmschleimhaut als Energielieferant sehr wichtig und fördern damit die Darmgesundheit. Sie sind in geringem Ausmaß aber auch für den üblen Geruch von Stuhlgang verantwortlich.

Wo sind viele Ballaststoffe enthalten?

Auf den ersten Blick erscheinen 30 g Ballaststoffe am Tag nicht viel und dennoch nimmt die durchschnittliche Ballaststoffversorgung in der westlichen Welt rapide ab. Dies liegt unter anderem daran, dass wir den Begriff »Ballaststoffe« mit Obst und Gemüse verbinden. Das ist in gewissen Grenzen richtig, in Obst und Gemüse sind Ballaststoffe enthalten. Deutlich mehr sogar als in Fleisch oder Milchprodukten und deshalb sollten wir mehr dieser pflanzlichen Produkte essen.

Aber bei den pflanzlichen Produkten bestehen große Unterschiede im Ballaststoffanteil. Nüsse, Getreideprodukte und Hülsenfrüchte haben einen viel höheren Ballaststoffanteil als Salat, Gurke oder Spinat. Um den Unterschied zu verdeutlichen, ist in der folgenden Liste aufgelistet, wie viel von einem Lebensmittel Sie essen müssten, um 30 g Ballaststoffe aufzunehmen. Anhand dieser Liste ist gut erkennbar, weswegen wir es oft nicht schaffen ausreichend Ballaststoffe zu uns zu

wasserlösliche und wasserunlösliche Ballaststoffe

	Ballaststoff	enthalten in
wasserlöslich	Agar, Alginate, Arabinosen (Flohsamen), Carrageen, Fruktane, Geliermittel, Guarmehl, Inulin, Johannisbrotkernmehl, Pektin	Weizenkleie, Haferkleie, Pilze, Kakaopulver, Knollensellerie, Paprikaschoten, Kaffee, grüner Tee, Mohn, Hülsenfrüchte, Flohsamen, Äpfel, Zitrusfrüchte, Bananen, Pfirsiche, Zwetschgen
wasserunlöslich	Zellulose, Hemizellulose, Lignin	Leinsamen, Schwarzwurzel, Sojabohnen, Erbsen, Saubohnen, Karotten, Grünkohl, Fenchel, Himbeere, Kiwi, Apfel, Birne

Zu viel oder zu wenig Ballaststoffe?

Insgesamt ist die Bewertung der Ballaststoffe in Zusammenhang mit der individuellen Beschwerdeentstehung ein sehr schwieriges Feld. Das haben Sie bei sich möglicherweise selbst schon festgestellt. Der Ballaststoffanteil in unserer ausgewogenen Ernährung soll gängigen Ernährungsempfehlungen folgend hoch sein. Der gesundheitsfördernde Einfluss einer solchen ballaststoffreichen Ernährung ist im Zusammenhang mit vielen Volkskrankheiten belegt.

Aber Ballaststoffe tragen individuell leider auch zu verschiedensten Verdauungsbeschwerden bei, die von Blähungen über Bauchschmerzen bis zu Stuhlgangsveränderungen mit Durchfall oder Verstopfung reichen. Die für jeden am besten geeignete Ballaststoffmenge muss in der Tat jeder selbst herausfinden, da zum Beispiel wasserunlösliche Ballaststoffe Verstopfungen auslösen können, wenn sie zu viel oder zu wenig aufgenommen werden und nicht auf ausreichende Flüssigkeitszufuhr geachtet wird. Um diesen Anforderungen gerecht zu werden, sollte die eigene Ernährung eben nicht nur ballaststoffreich und ausgewogen, sondern auch abwechslungsreich sein. Damit kann man der Variabilität der Ballaststoffwirkungen auf die Verdauung durch einen vernünftigen Umgang unter Ausnutzung der Variabilität der Ernährung zu begegnen.

Zwickmühle Ballaststoffe

Die positiven Gesundheitswirkungen einer ballaststoffreichen Diät sind gut belegt. Über die bessere Verdaulichkeit entscheidet aber die Art der Ballaststoffe, sodass Sie sich mit ballaststoffreichen Lebensmitteln und Ballaststoffquellen sowie mit wasserunlöslichen und wasserlöslichen Ballaststoffen beschäftigen sollten.

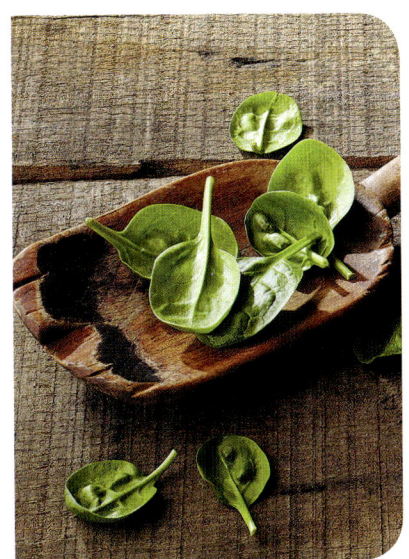

nehmen, und welchen Vorteil ballaststoffreiches Vollkornbrot gegenüber ballaststoffarmem Weißbrot bietet. Um unsere täglichen Ballaststoffmengenziele zu erreichen, ist der Rat, »fünfmal täglich Obst und Gemüse«, ergänzt durch reichlich Vollkornprodukte, zu essen, vermutlich der geeignetste Rat.

30 g Ballaststoffe sind enthalten in:
- 3 kg Gewürzgurken
- 1,8 kg Spinat
- 1,5 kg Bratkartoffeln
- 1,6 kg Kopfsalat
- 1 kg Weißbrot
- 750 g Rosenkohl
- 680 g Rosinen
- 550 g Steinpilzen
- 425 g Vollkornbrot
- 250 g Erdnüssen
- 178 g Linsen

Wichtig für Sie: Ausreichend trinken

Wichtig ist, dass bei Ballaststoffaufnahme immer auf eine ausreichende Flüssigkeitszufuhr geachtet wird. Ansonsten schlagen die positiven Effekte der Ballaststoffe schnell ins Negative um und es kommt anstelle einer beschleunigten Dünn- und Dickdarmpassage zu einer verlangsamten Darmpassage mit Beschwerden wie hartem Stuhl, Blähungen und Bauchschmerzen.

Verdauungsstörungen insbesondere mit Verstopfung und hartem Stuhl, Divertikelkrankheit, Blinddarmentzündung, Reizdarm, Hämorrhoiden, chronisch entzündliche Darmerkrankungen, Dickdarmpolypen und Dickdarmkrebs sowie Gallensteine treten unter einer ausreichenden Ballaststoffversorgung weniger auf. Bestehende Beschwerden werden gebessert.

Bei Blähungen und weichem Stuhlgang Einige Ballaststoffe führen aber auch zu Verdauungsbeschwerden wie Blähungen, Schmerzen oder Stuhlgangsveränderungen. Gerade bei Blähungen und weichem Stuhlgang können Sie der Entstehung der Beschwerden mit einer Reduktion der resistenten Stärken und der wasserlöslichen Ballaststoffe und durch abwechslungsreiche Auswahl der ballaststoffreichen Lebensmittel in gewissen Grenzen entgegenwirken.

Bei hartem und seltenem Stuhlgang Wenn Sie das Stuhlgewicht und die Stuhlmenge sowie die Darmtransportgeschwindigkeit positiv beeinflussen wollen, dann sind Vollkornprodukte und Weizenkleie für Sie besonders gut geeignet. Denn mit einer reinen Erhöhung der Ballaststoffe durch ein Mehr an Obst und Gemüse werden Sie es nur bei sehr milden Beschwerden schaffen, Ihre Beschwerden zu verbessern. Wegen des hohen Fruktosegehalts von Obst kann es bei ungeeigneter Auswahl sogar der Fall sein, dass sich Ihre Beschwerden verschlimmern.

Einfluss auf die Darmflora

Kohlenhydrate und Ballaststoffe sind pauschal gesehen gut für die Darmgesundheit, da sie eine eubiotische, mannigfaltige Darmflora fördern und die Darmbeweglichkeit anregen. Eine sehr starke Einschränkung ist daher auch bei Beschwerden nicht empfehlenswert. Darmbakterien werden durch Ballaststoffe nachgewiesenermaßen angeregt, verschiedene Ballaststoffe werden daher als Präbiotika angesehen. Fruktooligosaccharide wie Oligofruktose und Inulin fördern zum Beispiel das Wachstum von günstigen Bifidobakterien. Dadurch wird die Darmbarriere gestärkt, indem die Zusammensetzung der Schleimschicht optimiert wird, die Funktion der Darmschleimhaut gefördert wird, die Darmschleimhaut teilweise auch ernährt wird und die Funktion der lokalen Immunabwehr verbessert wird. Eine reichhaltige Bifidoflora beeinflusst auch das lokale Milieu positiv, was in Folge auch das Wachstum der übrigen Darmflora fördert, also den Weg für eine gesunde Darmflora freimacht. Die Darmaktivität wird durch diese gesunde Darmflora stimuliert, was insbesondere bei Verstopfung und harten Stuhlgängen vorteilhaft ist.

Aber wie immer im Leben, kein Vorteil kommt ohne Nachteil. Während Fruktooligosaccharide in vielen Studien belegte sehr günstige Auswirkungen auf die Darmflora haben, haben Fruktooligosaccharide leider auch bedeutende Nachteile. Unter den Darmbakterien, die Fructooligosaccharide gerne abbauen befinden sich nämlich auch zahlreiche Gasbildner wie Clostridienarten, Escherichia coli und Klebsiellen. Das bedeutet, dass Fructooligosaccharide Blähbauch, Flatulenz und Bauchschmerzen verursachen können und daher, wenn solche Beschwerden bestehen, eher zurückhaltend aufgenommen wer-

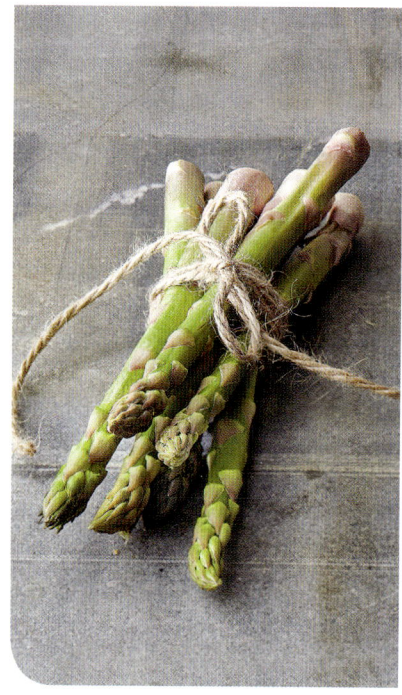

den sollten. Hier ist zu beachten, dass Oligofruktose und Inulin sehr oft in verschiedensten »Darmpräparaten« zugesetzt werden, gerade wegen der wünschenswerten positiven Effekte auf die Darmflora. Daher ist es meistens schwierig zu entscheiden, ob diese Substanzen die Beschwerden nun bessern oder verschlimmern. Streng genommen hilft nur Ausprobieren, ob Ihr Darm auf diese Bestandteile eher positiv oder eher negativ reagiert. Die Liste mit den Fructooligosaccharid-reichen Lebensmitteln wird Ihnen bei dieser Selbsttestung helfen.

Fruktooligosaccharidreiche Lebensmittel:
- Artischocken
- Agave
- Banane
- Chicorée
- Knoblauch
- Lauch
- Roggen
- Schwarzwurzeln
- Spargel
- Topinambur
- Weizen
- Yambohne
- Yaconwurzel
- Zwiebel

Mein ballaststoffreicher Tag

Frühstück
Chia-Pudding

Für 2 Personen
⏲ 5 Min. Vorbereitungszeit + 2 Std. Kühlzeit

3 EL Chiasamen • 200 ml Mandelmilch • Ahornsirup und Gewürze nach Geschmack • Obst der Saison

● Chiasamen in eine Schüssel mit der Mandelmilch geben und gut vermengen.

● Nach zehn Minuten noch einmal verrühren, damit sich keine Klümpchen bilden, und die Mischung für mind. 2 Stunden in den Kühlschrank stellen (funktioniert gut über Nacht).

● Nach Geschmack können Gewürze wie Vanille, Kakao, Zimt und Ahornsirup zum Süßen verwendet werden.

● Obst wie Erdbeeren, Mango oder Heidelbeeren geben dem Pudding eine frische, fruchtige Note.

Mittagessen
Bohnensalat

Für 2 Personen
⏲ 30 Min.

500 g grüne Bohnen • 1 Bund Bohnenkraut • 3 EL Apfelessig • 2 EL Olivenöl • 1 TL Ahornsirup • 1 TL Salz • 1 Zwiebel • 100 g Speckwürfel nach Geschmack

● Die Enden der Bohnen abschneiden und die Bohnen 30 Min. mit dem Bohnenkraut im Wasserbad weichkochen.

● Essig, Öl, Ahornsirup und Salz mischen und abschmecken.

● Zwiebel würfeln, in einer Pfanne anschmoren (wenn gewollt, die Speckwürfel hinzufügen).

● Bohnen in die Pfanne mit den Zwiebelwürfeln geben, mit der Marinade vermengen und dann warm genießen.

Abendessen
Erbsensuppe

Für 2 Personen
⊘ 15 Min. Zubereitungszeit

1 EL Olivenöl • 1 Frühlingszwiebel (geschnitten) • 200 g Erbsen (tiefgekühlt oder frisch) • 350 ml Gemüsebouillon • Salz • Pfeffer • 2 EL Schmand

● Olivenöl in einer Pfanne erhitzen und die Ringe der Frühlingszwiebel sowie die Erbsen darin leicht anbraten.

● Nach 5 Minuten mit der Gemüsebouillon ablöschen und so lange köcheln lassen, bis die Erbsen weich sind.

● Dann mit einem Stabmixer pürieren und mit Salz und Pfeffer abschmecken. Nach Belieben die Suppe mit jeweils einem Esslöffel Schmand anrichten.

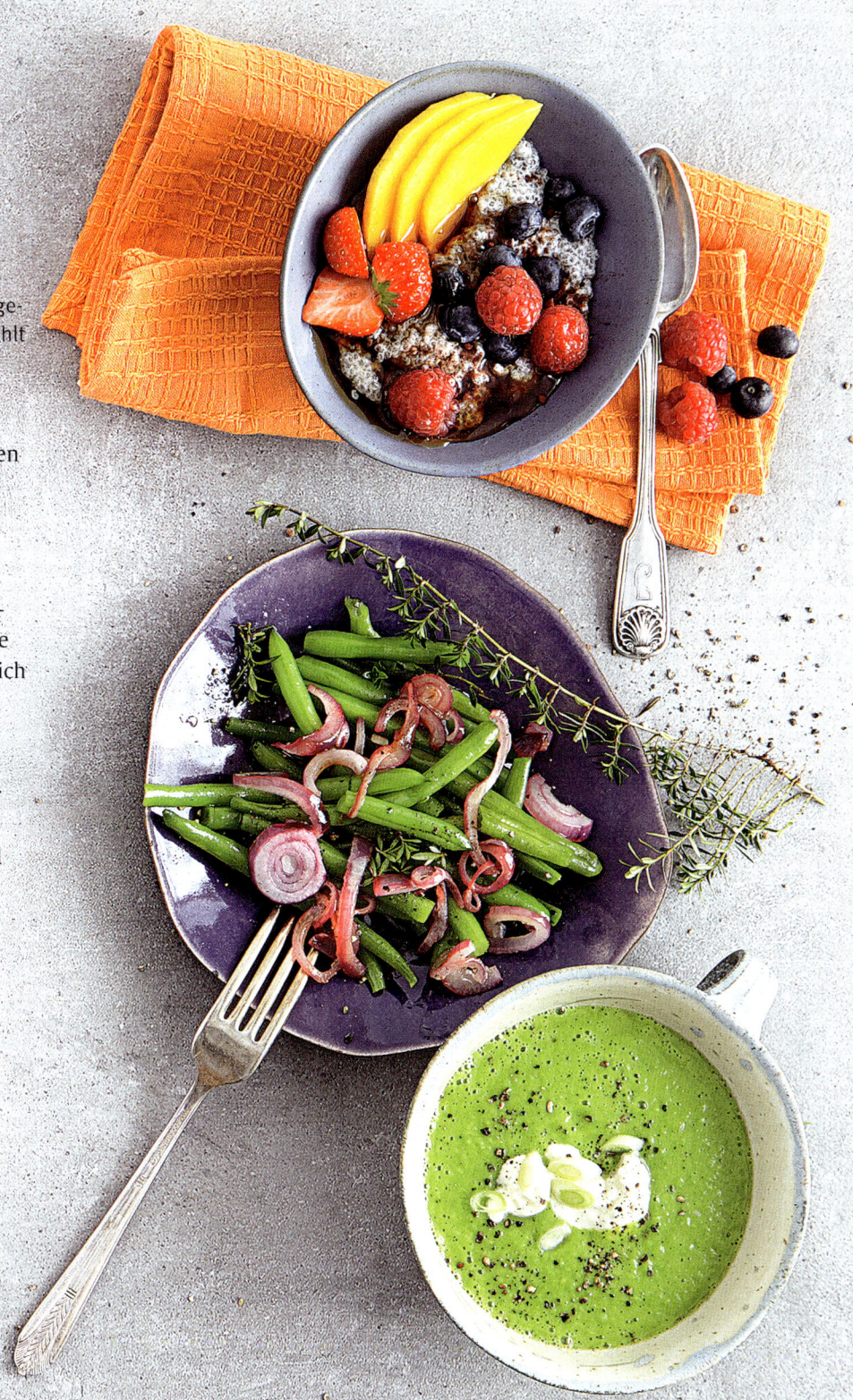

Obst

Wir betrachten gerne alle Obstsorten aufgrund ihres Gehaltes an Ballaststoffen und Vitaminen ganz pragmatisch als gesund. Das ist im Großen und Ganzen auch richtig, denn mehrfach täglich frisches Obst, in Maßen genossen, ist sicherlich gesundheitsförderlich. Ganz anders sieht die Bewertung von Obst aber aus, wenn dieses im Zusammenhang mit der Darmfunktion beurteilt werden soll. Dann finden wir Obstsorten wie Bananen, die oft sehr gut vertragen werden, und Obstsorten wie Zitrusfrüchte oder Steinobst, die oft nicht so gut vertragen werden. Das liegt daran, dass Obst aus unterschiedlichen Bestandteilen besteht.

Fruktose und Sorbit Sehr bedeutend ist zum Beispiel der Fruktose- und Sorbitgehalt, der bei Steinobst sehr hoch ist. Deshalb wird dies oft nicht so gut vertragen und verursacht Blähungen, weichen Stuhl, Bauchschmerzen und Bauchkrämpfe. Das bedeutet, dass diejenigen mit einem empfindlichen Darm auf den Fruktose- und Sorbitgehalt in Obst achten sollten und Obst mit einem hohen Fruktose- und Sorbitgehalt eher meiden sollten.

Fruktooligosaccharide, Fruktane und Polyole Ähnlich verhält es sich mit Ballaststoffen, Fruktanen und Polyolen in Obst. Die Mengen dieser Bestandteile in den verschiedenen Obstsorten sind völlig unterschiedlich und aus diesem Grund vertragen wir Obst unterschiedlich und jeder ein bisschen anders. Reich an Polyolen, also Zuckeralkoholen, sind zum Beispiel Pflaumen und Birnen, reich an Fruktanen sind zum Beispiel Wassermelonen und Kirschen. Streng genommen sollten Darm-empfindliche Menschen ein Tagebuch führen und Obst wie auch andere Lebensmittel und deren Mengen erfassen, die vertragen oder nicht vertragen werden.

Interessant ist bei der Betrachtung der Obstsorten auch die Darmflora. Gerade Fruktooligosaccharide und Fruktane, die in Obstsorten in großer, aber auch sehr unterschiedlicher Menge enthalten sind, dienen als gute Nährstoffe für eine gesunde und reichhaltige Darmflora. Das bedeutet, wer seine Darmflora hegen und pflegen möchte, sollte unter anderem auf Obstsorten mit einem hohen Gehalt an Fruktooligosacchariden und Fruktanen achten. Aber alles hat seinen Preis, die Darmbakterien danken ihnen das Füttern mit einer Erhöhung der Stuhlmenge, weicherem Stuhl und vermehrten Darmgasen.

Kirschen gegessen, Wasser getrunken, Bauchschmerzen bekommen ... Der Kinderreim bezieht sich auf jegliches Steinobst und hält sich als überliefertes Gerücht hartnäckig. Auf Kinder trifft dieser Zusammenhang vermutlich auch zu und erklärt sich mit dem Fruktosegehalt von Steinobst. Mit 6,4 g/100 g Fruktose sind Kirschen fruktosereich und schon beim Verzehr von 200 g Kirschen übersteigt die dann aufgenommene Fruktosemenge die individuelle Toleranzschwelle. Damit sind Bauchschmerzen vorprogrammiert. Bei Erwachsenen ist ohne eine bestehende Fruktoseintoleranz das Erreichen der Fruktosetoleranzschwelle zwar mengenmäßig schwieriger, aber 400–500 g sind nicht unverzehrbar. Ob Hefen auf der ungewaschenen Schale und gleichzeitig getrunkene kohlensäurehaltige Getränke durch das Beschleunigen von Gärungsvorgängen im Darm zusätzlich zu den Bauchschmerzen beitragen wird heftig diskutiert, belegt oder widerlegt ist es aber nicht.

Zucker

Zucker ist ein wesentlicher Bestandteil unserer Ernährung. Dabei ist Zucker, genauer gesagt Saccharose, die aus Zuckerrüben oder Zuckerrohr gewonnen wird, ein reiner Energielieferant, auf den eigentlich verzichtet werden könnte. Denn Zucker transportiert nichts Lebensnotwendiges außer eben Energie, die wir aber auch aus anderen

Lebensmitteln gewinnen können. Wegen der einfachen Verfügbarkeit und des guten Geschmacks haben wir Zucker in unsere Ernährung sehr stark integriert.

Als Geschmacksträger werden die verschiedenen Zucker als angenehm empfunden. Durch die permanente Präsenz von Zucker gewöhnt sich unser Geschmack an Zucker und aus einem Teelöffel Zucker werden im Kaffee schnell 2–3 Teelöffel. Aus diesem Grund wird Zucker von Ernährungswissenschaftlern oftmals auf eine Stufe mit anderen Suchtmitteln wie Nikotin oder Heroin gestellt. Dies begründet sich darin, dass der plötzliche Verzicht auf Zucker von leichten entzugsähnlichen Beschwerden begleitet sein kann. Eine solch strenge Sicht ist sicherlich übertrieben, ein Fünkchen Wahrheit ist aber schon dran. Die gesundheitsschädigende Wirkung von Zucker ist gut bekannt und mit Karies, Übergewicht und Zuckerkrankheit sind ein paar der wichtigsten Erkrankungen benannt. Ein Leben ohne Zucker ist aber nicht notwendig, lediglich ein verantwortungsvoller Umgang ist ein erstrebenswertes Ziel.

Wirkungen von Zucker auf die Verdauung

Im Jahr 2015 hat jeder von uns im Durchschnitt 41 kg Zucker konsumiert. Die Vor- und Nachteile von Zucker vollständig zu beleuchten, würde den Rahmen dieses Ratgebers sprengen. Beschränken wir uns auf Verdauungsapparat und mögliche durch Zucker verursachte Verdauungsbeschwerden.

Wirkungen von Haushaltszucker

Ein übermäßiger Zuckerkonsum geht sehr oft mit Magen-Darm-Beschwerden einher. Das kommt daher, dass ein übermäßiger Zuckerkonsum dazu führen kann, dass sich Darmbakterien im Dünndarm wohlfühlen und einnisten. Im Extremfall kann das bis zu einer Dünndarmfehlbesiedelung gehen. Wenn diese Darmbakterien im Dünndarm dann auf Zucker oder auch andere kurzkettige Kohlenhydrate treffen, wird im Dünndarm im Übermaß Darmgas gebildet. Dies wiederum führt zu einem Blähbauch, Flatulenz und Bauchschmerzen. Eine Reduktion von Zucker führt zu einer Abnahme all dieser Beschwerden. Ein völlig zuckerfreies Leben ist aber auch aus Sicht der Verdauung nicht erforderlich, ein verantwortungsvoller Umgang reicht völlig aus.

Wirkungen weiterer Zuckerarten

Neben dem Haushaltszucker spielen auch weitere Zucker wie Milchzucker (Laktose) und Fruchtzucker (Fruktose) sowie Zucker, an die wir seltener denken, wie Maltose und Stachyose und Zuckerersatzstoffe, eine Rolle. Intoleranzen gegen Laktose, Fruktose und andere Zucker können medizinisch sehr gut nachgewiesen werden. Wenn Sie eine solche Intoleranz vermuten, empfiehlt sich ein solcher Nachweis. Dieser verschafft Klarheit und vermeidet Kosten für unnötige Diäten, denn oftmals liegt man mit der eigenen Vermutung daneben.

Die enzymatische Verdauung und Aufnahme der verschiedenen Zucker in den Körper erfolgt im Dünndarm und ist für die meisten Zucker einfach. Problematisch im Sinne von Verdauungsbeschwerden wird es bei den verschiedenen Zuckern immer dann,
- wenn eine Fehlfunktion von Verdauung oder Aufnahme vorliegt,

> **Wichtig für Sie: Viele Symptome**
>
> Zuckeraufnahme oder Verwertungsstörungen verursachen unterschiedlichste Symptome wie Völlegefühl, Blähungen, Bauchschmerzen und Durchfall. Aber auch außerhalb des Verdauungstraktes entstehen Symptome wie Abgeschlagenheit, Schwäche, Müdigkeit und Hautprobleme.

- wenn unser Körper mit einem Überangebot konfrontiert wird oder
- wenn Bakterien auf die Zucker treffen und diese die Zucker, noch bevor wir sie aufnehmen können, fermentieren und dadurch Gase, weichen Stuhl und Beschwerden auslösen.

Zucker können als einzelne Zuckerringe oder als verknüpfte Zuckerringe vorkommen. Einfachzucker werden ohne enzymatische Spaltung in den Körper aufgenommen. Bei Zweifach- oder Mehrfachzuckern werden Enzyme benötigt, um die Zucker zunächst in Einfachzucker zu zerlegen, die dann aufgenommen werden können. Die verschiedenen Verdauungsenzyme können sehr spezifisch unterschiedliche Zucker spalten und werden daher oftmals nach dem Hauptsubstrat, also nach dem Zucker, den sie aufspalten, benannt. Während manche dieser Enzyme wie das Enzym Laktase gut charakterisiert sind, ist bei anderen Enzymen wie der Maltase, der Trehalase und der Saccharase-Isomaltase einiges unklar, insbesondere wenn es um Fragen der Fehlfunktion oder gar des Fehlens geht.

Zuckerintoleranz

Eine Allergie oder Nahrungsmittelintoleranz gegenüber Traubenzucker (Glukose) ist nicht bekannt. Unverträglichkeitsgefühle gegenüber dem Traubenzucker können aber schon auftreten. Meist liegen solchen Unverträglichkeiten identifizierbare Erkrankungen wie zum Beispiel eine bakterielle Dünndarmfehlbesiedelung, ein Dünndarmdivertikel oder in seltenen Fällen eine ausgeprägte Pilzbesiedelung des Darmes zugrunde. Gegen andere Zucker wie zum Beispiel Laktose, Fruktose, Saccharose, Sorbit oder Galaktose sind Intoleranzen als eigenständige Erkrankungen bekannt und gehen mit Beschwerden einher.

Zuckeraustauschstoffe – Süßstoffe

Zuckeraustauschstoffe erfreuen sich zunehmender Beliebtheit. Ein wesentlicher Grund für ihren zunehmenden Gebrauch ist, dass Zuckeraustauschstoffe weniger Kalorien enthalten. Im Gegenzug haben Zuckeraustauschstoffe aber auch unangenehme Begleiterscheinungen. Insbesondere die Zuckerersatzstoffe der Polyolgruppe wie Sorbitol, Xylitol, Mannitol und Isomaltol führen zu weichem Stuhlgang, zu Durchfall und oftmals auch zu Blähungen. In Nordamerika werden Kaugummis, die derartige Polyole als Süßstoff enthalten, daher mit dem Vermerk »kann Durchfall auslösen« gekennzeichnet. Das ist bei uns in Deutschland aktuell noch nicht üblich.

Polyole kommen übrigens nicht nur als künstliche Zucker vor, sondern erscheinen auch in verschiedenen natürlichen Lebensmitteln wie Steinobst. Süßstoffe wie zum Beispiel Aspartam, Acesulfam, Saccarin oder das zunehmend beliebter werdende Stevia verursachen hingegen keine oder sehr viel seltener Nebenwirkungen wie Durchfall oder Blähungen und sollten deshalb, sofern ein Zuckerersatz gewünscht wird, bevorzugt werden.

Was sind FODMAPs?

Eine spezielle Form der gemischten Kohlenhydratsensitivität ist die

Versteckter Zucker

Zugesetzter Zucker verbirgt sich auf Lebensmittelverpackungen hinter verschiedensten Begriffen: Invertzucker, Raffinade, Saccharose, Dextrose, Maissirup, Glucosesirup, Lactose, Malzextrakt, Maltodextrin, Maltose, Fruktose, HFCS (high fructose corn sirup), GFS (Glukose-Fruktose-Sirup).

Sensitivität für die sogenannten FODMAPs. Unter FODMAPs (engl. fermentable oligo-, di- and monosaccharides and polyols) versteht man Einfachzucker, Zweifachzucker und Mehrfachzucker sowie Zuckeralkohole (Polyole), die in unserem Verdauungstrakt Beschwerden verursachen können, da sie bei Empfindlichen während der Verdauung zu vermehrter Darmgasentwicklung und Wasserbindung im Darm führen.

Beschwerden, die durch einen hohen FODMAP-Gehalt von Lebensmitteln ausgelöst werden, sind Blähungen, Bauchschmerzen, Bauchkrämpfe und zu weicher, ebenso wie zu harter Stuhlgang. Darmbakterien spielen bei dieser FODMAP-Sensitivität eine bedeutende Rolle, weil die Bakterien dafür verantwortlich sind, die FODMAP-Nahrungsmittelbestandteile zu fermentieren, und dabei für reichlich Darmgase, weichen Stuhl und erhöhtes Stuhlvolumen sorgen.

FODMAPs sind nicht als ungesunde Nahrungsbestandteile anzusehen, FODMAPs sind lediglich Verursacher von Beschwerden. Bei vielen, bei denen Verdauungsbeschwerden bestehen, sind diese Beschwerden teilweise auf einen zu hohen Gehalt an FODMAPs in der Ernährung zurückzuführen. Daher ist eine FODMAP-reduzierte Diät gerade bei dauerhaften Verdauungsbeschwerden eine gut etablierte Ernährungsweise, die es vielen Betroffenen ermöglicht, langfristig Ihre Beschwerden zu reduzieren.

Diät mit Ernährungsberatung

Eine strenge FODMAP-reduzierte Diät benötigt aber ein gehöriges Maß an Basiswissen und wird am besten von einem Ernährungsberater begleitet. Bei einer strengen Diät werden nach einer Phase des strengen Reduzierens der FODMAPs, die meistens 4–6 Wochen dauert, einzelne FODMAPs auf ihre individuelle Verträglichkeit überprüft, um diese dann wieder in die Ernährung aufzunehmen. Bei milden und gelegentlichen Beschwerden ist es nicht unbedingt erforderlich, sich dauerhaft streng FODMAP-arm zu ernähren. Vielmehr ist es bei vielen schon ausreichend, sich mit den einzelnen Lebensmitteln zu beschäftigen und in der eigenen Ernährung einzelne FODMAP-reiche Lebensmittel durch FODMAP-arme Lebensmittel zu ersetzen. Auf die Darmflora wirkt sich eine FODMAP-reduzierte Diät günstig aus. Schon nach kurzer Zeit verändert sich die Darmflora hin zu einer weniger blähenden Flora.

Getreide und Gluten – Weizensensitivität und Glutensensitivität

Getreide werden von den meisten Menschen sehr gut vertragen und es gibt nur wenige Gründe, auf getreidehaltige Lebensmittel oder selektiv auf das darin enthaltene Gluten zu verzichten. Es gibt aber auch Personen, die Getreideprodukte nicht so gut vertragen. Dieses »nicht so gut vertragen« kann völlig verschiedene Ursachen haben.

In erster Linie sind Getreide Energieträger, die aus Kohlenhydraten und je nach Vollkorngehalt auch aus Ballaststoffen bestehen. Der Ballaststoffanteil ist selbstverständlich gut für den Magen-Darm-Trakt. Bei

---

Wichtig für Sie: Abgrenzung zur Erkrankung

Von den verschiedenen Weizen-, Getreide- und Glutensensitivitäten sind die echte Weizenallergie und die Zöliakie (Sprue), eine Autoimmunerkrankung gegen Gluten, strikt abzugrenzen. Dies sind medizinisch sehr gut definierte Erkrankungen, die ärztlich behandelt werden müssen.

denjenigen, bei denen Ballaststoffe aber Blähungen, Bauchschmerzen und Stuhlgangsveränderungen verursachen, ist auf den hohen Ballaststoffanteil zu achten und die Menge der Vollkornprodukte gegebenenfalls zu reduzieren.

Leider ist es gar nicht so einfach die Verträglichkeit von Getreiden zu beurteilen, weil neben dem Gehalt von Ballaststoffen auch andere Inhaltsstoffe Verdauungsbeschwerden verursachen können. Die Sensitivität gegenüber den anderen Inhaltsstoffen wird oft unter den Begriffen Weizensensitivität oder Glutensensitivität zusammengefasst und beide Begriffe haben sich inzwischen zu Modebegriffen gemausert.

Gluten ist das in Weizen und anderen Getreideprodukten enthaltene Kleberprotein, gegenüber dem tatsächlich eine Sensitivität bestehen kann. Während sich die Wissenschaftler noch nicht einig sind ob es sich dabei um eine tatsächliche Erkrankung handelt und falls ja, ob diese nun in 1 : 100 oder 1 : 1000 auftritt, ist das Angebot an erwerbbaren glutenfreien Produkten groß.

Ganz sicher ist es noch nicht, ob Weizensensitivitäten nun durch Gluten oder andere Inhaltsstoffe wie FODMAPs, ATIs, Fruktane oder sogar gegen noch nicht bekannte Inhaltsstoffe hervorgerufen werden. Sehr gut bekannt ist hingegen, dass Getreideprodukte bei vielen, sehr viel mehr Menschen als gedacht, Verdauungsprobleme zumindest milder Art mit Blähungen, Flatulenz, Bauchschmerzen und weichem sowie voluminösem Stuhl verursachen. Ob auch weitere Symptome wie Müdigkeit, Abgeschlagenheit oder Hautprobleme durch Getreideinhaltsstoffe verursacht werden, bleibt fraglich. Da Getreide Beschwerden verursachen können, bietet es sich an, bei Verdauungsbeschwerden eine Zeit lang, sozusagen als Test, die Getreidezufuhr zu reduzieren. Eine dauerhafte Getreidereduktion sollte aber nur fortgesetzt werden, wenn sich die Beschwerden tatsächlich spürbar bessern.

Brot und Backwaren: »Früher war alles besser!«
Bei Brot und anderen Backwaren wird meistens ein Teig verwendet, der mit Hefen (Hefeteig) oder mit Milchsäurebakterien (Sauerteig) fermentiert wird. Ausgangspunkt sind Mehl und andere Zutaten und während viele Gedanken darüber geäußert wurden, welches Mehl aus welchen Gründen welche Beschwerden verursacht, wurde die Art der Zubereitung bisher kaum beachtet. Dass stellt sich inzwischen als großes Versäumnis heraus.

Brote können Verdauungsbeschwerden verursachen, das ist gut bekannt. Gluten, nicht glutenartige Weizenbestandteile und FODMAPs werden für diese Beschwerden verantwortlich gemacht. Sofern keine Zöliakie vorliegt, sind es nach aktuellem Kenntnisstand im Wesentlichen die FODMAPs, die die Verdauungsbeschwerden nach Brotverzehr triggern und im Brot sind vor allem verschiedene Fruktane und Raffinose in großer Menge enthalten. Die Stehzeit des Teiges hat neuen Erkenntnissen folgend einen sehr wesentlichen Einfluss auf diesen FODMAP Gehalt. In Broten ist der Gehalt an diesen FODMAPs um 90 Prozent niedriger, wenn der Teig vor dem Backen vier Stunden oder länger gegangen ist, verglichen

Wichtig für Sie: Langes »Gehen« verringert den FODMAP-Gehalt

Gehen Sie zu Ihrem Bäcker, fragen Sie Ihn nach der Stehzeit seiner Teige und wählen Sie Backwaren mit einer längeren Stehzeit. Ihr Darm wird es Ihnen danken.

mit Broten mit kürzeren Stehzeiten. Die Erklärung dafür ist simpel. Bei kürzeren Stehzeiten werden die Lebensmittelbestandteile von den Hefen und Milchsäurebakterien nicht ausreichend fermentiert und der FODMAP-Gehalt des Endproduktes ist hoch. Bei kurzen Stehzeiten ist der FODMAP-Gehalt sogar besonders hoch, da zu Beginn der Gärung von den Hefen oder Bakterien sogar noch zusätzliche FODMAP-Bestandteile produziert werden. Diese ausgebliebene Fermentation muss Ihre Darmflora dann nachholen und das verursacht bei vielen Blähungen, Bauchschmerzen, weichen Stuhl und zahlreiche andere Beschwerden. Brote mit langer Stehzeit finden Sie übrigens nicht im Supermarkt oder im Backshop, ganz im Gegenteil. Die Backwaren im Supermarkt und im Backshop sind auf einen wirtschaftlich profitablen, extra kurzen Herstellungszeitraum optimiert. Deshalb sind diese schlechter verträglich, obwohl die Grundzutaten sehr ähnlich sind.

Histamin & Co – was auch noch Beschwerden verursachen kann

Bei Verdauungsbeschwerden wird oft Histamin als Beschwerdeauslöser angenommen. Das folgende Kapitel erklärt Ihnen den Zusammenhang zwischen Histamin und weiteren Lebensmittelinhlatsstoffen und der Verdauung.

Histamin-haltige Lebensmittel

Eine echte Histaminintoleranz ist eine sehr seltene Form einer Nahrungsmittelunverträglichkeit. Dennoch erfährt die Histaminintoleranz im Moment sehr viel Aufmerksamkeit. Der Hintergrund der Histaminintoleranz ist, dass verschiedene Lebensmittel, die einen hohen Gehalt an Histamin haben, verschiedenste Symptome verursachen können. Die Symptome einer Histaminintoleranz reichen von auf den Bauch bezogenen Symptomen wie Durchfall, weichem Stuhl, Übelkeit, Sodbrennen, Magenschmerzen, Völlegefühl, Bauchschmerzen und Blähungen bis zu allgemeineren Beschwerden wie Kopfschmerzen, Herzrhythmusstörungen, laufender Nase, Hautausschlägen, Atembeschwerden und vielen anderen Symptomen.

Der Grund für diese schlechtere Verträglichkeit von histaminreichen Lebensmitteln liegt unter anderem an einem Mangel an Enzymen, die Histamin abbauen. Eines dieser Enzyme ist die Diaminooxidase (DAO), die im Blut messbar ist. Ein reduzierter Aktivitätswert dieses Enzyms kann auf eine Histaminintoleranz hinweisen, kann diese aber nicht sicher belegen. An der Entstehung einer Histaminintoleranz können auch andere Enzymdefekte, die nicht so einfach oder gar nicht zu messen sind, beteiligt sein. Deshalb kann auch bei einem normalen DAO Wert eine Histaminintoleranz vorliegen.

Histamin ist im Körper ein normaler Botenstoff, der unter anderem an vielen allergischen Reaktionen beteiligt ist. Daher ähneln die Symptome der Histaminintoleranz oftmals den Symptomen von allergischen Reaktionen. Es handelt sich bei der Histaminintoleranz aber nicht um eine echte Allergie. Medizinisch wird deshalb oftmals der Begriff einer Pseudoallergie verwendet, aber auch dieser Begriff ist im Zusammenhang mit der Histaminintoleranz eigentlich nicht ganz passend.

Diagnose über Auslassdiät

Der Verdacht auf eine Histaminintoleranz besteht immer dann, wenn aus der Liste der histaminreichen Lebensmittel mehrere dieser Lebensmittel nicht vertragen werden.

Histamin & Co – was auch noch Beschwerden verursachen kann

Am besten kann eine Histaminintoleranz daher über eine Auslassdiät festgestellt werden. Eine vierwöchige Ernährung, die alle histaminreichen Lebensmittel meidet, sollte zu einem Verschwinden oder zumindest zu einer deutlich spürbaren Verbesserung der Symptome führen. Ist dies der Fall, handelt es sich sehr wahrscheinlich um eine Histaminintoleranz und eine dauerhafte histaminarme Diät sollte am besten mit einem Ernährungsberater oder einem Ernährungsmediziner besprochen werden. Nur in sehr seltenen Fällen wird zum Nachweis einer Histaminintoleranz ein Histaminbelastungstest durchgeführt, da für diesen Test aufgrund der möglichen Kreislaufreaktionen eine engmaschige Überwachung erforderlich ist.

Gesicherte Histaminintoleranz
Bei einer gesicherten Histaminintoleranz sind histaminreiche Lebensmittel zu meiden. Eine Auflistung solcher histaminreicher Lebensmittel finden Sie in der Tabelle auf der nächsten Seite. Der Histamingehalt dieser Nahrungsmittel schwankt allerdings und ist von der Menge der verzehrten Lebensmittel, der Einhaltung der Kühlkette auf dem Transport und dem Frischegrad abhängig. Darüber hinaus ist die individuelle Histaminsensitivität von Tag zu Tag schwankend und von verschiedensten Stressfaktoren abhängig. Aus diesem Grund werden histaminreiche Lebensmittel von ein und derselben Person an verschiedenen Tagen unterschiedlich toleriert, sodass in die histaminreduzierte Diät persönliche Toleranzerfahrungen einfließen sollten und die Liste histaminreicher Lebensmittel nur als ein Anhaltspunkt für die »üblichen Verdächtigen« angesehen werden sollte. Bei der Aufbewahrung von Lebensmitteln sollte auch auf die Wahrung der Kühlketten geachtet werden, da mit dem beginnenden Verderben der Lebensmittel der Histamingehalt dieser Lebensmittel ansteigt. Das gilt insbesondere für leicht verderbliche Speisen und proteinreiche Lebensmittel. Reste von zubereiteten Speisen sollten rasch eingefroren werden und erst kurz vor dem Verzehr aufgetaut werden.

Trehalose in Pilzgerichten

Trehalose ist ein eher selten vorkommender Zweifachzucker aus zwei Glukoseringen mit geringer Süßkraft. Zur Verdauung von Trehalose bildet die Dünndarmschleimhaut das Enzym Trehalase, das zur Spaltung von Trehalose führt. Menschen, bei denen die Aktivität der Trehalose vermindert ist oder fehlt, können eine Trehaloseintoleranz entwickeln. Da Trehalose in unserer Ernährung aber nur selten vorkommt, in relevantem Mengen eigentlich nur in Pilzen, wird die Trehaloseintoleranz auch nur sehr selten bemerkt.

Bei Betroffenen treten meistens rasch nach Aufnahme von Pilzgerichten Symptome wie Blähungen, weicher Stuhl, Durchfall, Bauchschmerzen, Bauchkrämpfe und Übelkeit auf. In seltenen Fällen wird auch von Hautrötungen, Blutdruckabfall und Herzrasen berichtet.

Der Nachweis einer Trehaloseintoleranz erfolgt durch einen Trehalosebelastungstest oder besser indirekt durch einen Diätversuch. Wenn Pilzgerichte bei Ihnen Beschwerden verursachen, dann empfiehlt es sich, trehalosehaltige Lebensmittel zu meiden. Eine ausgeprägte Trehaloseintoleranz ist selten, die höchste Rate ist bei Ureinwohnern

Histaminreiche Lebensmittel

Gruppe	Lebensmittel
Fisch	Fischkonserven Thunfisch Sardellen Forelle Kabeljau Schalentiere
Obst	sehr reifes Obst Obstkonserven Erdbeere Kiwi Kokosnuss Zitrusfrüchte Pflaumen
Gemüse	eingelegtes Gemüse, Gemüsekonserven Tomaten Sauerkraut Spinat Pilze Aubergine
Milchprodukte	Schmelzkäse alle lange gereiften Käse Ziegenkäse, Schafskäse
alkoholische Getränke	Sekt/Champagner Rotwein Hefebiere Liköre
Getränke	Kaffee schwarzer Tee
Getreideprodukte	Hefeteig Backmischungen Paniermehl
sonstige Lebensmittel	Nüsse Hefe Soja/Sojaprodukte Marmelade Schokolade Marzipan vergorene, gereifte, fermentierte Lebensmittel Algenprodukte Essig Konserven leicht verderbliche Produkte Produkte ungewisser Frische Fertigprodukte lange erhitzte und aufgewärmte Speisen

in Grönland beschrieben. Dort tritt die Trehaloseintoleranz bei bis zu 15 Prozent der Bevölkerung auf. Milde Verlaufsformen bleiben meist unentdeckt. Die Behandlung einer gesicherten Trehaloseintoleranz ist sehr einfach und besteht im Meiden von Pilzgerichten und Nahrungsmitteln, die Pilze oder Pilzextrakte enthalten.

- Trehalosegehalt hoch: Pilze
- Trehalosegehalt mäßig hoch: Honig, Krustentiere, Algen, Wein, Bier, Brot, Produkte nach Fermentation durch Hefe

Fermentierte Lebensmittel

Die Fermentierung von Lebensmitteln dient der Haltbarmachung, der Geschmacksverbesserung, der Reifung und sogar der Lebensmittelveredelung, wie zum Beispiel bei Tee, Kaffee und Kakao. Dabei werden verschiedenste Lebensmittel unter Ausschluss von Sauerstoff (anaerob) oder unter Anwesenheit von Sauerstoff oder zumindest Spuren von Sauerstoff (aerob) von Bakterien fermentiert. Häufig wird im Zusammenhang mit der Fermentation auch der Begriff der Gärung verwendet. Gärung ist aber nur ein Teilaspekt unter den Fermentationsmöglichkeiten, der streng sauerstofffrei erfolgt.

Arten der Fermentierung

Verschiedenste Bakterien werden eingesetzt, um verschiedene Ziele zu erreichen, und zahlreiche Lebensmittel, mehr als uns klar ist, werden fermentiert. Bei manchen Produkten wie alkoholischen Getränken oder Sauerkraut ist dies offensichtlich, bei manchen Produkten wie Backwaren, Joghurt, Kefir und Käse erkennbar, bei manchen Produkten wie z.B. dem Matjeshering ist die notwendige Fermentierung weniger gut bekannt.

Essigsäuregärung

Bei der Essigsäuregärung werden die in den Lebensmitteln enthaltenen Zucker und Alkohole durch Essigsäurebakterien (Acetobacter) zu Essigsäure fermentiert. Entstehende Endprodukte sind Essigsäure, Ethanol, Wasser und Kohlendioxid sowie auch Buttersäure, biogene Amine und Histamin. Die hängt davon ab, welche Essigsäurebakterien, welche Essigsäurebakterienmischungen und welche Lebensmittel verwendet werden. Insbesondere durch die entstehende Essigsäure verändert sich der Geschmack und der Säuregehalt der Lebensmittel steigt, was wiederum die Haltbarkeit erhöht. Essigsaure Lebensmittel fördern die Verdauung, indem sie die Produktion von Speichel anregen und die Fett- und Kohlenhydratverdauung unterstützen.

Milchsäuregärung

Bei der Milchsäuregärung wandeln Milchsäurebakterien (im wesentlichen Laktobazillen und Bifidobakterien) Einfachzucker wie Traubenzucker oder Milchzucker in Milchsäure um. Dies führt zu Geschmacksveränderungen und einem insgesamt sauren Geschmack. Die Milchsäuregärung fördert die Haltbarmachung des Lebensmittels durch den eigenständig antibakteriellen Effekt der Milchsäure sowie durch die Bildung des sauren Milieus.

Neben Milchsäure entstehen bei der Milchsäuregärung viele andere Substanzen wie Alkohole, Acetat, Histamin und biogene Amine. Das hängt davon ab, welches Lebensmittel mit Hilfe von Milchsäurebakterien fermentiert wird. Die meisten Lebensmittel, die wir mit Fermentierung herstellen, wie Sauerkraut, Sauerteig und Milchprodukte, entstehen durch Milchsäuregärung. Die bakterielle Zersetzung durch Milchsäurebakterien findet in ähnlicher Form übrigens auch in unserem Darm statt, da die Darmflora reich an milchsäurebildenden Bakterien ist. Aus diesem Grund sind Milchsäure-fermentierte Produkte förderlich für unsere eigene Darmflora.

Da verschiedene Milchsäurebakterien unterschiedlich fermentieren, können die Endprodukte sehr unterschiedlich schmecken. Je nachdem welche Bakterienmischung und welche Fermentationsdauer verwendet werden, schmecken die Endprodukte sehr unterschiedlich. Beim Naturjoghurt, dessen Ausgangsprodukt Milch sehr einheitlich schmeckt, ist der Geschmacksunterschied nach Fermentation sehr gut erkennbar.

Alkoholische Gärung

Im Gegensatz zur Milchsäuregärung und der Essigsäuregärung werden bei der alkoholischen Gärung nicht Bakterien, sondern Hefen verwendet. Diese vergären Zucker, hauptsächlich Traubenzucker, zu Alkohol und dem Gas Kohlenstoffdioxid. Während bei der Herstellung von alkoholischen Getränken der Alkohol das interessierende Endprodukt ist, interessiert bei der Herstellung von Backwaren (Hefeteig) das entstehende Kohlenstoffdioxid und die entstehenden Alkoholspuren verdampfen beim Backen.

Neben dem gewünschten Alkohol Ethanol entstehen aber auch zahlreiche andere Alkohole und sonstige Nebenprodukte. Die Zusammensetzung der entstehenden Nebenprodukte hängt vom Gärungsverfahren und von den verwendeten Ausgangsprodukten ab. Die entstehenden Nebenprodukte sind variabel und beinhalten neben den bekannteren Nebenprodukten wie den Fuselalkoholen auch zahlreiche weniger bekannte Nebenprodukte wie Mercaptane und Ketone. Für die Verdauung sind neben den Alkoholen, die eine Wirkung auf den Verdauungstrakt entfalten, auch biogene Amine und Histamin relevant, da all diese Nebenprodukte zu Beschwerden führen können.

Magen-Darm-Wirkungen von fermentierten Lebensmitteln

Im Rahmen der verschiedenen Fermentationsprozesse entstehen verschiedene biogene Amine und Histamin in unterschiedlichem, kaum kontrollierbarem Ausmaß. Diese Substanzen entstehen in besonders hohem Ausmaß, wenn in den Lebensmitteln enthaltene Eiweiße von den Mikroorganismen fermentiert werden. Diese biogenen Amine und das Histamin können, wenn sie im Übermaß aufgenommen werden oder bei entsprechend empfindlichen Menschen Verdauungsbeschwerden und andere Symptome verursachen. Die zeitgleiche Aufnahme von Alkohol steigert übrigens die Aufnahme von biogenen Aminen und Histamin in den Körper. Dies ist ein Grund, weshalb gerade Kombinationen wie zum Beispiel Wein und Käse starke Verdauungsbeschwerden verursachen können. Typische Beschwerden, die auf biogene Amine und Histamin zurückzuführen sind, sind pseudoallergische Reaktionen mit Bauchschmerzen, Durchfall, Sodbrennen, Blähungen, Übelkeit und Erbrechen. Zusätzlich treten auch noch verschiedenste körperliche Beschwerden wie Hautprobleme, laufende Nase, Kreislaufprobleme und Antriebslosigkeit auf.

Für unsere Darmflora sind fermentierte Lebensmittel ein Segen, sofern sie frisch sind. Die Vielzahl von Bakterien, die die eigene Darmflora ergänzen und unterstützen, fördern eine gesunde und stabile Darmflora. Zahlreiche Bakterien, die im Rahmen der Lebensmittelfermentierung verwendet werden, sind auch in Probiotikamischungen enthalten, die zur Linderung von Reizdarmbeschwerden dienen.

Wieso ist Tyramin bedeutend?

Tyramin ist eines der wesentlichen biogenen Amine, das bei Fermentationsprozessen entsteht. Tyramin verursacht zahlreiche Beschwerden, im Verdauungstrakt im Wesentlichen pseudoallergische Symptome. Für die Entstehung von Verdauungsbeschwerden ist Tyramin nur indirekt verantwortlich, da es die körpereigenen Enzyme, die Histamin und andere biogene Amine abbauen, blockiert und deshalb indirekt Verdauungsbeschwerden verursacht. Bei Beschwerden, die möglicherweise mit Tyramin zusammenhängen, sollten tyraminreiche Lebensmittel gemieden werden.

Tyraminhaltige Lebensmittel

Tyramingehalt	Lebensmittel
tyraminreich	reifer Käse Sauerteig Hefe Wein, Bier fermentierte Lebensmittel Wurstwaren und haltbar gemachtes Fleisch Nüsse und Samen überreife Früchte
tyraminarm	frische tierische Lebensmittel frisches Obst und Gemüse Fette und Öle Milch und Käse mit kurzer Reifungszeit Getreideprodukte

Fermentierte Lebensmittel leben!

Oftmals wird propagiert, dass fermentierte Lebensmittel reich an Bakterien sind, die die Darmflora unterstützen, probiotisch wirken und dadurch mögliche Gesundheitswirkungen transportieren. Diese Aussagen sind leider mit reichlich Vorsicht zu genießen: Auf ein frisch hergestelltes Sauerkraut mag all das zutreffen, auf ein abgepacktes, pasteurisiertes Sauerkraut aber nicht. Ebenso verhält es sich mit anderen fermentierten Produkten und insbesondere Milchprodukten. Hier sollte darauf geachtet werden, dass die Produkte nicht pasteurisiert wurden und die Kulturen noch am Leben sind.

Wenn Sie aber darauf achten, dass Sie tatsächlich lebende Kulturen zu sich nehmen (selbstgemachter Joghurt, probiotischer Joghurt), dann unterstützen Sie wirklich Ihre Darmflora, was sich in einer verbesserten Verdauungsleistung und einer gesünderen Darmflora äußert. Milchsäurebakterien und Bifidobakterien bergen hier ein großes Potential und die positiven Wirkungen auf Verdauungsbeschwerden, die positiven Wirkungen auf die Darmflora und die gesundheitsfördernden Wirkungen sind in klinischen Studien gut belegt.

Aber auch wenn milchsäurefermentierte Lebensmittel vielen Menschen helfen, ihre Verdauungsbeschwerden besser unter Kontrolle zu bekommen, können bei Einzelnen durch Milchsäurebakterien fermentierte Produkte auch Beschwerden wie Blähungen, Bauchschmerzen und Durchfall auslösen. Es handelt sich schließlich um fermentierte Lebensmittel und jeder reagiert auf fermentierte Lebensmittel anders.

Bei der Fermentation verarbeiten die Bakterien einige Bestandteile des Lebensmittels und nehmen uns damit einen Teil der Verdauungsarbeit ab. Wählen Sie Produkte mit lebenden Kulturen, in denen der Gärungsprozess noch andauert. Noch einfacher ist es, Sie stellen sich Ihren Joghurt oder Ihren Kefir selber her und wählen eine Gärzeit von 12–16 Stunden, dann sind die blähungsauslösenden Substanzen nahezu vollständig fermentiert. Mit einer Joghurtmaschine geht dies ohne größeren Aufwand. Kehrseite ist: Je länger der Gärungsvorgang dauert, desto mehr biogene Amine und Histamin entstehen. Es ist also wichtig, zu wissen, auf welche Produkte und Substanzen Ihr Darm sensibel reagiert.

Fette

Fette benötigen wir als Energielieferanten und zur Aufnahme von fettlöslichen Vitaminen wie den Vitaminen A, D, E und K. Die Betrachtung von Fetten sollte zunächst aus dem Blickwinkel »nicht zu viel« (erhöht das Körpergewicht) und »nicht zu wenig« (kann zu Vitaminmangel führen) geschehen. Wenn wir die Fette betrachten, dann denken wir zunächst an fettreiches Fleisch, fettreiche Milchprodukte oder Öle und Fette, die wir beim Zubereiten der Speisen verwenden. Auch Samen und Nüsse enthalten Fette in größeren Mengen.

Unser Verdauungstrakt reagiert auf Fette mit einer Verlangsamung der Passage des Speisebreis. Fettreiche Speisen bleiben also länger im Magen und werden langsamer durch den Dünndarm transportiert. Dies ist aus mehreren Gründen gut so, denn die Fettverdauung im Darm dauert länger, sodass eine langsamere Passagezeit diese Fettverdauung verbessert und als Nebeneffekt auch die Verdauung anderer Nahrungsbestandteile gefördert wird. Wenn wir aber zu viele Fette aufnehmen, dann kann diese Verlangsamung der Passagezeit auch negativ sein, dann können Beschwerden wie Völlegefühl, Übelkeit, Blähungen und Bauchschmerzen entstehen. Daher ist es bei der aufgenommenen Fettmenge sehr wichtig, das richtige persönliche Maß zu finden.

Neben dem richtigen Maß unterscheiden sich Fette aber auch in ihrer Qualität; manche sind höherwertig und daher gut für uns, manche sind minderwertig also nicht so gut für uns. Eine grobe Unterteilung unterscheidet gesättigte Fettsäuren und ungesättigte Fettsäuren:

- Gesättigte Fettsäuren sind im Wesentlichen gute Energieträger und finden sich in tierischen Produkten, Milchprodukten und Pflanzenfetten wie Kokos- oder Palmfetten.
- Ungesättigte Fettsäuren finden sich in Fisch, hochwertigen Pflanzenölen, Nüssen und Samen und sind ebenso Energieträger. Sie sind für unseren Körper aber bedeutender, da sie für Botenstoffe oder im Rahmen der Abwehrfunktion benötigt werden. Omega-3-Fettsäuren sind für unseren Körper sehr günstig und gesund.

Gesunde Lebensmittel mit hohem Omega-3-Gehalt
- Samen und Kerne: Chiasamen, Leinsamen, Pinienkerne, Sesam, Sonnenblumenkerne
- Nüsse: Erdnüsse, Macadamianüsse, Walnüsse
- Fisch: Hering, Lachs, Makrele, Thunfisch

Nüsse, Samen und Körner

Nüsse, Körner und Samen bieten sich in einer Ernährung, die die Verdauung wenig belasten soll, als Nahrungsmittel an, denn sie

- transportieren hochwertige Energie,
- versorgen den Körper ausreichend mit ungesättigten Fettsäuren, insbesondere den guten Omega-3-Fettsäuren, und
- haben im Gegensatz zu den reinen Fetten und Ölen einen hohen Anteil von wasserlöslichen Ballaststoffen, die die Stuhltextur und die Dünndarmpassage positiv beeinflussen.

Der hohe Gehalt an wasserlöslichen Ballaststoffen bewirkt eine Verzögerung der Magen-Darm-Passage. Daher wirken sich Nüsse, Samen und Körner positiv auf das Sättigungsgefühl aus, sodass, obwohl es sich um Energieträger mit einer hohen Energiedichte handelt, das Körpergewicht eher positiv beeinflusst wird.

Optimal erscheinen in diesem Zusammenhang Walnüsse und Leinsamen, die beide einen sehr hohen Gehalt an Omega-3-Fettsäuren und wasserlöslichen Ballaststoffen enthalten. Einige Dinge sollten Sie in diesem Zusammenhang aber bedenken. Wenn Sie Nüsse essen, bitte darauf achten, dass Sie gesalzene und gewürzte Produkte meiden, da mit solchen Produkten zu viel Salz aufgenommen wird und Würzmischungen oftmals eine Vielzahl von Zusatzstoffen beinhalten, die sehr starke Verdauungsbeschwerden verursachen können.

Außerdem ist es wichtig, Nüsse, Samen und Körner gut zu zerkauen, da diese, wenn sie unzerkaut aufgenommen werden, von unserem Verdauungsapparat meistens nicht zerkleinert werden können und dann unverändert im Stuhlgang erscheinen. Dabei gehen die guten Inhaltsstoffe leider verloren. Nüsse sind ein gutes Beispiel, dass Lebensmittel maßvoll verzehrt günstige Effekte haben, im Übermaß verzehrt aber Beschwerden verursachen. Ab einer gewissen Grenze, die bei jedem individuell unterschiedlich ist und auch vom Salzgehalt der Nüsse abhängt, können Nüsse Beschwerden wie Bauchkrämpfe, Blähungen, Stuhlgangsveränderungen, weichen Stuhl und sogar Durchfall verursachen.

Eiweiße

Eiweiße (fachsprachlich Proteine) sind wichtige Energieträger und kommen in tierischen und in pflanzlichen Lebensmitteln vor. Da es sich bei den Eiweißen um eine Vielzahl verschiedenster Substanzen handelt und diese für unseren Körper nicht nur als Energieträger, sondern auch als Bausteine für unsere Körperfunktionen wichtig sind, bietet sich eine Beschäftigung damit an.

Eiweiße bestehen aus Aminosäuren, von denen manche für unseren

Körper unverzichtbar sind, weil wir sie nicht selber herstellen können. Ähnlich wie die Fette verzögern Eiweiße den Transport durch den Magen-Darm-Trakt, da sie im Gegensatz zu den Kohlenhydraten eine längere Verdauungszeit und damit eine längere Verweildauer benötigen. Da die enzymatische Vorverdauung von Eiweißen hauptsächlich im Magen stattfindet, bleiben eiweißreiche Speisen länger im Magen liegen, was zu Völlegefühl und Übelkeit führen kann.

Auch wenn wir Eiweißreichtum mit tierischen Lebensmitteln assoziieren, gibt es auch viele pflanzliche Lebensmittel, wie Nüsse, Körner, Hülsenfrüchte und Kartoffeln, die reich an Eiweiß sind. Unser Körper kann Eiweiße aus tierischen Produkten wie Fleisch, Fisch, Eiern und Milchprodukten aber besser verwerten. Eine ausreichende Versorgung mit Eiweißen aus pflanzlichen Quellen ist zwar im Prinzip möglich, ist aber für unseren Verdauungsapparat schwieriger und daher weniger günstig.

Im Übermaß genossen verursachen Eiweiße eine Verlangsamung der Verdauung, dies kann mit Völlegefühl, Übelkeit und Bauchschmerzen einhergehen. Bei pflanzlichen Eiweißquellen ist dies bedeutender als bei tierischen Eiweißquellen, da bei pflanzlichen Eiweißquellen die zusätzlichen Ballaststoffe die Verdauung weiter verlangsamen. Eiweiße und der darin enthaltene Schwefel sind oftmals für übelriechende Darmgase verantwortlich, eine weitere Belästigung, die durch eiweißreiche Kost vermittelt wird.

Genussmittel: Koffein und Alkohol

Koffein findet sich in großen Mengen in Kaffee, Tee (grün, schwarz), Cola und Energydrinks. Es wird wegen der belebenden Wirkung geschätzt. Diese belebende Wirkung spiegelt sich auch im Verdauungstrakt wieder. Koffein lässt die Transportgeschwindigkeit im Darm ansteigen. Dies kann Bauchkrämpfe, häufigen Stuhldrang, gesteigertes Stuhldrangsempfinden, weichen Stuhl und Durchfall zur Folge haben. Ob Koffein in üblichen Mengen Wirkungen auf unsere Darmflora hat, ist bisher nicht bekannt. In größeren Mengen führt Koffein zu einer Ausdünnung der Darmflora.

Alkohol wird zwar aufgrund seiner berauschenden Wirkung gerne genossen, stellt für den Magen-Darm-Trakt aber eine besondere Herausforderung dar. Insgesamt gibt es aus Sicht der Verdauung wenige Gründe, Alkohol zu konsumieren:
- An der Speiseröhre wird Sodbrennen begünstigt.
- Im Magen wird vermehrt Magensäure gebildet, was eine Magenschleimhautentzündung oder sogar ein Magengeschwür entstehen lassen kann.
- Im Dünndarm sind unter Alkoholkonsum lokale Reizungen und Entzündungen zu beobachten.
- Nach Alkoholkonsum wird körpereigenes Histamin freigesetzt und Histamin sowie biogene Amine aus der Nahrung werden vermehrt aufgenommen. Beides hat Verdauungsstörungen zur Konsequenz.

Wichtig für Sie: Alkoholgenuss

So können Sie Verdauungsstörungen vorbeugen:
- Alkohol, wenn überhaupt, niemals auf nüchternen Magen konsumieren, am besten nur zeitgleich mit einer Mahlzeit.
- Hochprozentiges meiden.
- Alkohol auf keinen Fall zeitgleich mit anderen histaminreichen Lebensmitteln konsumieren

Diese Bewertung berücksichtigt noch nicht einmal die vielen weiteren Substanzen, mit denen unser Körper durch die verschiedenen Alkoholzubereitungen konfrontiert wird.

In Maßen genossen hat Alkohol nur minimale Wirkungen auf unsere Darmflora. Insbesondere die Zusammensetzung der Darmflora scheint nicht verändert.

Gewürze

Bei Gewürzen ist insbesondere auf den Salizylatgehalt und den Capsaicingehalt zu achten, beides kann Beschwerden auslösen. Abgesehen davon werden Gewürze meistens sehr gut vertragen, was auch daran liegt, dass sie, im Vergleich zur gesamten Nahrungsaufnahme, nur in sehr kleinen, nahezu unbedeutenden Mengen verzehrt werden. In Würzmischungen, Saucen und Dressings besteht zusätzlich oft ein hoher Anteil von beschwerdeauslösenden FODMAPs, insbesondere durch den hohen Gehalt an Zwiebeln und Knoblauch oder Extrakten daraus. Typische Beschwerden in diesem Zusammenhang sind Bauchschmerzen, Blähungen, Meteorismus und weicher Stuhl.

Capsaicin ist der scharfe Bestandteil aus Paprika und Chili und ist die Substanz, nach der der Schärfegrad der verschiedenen Chilisorten in der Scoville-Skala bewertet wird. Interessant ist, dass Capsaicin, gelegentlich oder unregelmäßig verwendet, zu einer Zunahme von Verdauungsbeschwerden führt. Wenn Capsaicin aber dauerhaft in gleichbleibender Menge verwendet wird, nehmen Verdauungsbeschwerden eher ab.

Persönliche Unverträglichkeiten

Persönliche Nahrungsmittelintoleranzen oder Unverträglichkeiten werden oftmals auch als individuelle Nahrungsmittelintoleranzen bezeichnet und sind nichts Ungewöhnliches. Sie sind genauer gesagt die Regel. Viele verspüren nach dem Verzehr unterschiedlichster Nahrungsmittel, dass ihnen diese nicht so gut bekommen oder dass sie leichte oder moderate Verdauungsbeschwerden verursachen.

Zu diesen Beschwerden gehören Kribbeln auf der Zunge, Blähungen oder Bauchschmerzen. Die Grenze zwischen gesund und krank ist hier fließend und hat viel mit der persönlichen Empfindsamkeit und der eigenen empfundenen Lebens-

Wichtig für Sie: Zwiebel und Knoblauch genießen

Zwiebeln und Knoblauch sind schmackhaft und werden in vielen Rezepten verwendet. Leider sind es gerade Zwiebeln und Knoblauch, die Blähungen, Durchfall und Bauchschmerzen verursachen. Dies liegt an einem hohen Anteil von beschwerdeauslösenden FODMAPs, die allerdings nur wasserlöslich sind. Lösen Sie die schmackhaften Inhaltsstoffe in Öl, dann haben Sie keine Probleme: Knoblauch-Öl lässt sich selber herstellen, indem Sie den Knoblauch in Öl anbraten und anschließend die Knoblauchstückchen herausnehmen. Das Öl schmeckt intensiv nach Knoblauch und der eigentliche beschwerdeverursachende Teil des Knoblauchs wird dabei aber nicht verzehrt. Zwiebelgeschmack lässt sich in vergleichbarer Weise auf heißes Öl übertragen, indem Sie Zwiebeln in Öl andünsten und, wenn sie braun geworden sind, wieder aus dem heißen Öl entfernen, bevor Sie wasserlösliche Zutaten wie Tomatensaft dazugeben. Der gute Zwiebelgeschmack bleibt dann im Öl konserviert.

qualität zu tun. Ausgesprochen wichtig ist, dass diese persönlichen Intoleranzen und Unverträglichkeiten von tatsächlichen, medizinisch nachweisbaren Intoleranzen oder sogar von Lebensmittelallergien abgegrenzt werden sollten, denn die medizinischen Intoleranzen sind nachweisbar und bedürfen einer speziellen Behandlung, meistens in Form einer vermeidenden Diät.

Die genauen Ursachen für diese Vielzahl individueller Unverträglichkeiten sind unklar. Ob es sich bei diesen Unverträglichkeiten um Unverträglichkeiten gegenüber dem eigentlichen Nahrungsmittel, gegenüber einzelnen Inhaltsstoffen oder gegenüber den zeitgleich aufgenommenen Chemikalien wie zum Beispiel Spritzmitteln handelt, ist für die meisten der persönlichen Intoleranzen nicht bekannt. Am wahrscheinlichsten ist, dass wir einfach auf Nahrungsmittelbestandteile sehr unterschiedlich reagieren.

Bei manchen Lebensmitteln treten solche Reaktionen häufiger und bei manchen Lebensmitteln eben seltener auf. Die häufigsten Lebensmittel, von denen derartige individuelle Unverträglichkeiten berichtet werden, sind Getreideprodukte, glutenhaltige Produkte, Milchprodukte, Eier, Sojaprodukte, Hefe, Mais, Zitrusfrüchte, Nachtschattengewächse (Tomate, Paprika, Aubergine, Chili, Kartoffel), Fisch/Meeresfrüchte, Schokolade und Nüsse. In diesem Zusammenhang ist es interessant, dass die Erdbeere botanisch gesehen zu den Nussfrüchten gezählt wird und eine Intoleranz gegen Erdbeeren zu den Nussintoleranzen zählt.

Diagnose durch Auslasstest

Im Prinzip ist es möglich, für sich persönlich herauszufinden, ob eine derartige individuelle Unverträglichkeit besteht. Der einfachste Weg ist es, mit einem Ernährungssymptomtagebuch den Verursacher zu identifizieren und dann das vermutete Lebensmittel für zwei Wochen aus der Ernährung zu verbannen. Damit wissen Sie sehr schnell, ob Sie eine individuelle Unverträglichkeit gegenüber dem Lebensmittel haben oder nicht. Entweder es geht Ihnen besser oder eben nicht. Ein Belastungstest mit dem angeschuldigten Lebensmittel kann als zusätzliche Bestätigung dienen. Sofern bei der Zufuhr des angeschuldigten Lebensmittels nach einem zweiwöchigen Auslassintervall die Beschwerden wieder auftreten, kann die individuelle Intoleranz als gesichert angesehen werden.

Intoleranzen gegen Nahrungsmittelgruppen

Persönliche Intoleranzen können sich auch gegen ganze Nahrungsmittelgruppen richten. Beispiele für solche Intoleranzen, die sich gegen ganze Gruppen richten, sind die Fruktanintoleranz, die Fruktooligosaccharidintoleranz und die Galaktooligosaccharidintoleranz. Diese Intoleranzen sind meistens sehr schwierig zu erkennen und noch viel schwieriger zu diagnostizieren. Das liegt zum einen daran, dass es keine Testverfahren gibt, die diese Nahrungsmittelintoleranzen sicher diagnostizierbar machen. Zum anderen kommen in einzelnen Lebensmitteln verschiedenste dieser Kohlenhydrate in unterschiedlichen Mengen vor und daher ist die Bestimmung, welches der Kohlenhydrate nun die Beschwerden verursacht, nicht möglich.

Ein gutes Beispiel für diese Schwierigkeiten ist die Artischocke. Artischocken sind reich an Fruktanen, Galaktooligosacchariden, Fruktose, Inulin und Raffinose. Wenn Sie Artischocken nicht vertragen, kann eine individuelle Unverträglichkeit gegenüber einzelnen oder sogar allen dieser Kohlenhydrate vorliegen. Es ist aber im Einzelfall nur anhand der Artischocke nicht zu entscheiden, welches dieser einzelnen Kohlenhydrate bei Ihnen die Beschwerden verursacht. An diesem Beispiel ist sehr gut erkennbar, weshalb viele individuelle Unverträglichkeiten unklar bleiben, selbst wenn konsequent Ernährungssymptomtagebücher geführt werden.

- Paleo
- Clean Eating
- Basisch
- Vegetarisch
- Low Carb

Kostformen und Modediäten

Verschiedene Kostformen und Modediäten sind lecker und modern. Aber ob diese auch gut für Ihre Verdauung sind, lesen Sie im Folgenden.

Klarheit im Dschungel der Diäten

Low-Carb, High-Carb, Eiweißdiäten, vegetarisch, vegan und vieles mehr – wer kennt sich da noch aus? Was funktioniert wirklich, und für wen ist was das Richtige? Hier finden Sie wichtige Informationen.

Verschiedenste Kostformen werden als lecker, modern, wohlbekömmlich, gesundheitsfördernd, nachhaltig oder als Gewichtsdiäten angeboten. Lecker sind viele davon, aber Ernährungsumstellungen nehmen Einfluss auf Ihre Verdauung. Im Folgenden stellen wir die gängigsten dieser Ernährungsrichtungen und deren Wirkung auf Ihre Verdauung und ihre Beschwerden vor.

Kohlenhydratreduzierte Diäten/Low-Carb-Diäten

Kohlenhydratreduzierte Diäten, auf Neudeutsch Low-Carb-Diäten, sind streng genommen von Seiten der Motivation her Mischformen zwischen Diäten, die als Zielsetzung eine gesündere Lebensführung, und solchen, die einen möglichen Gewichtsverlust verfolgen. Oftmals wird zeitgleich mit dem Beginn der Diät auf einen bewussteren Lebensstil umgestellt und in Einzelfällen ist an diese Low-Carb-Diäten auch ein zusätzliches Bewegungsprogramm gekoppelt.

Es werden verschiedenste Ansätze beschrieben, wie der Kohlenhydratgehalt der Ernährung reduziert werden kann. Dies ist mit einem höheren Gehalt an Proteinen und Fetten in der Nahrung verbunden, denn die Energieaufnahme soll ja gewährleistet bleiben. Die verschiedenen Low-Carb-Diäten unterscheiden sich darin,

- wie stark die Kohlenhydrate reduziert werden,
- welche Kohlenhydrate in welchem Ausmaß reduziert werden,
- ob viele oder wenige Ballaststoffe erlaubt sind und
- ob der Kalorienbedarf über eher eiweißbetonte oder eher fettbetonte Diäten gedeckt wird.

Manche dieser Low-Carb-Diäten sind sehr bekannt oder haben teilweise sogar Kultstatus erreicht, andere dieser Diäten sind in Deutschland weniger bekannt. Ganz pauschal geurteilt und ohne auf die Diäten im Einzelnen einzugehen, sollte bei jeder dieser Diäten berücksichtigt werden: Je strenger und restriktiver die Diät ist, desto höher ist die Gefahr einer Fehlernährung mit der Folge, dass Vitaminmangelzustände oder andere Mangelzustände auftreten können.

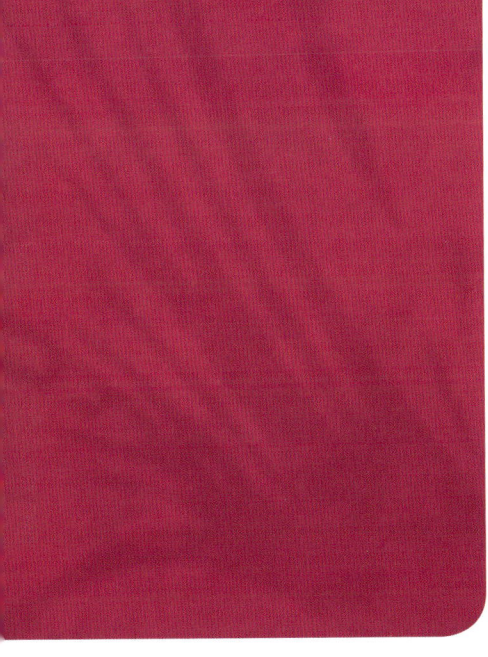

Andersherum gesehen: Wenn die entsprechende Diät weniger streng eingehalten wird und nur das Diätprinzip in gewissen Grenzen in die eigene Ernährung und in den Alltag eingebaut werden, ist die Gefahr von Fehlernährungen und Mangelzuständen umso geringer. Damit steigt die Wahrscheinlichkeit, dass mit der Entscheidung für eine spezielle Diät die erwünschten Verbesserungen des allgemeinen Gesundheitsgefühls, des Wohlbefindens und des Körpergewichts durch die dafür notwendige dauerhafte Diätumstellung erreicht werden. Vor diesem Hintergrund ist die gelegentliche Diätsünde sogar vorteilhaft zu sehen, weil sie dazu führt, dass die Ernährungsumstellung dauerhaft eingehalten werden kann und Mangelzuständen vorgebeugt wird.

Es ist kaum möglich, alle Formen der Low-Carb-Diäten in der hier gewählten Kürze zu beschreiben, dafür gibt es zu viele Low-Carb-Ernährungsvorschläge. Wenn Sie bedenken, dass zum Beispiel die Atkins-Diät je nach Autor entweder als klassische Atkins-Diät, als Neue-Atkins-Diät oder als völlig neue Atkins-Diät bezeichnet wird und zum Beispiel die Steinzeit-Diät als Paleo-Diät, als Paläo-Lösung oder als Paleo-FODMAP Diät durchgeführt werden kann, erkennen Sie schon an diesen beiden Beispielen, dass die Liste der Kohlenhydrat-reduzierten Diäten unüberschaubar ist und dass nahezu jeden Monat eine neue Alternative angeboten wird. Streng genommen werden nur neue Variationen des immer gleichen Low-Carb-Gedankens als eine neue Diät beschrieben. Manchmal wird bei den Low-Carb-Diäten auch eine Verbesserung von Autoimmunkrankheiten oder Stoffwechselerkrankungen versprochen, Belege dafür sind aber Mangelware. Die folgende Liste benennt die bekannteren dieser Low-Carb-Diäten, Variationen dieser Diäten finden sich zuhauf.

Low-Carb-Diäten und Variationen
- Montignac-Diät
- Atkins-Diät
- Neue-Atkins-Diät
- Steinzeitdiät (Seite 72 Paleo-Diät)
- Paleo-Lösung
- Paleo Plus
- LOGI-Methode
- Dukan-Diät
- Primal-Blueprint-Diät
- Hamptons-Diät
- Fat-Flush-Diät
- Eiweißdiät (Seite 68)
- South-Beach-Diät
- Rosedale-Diät
- Schwarzbein-Diät

Wirkungen der Low-Carb-Diäten
Grundannahme bei all diesen Low-Carb-Diäten ist, dass Kohlehydrate, seien es Einfach- oder Mehrfachzucker, unserem Organismus Energie zu einfach zur Verfügung stellen und es daher ermöglichen, Energiereserven aufzubauen. Im Gegensatz dazu werden alternative Energieträger wie Proteine oder Fette von unserem Körper schwieriger verwertet und der Körper muss häufiger auf die eigenen Energiereserven zurückgreifen. Dadurch werden Energiereserven abgebaut. Beim Verwenden der körpereigenen Energiespeicher werden als Transportstoffe verschiedenste Ketone gebildet, weshalb werden Low-Carb-Diäten oftmals auch als ketogene Diäten bezeichnet.

Auf den Verdauungstrakt haben diese Low-Carb-Diäten verschiedenste Wirkungen. Aufgrund des meist niedrigeren Ballaststoffanteils wird der Stuhlgang härter und mengenmäßig weniger. Das ist insbesondere dann vorteilhaft, wenn vor der Diät häufige und voluminöse Stuhlgänge oder ein zu weicher Stuhl als problematisch empfunden wurden. Sofern der Stuhlgang vor der Diät tendenziell schon eher hart und selten war, ist mit noch härterem Stuhlgang und sogar dem Auftreten einer Verstopfung zu rechnen. Dies wiederum kann Bauchschmerzen, Bauchkrämpfe und sogar Blähungen verursachen, da der Darm mit dem Transport von festerem Inhalt zu kämpfen hat.

Zu bedenken ist auch, dass die entstehenden Darmgase während einer Low-Carb-Diät geruchsintensiver sein können, da die Ernährung eiweiß- und schwefelreicher ist und dies übelriechende Darmgase fördern kann. Die Bakterien der Darmflora haben unter Low-Carb-Diäten deutlich weniger zu tun, da weniger Ballaststoffe aufgenommen werden. Dadurch reduziert sich in gewissen Grenzen auch die Menge an entstehenden Darmgasen. Das ist besonders für diejenigen vorteilhaft, die vor der Low-Carb-Diät von einem Blähbauch, Darmgasen und Bauchschmerzen geplagt waren. Aufgrund der geringeren Menge an mikrobiomfördernden Ballaststoffen nimmt die Darmflora auch in ihrer Manigfaltigkeit ab. Gesundheitschäden aufgrund der Darmfloraveränderungen sind aber keine bekannt.

Für diejenigen, die Low-Carb-Diäten mit in einem gemäßigten Ausmaß durchführen, ist nicht damit zu rechnen, dass es zu Gesundheitsschäden kommt. Es ist gewollt, dass der Körper in einen vorübergehenden ketotischen, also fettverbrennenden Stoffwechselzustand übergeht – nur eben nicht langfristig und nicht übertrieben. Die Ketonkörper, die durch die Fettverbrennung entstehen und Energie aus den Fettspeichern des Körpers über die Blutbahn dem Körper zur Verfügung stellen, sind selbstverständlich nicht gefährlich, sondern ein ganz normales Stoffwechselprodukt, das eben genau aus diesem Grund entsteht. Energiereserven sollen den Körper zur Verfügung gestellt werden, dafür sind diese Fettspeicher angelegt worden. Die Bewertung der Magen-Darm-Wirkung dieser eher ketogenen Low-Carb-Diäten ist vergleichbar der Bewertung der klassischen Low-Carb-Diäten.

Bei sehr strengen Varianten der Low-Carb-Diäten wie der Atkins-Diät und der ketogenen Diät sind auf Grund der sehr starken Einschränkungen Mangelzustände denkbar.

Eiweißdiäten

Bei Eiweißdiäten handelt es sich genau genommen um Extremvarianten von Low-Carb-Diäten. Bei diesen Eiweißdiäten wird aus verschiedensten Gründen die Ernährung stark Eiweiß-betont durchgeführt. Dies wird erreicht, indem

- hauptsächlich Fleisch gegessen wird, wie bei der Fleischkur oder der Banting-Diät, oder
- andere Eiweißquellen in den Vordergrund der Ernährung gestellt werden. Beispiele hierfür sind verschiedene Fischdiäten, Quark-Diäten oder Diäten, bei denen Eiweiß-Drinks getrunken werden.

Die eiweißbetonten Diäten werden ernährungsphysiologisch als bedenklich eingestuft und für diese Bewertung gibt es verschiedene Gründe. Einer der wichtigsten Gründe ist, dass die meistens sehr einseitigen Eiweißdiäten zu einer Fehl- oder Mangelernährung führen können. Die Versorgung mit Nährstoffen und Mikronährstoffen ist oft nicht gewährleistet oder wird durch die Einnahme von verschiedensten Nahrungsergänzungsmitteln wie Vitaminen und Spurenelementen gedeckt. Abgesehen von der anfänglichen Gewichtsabnahme, die aufgrund der niedrigeren zugeführten Kalorienmenge eintritt, überwiegen mittelfristig und langfristig hauptsächlich die Nachteile. Da diese sehr einseitigen Diäten ohnehin in den seltensten Fällen langfristig durchgehalten werden und damit ungeeignet sind, sind sie obendrein sehr teuer, da zusätzlich Nahrungsergänzungsmittel erworben werden müssen. Dauerhaft führen diese Diäten bei den wenigsten zu ausreichender Sättigung und Zufriedenheit. Daher sind regelmäßige Diätsünden und Diätfehler sowie der Abbruch der Diät vorprogrammiert.

Eiweißmischdiäten

Neben den strengen, reinen Eiweißdiäten gibt es aber auch Eiweißmischdiäten. Bei diesen Diäten werden in der Ernährung meist Eiweiße mit Kohlenhydraten kombiniert und gegenüber den Fetten in der Ernährung betont. Der hohe Eiweißgehalt wird insbesondere durch eine erhöhte Aufnahme von Eiern und Fleisch erreicht. Beispiele hierfür sind die Hollywood-Diät, die Diät der Stars oder die Mayo-Diät. Vor- und Nachteile sind bei den Eiweißmischdiäten ähnlich wie bei reinen Eiweißdiäten.

Wirkungen der Eiweißdiäten

Die Magen-Darm-Wirkungen der Eiweißdiäten sind sehr unterschiedlich. Diese Diäten haben einen niedrigen Gehalt an Kohlenhydraten und fördern einen festeren Stuhl, führen zu weniger Stuhlmenge und damit weniger Stuhlgängen. Je nachdem, wie stark die Kohlenhydrataufnahme reduziert ist, können auch ein zu harter Stuhlgang oder eine Verstopfung auftreten. Aufgrund der reduzierten Kohlenhydrate entstehen auch weniger Darmgase, die verbleibenden Darmgase können aber etwas stärker riechen.

Bei manchen Eiweißdiäten werden Milchprodukte stark betont. Dies kann ganz andere Auswirkungen auf die Magen-Darm-Funktion haben. Bei einigen führen diese milchbetonten Diäten dazu, dass der Magen-Darm-Trakt durch die anfallende Laktose belastet ist. Blähungen, Bauchkrämpfe und weicher Stuhlgang bis hin zu Durchfall können dann die Folge sein. Andere Eiweißdiäten wiederum schlagen die Verwendung von reichlich pflanzlichen Proteinen aus Hülsenfrüchten vor. Dabei kommt es zu einer teilweise sehr ausgeprägten Aufnahme von Ballaststoffen, also blähenden Nahrungsbestandteilen. In der Folge können bei solchen Diäten weiche und voluminöse Stuhlgänge und teilweise starke Blähungen sowie damit verbundene Bauchschmerzen und Bauchkrämpfe auftreten.

Mein Low-Carb-Tag

Frühstück
Rührei mit Basilikum, Tomate und Speck

Für 2 Personen
⊘ 10 Min.

1 EL Olivenöl • 1 Tomate (in kleine Würfel geschnitten) • 1 Frühlingszwiebel (geschnitten) • 100 g Speck • 4 Eier • 2 EL Milch • Basilikum • Salz • Pfeffer

● Eine Pfanne mit Olivenöl erhitzen und Tomatenwürfel, Frühlingszwiebel und Speck leicht anbraten.

● Eier in eine Schüssel schlagen, mit Milch vermengen und mit Basilikum, Salz und Pfeffer würzen.

● Eiermasse zu den Tomaten in die Pfanne geben und bei mittlerer Hitze stocken lassen. Sobald das Ei fest wird, in der Pfanne verrühren und vor dem Verzehr nochmals abschmecken.

Mittagessen
Brokkoli mit Parmesan und Pinienkernen

Für 2 Personen
⊘ 15 Min.

1 großer Brokkoli • 1 EL Olivenöl • Paprikagewürz • 1 EL Zitronensaft • 80 g Pinienkerne • 150 g geriebener Parmesan

● Brokkoli waschen und in mundgerechte Stücke schneiden. In kochendem Salzwasser leicht gar werden lassen.

● Bevor der Brokkoli weich wird, in einer Pfanne mit Olivenöl scharf anbraten und mit Paprikagewürz und etwas Zitronensaft würzen. Die Pinienkerne hinzufügen und zum Schluss den Parmesan über den Brokkoli reiben.

Abendessen

Rotes Rindfleisch-Curry

Für 2 Personen
⏲ 20 Min.

125 g Reis • 150 g Rindfleisch, in Streifen geschnitten • 150 ml Kokosmilch • 1 kleine Dose Ananasstücke • 2 EL rote Curry-Paste • Salz • Pfeffer

● Den Reis nach Packungsanleitung kochen.

● In einer Pfanne die Rindfleischstreifen scharf von beiden Seiten anbraten und anschließend die Kokosmilch hinzufügen. Kurz aufkochen und die Ananasstückchen dazugeben.

● Zum Schluss die rote Curry-Paste einrühren und mit Salz und Pfeffer abschmecken.

● Die Sauce zum Reis geben und verzehren!

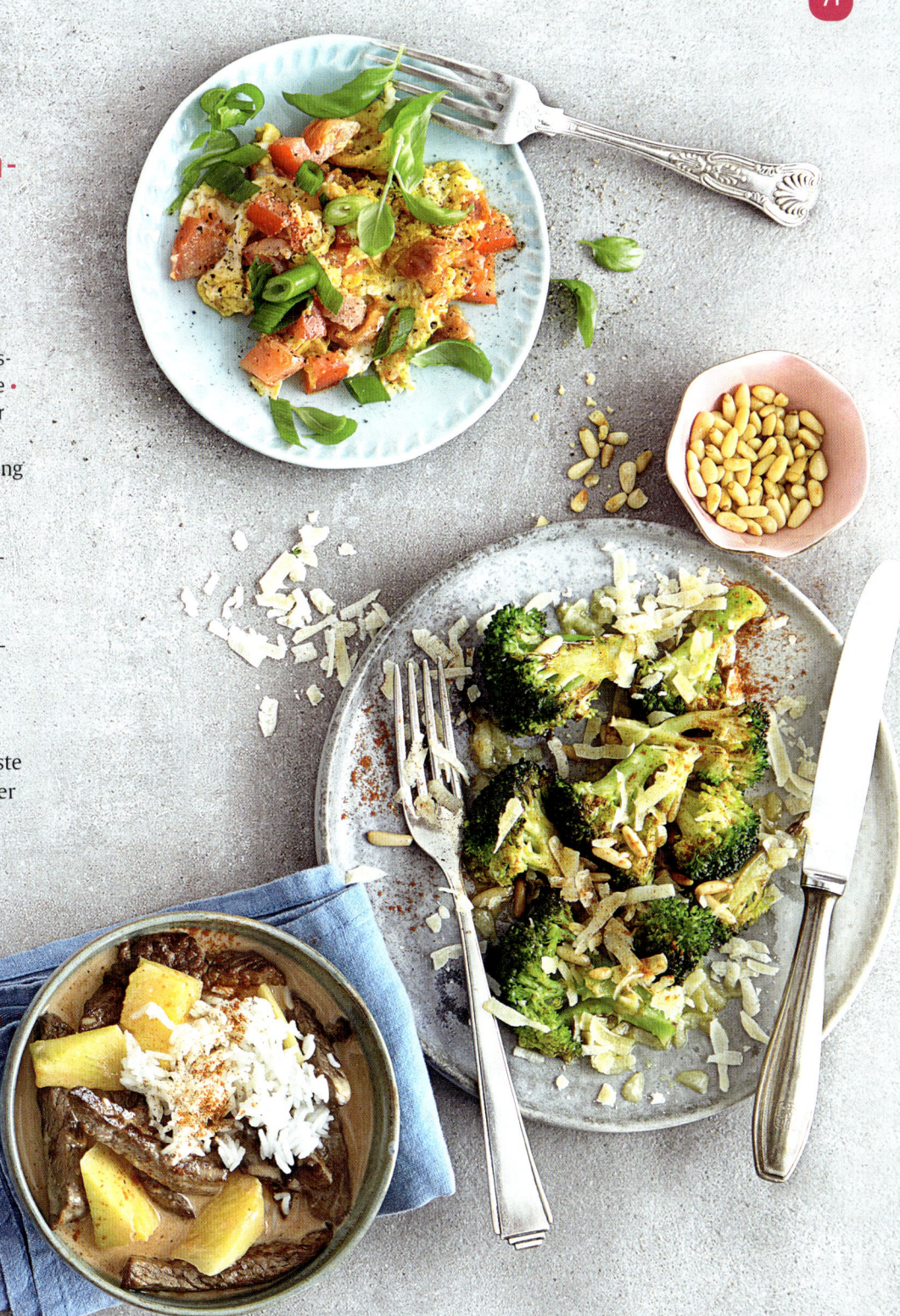

Bewertung der Low-Carb-Diäten	
Vorteile	einfache Möglichkeit der Gewichtsabnahme, oftmals schmackhaft, sattmachend, häufig einfache Durchführung
Nachteile	meist wenige Ballaststoffe
Magen-Darm-Wirkung	kann zu härterem Stuhl oder Verstopfung und damit verbundenen Blähungen und Bauchschmerzen führen; Darmgase reduziert, häufig geruchsintensiver; falls vor der Diät zu weicher Stuhlgang besteht, Normalisierung der Stuhlfestigkeit.

Bewertung der Eiweißdiäten	
Vorteile	initiale Gewichtsabnahme, ansonsten keine erkennbar
Nachteile	Fehl- und Mangelernährung möglich, teuer, für die dauerhafte Umstellung ungeeignet, wenig schmackhaft, selten Langzeiterfolg, nicht sättigend, in strenger Form gesundheitlich bedenklich
Magen-Darm-Wirkung	härterer Stuhl, Verstopfung, weniger Darmgasentwicklung, teilweise übelriechende Winde

Bewertung der Eiweißmischdiäten	
Vorteile	initiale Gewichtsabnahme, schmackhafter, dauerhafte Durchführung denkbar
Nachteile	wenn zu streng, dann für die dauerhafte Umstellung ungeeignet, selten Langzeiterfolg, nicht ausreichend sättigend, in strenger Form gesundheitlich bedenklich
Magen-Darm-Wirkung	härterer Stuhl, Verstopfung, weniger Darmgasentwicklung, teilweise übelriechende Winde Milchprodukt-reiche Diäten: weicher Stuhlgang, Durchfall, Blähungen, Bauchkrämpfe Hülsenfrucht-reiche Diäten weicher, voluminöser Stuhl, Blähungen, Bauchschmerzen und Bauchkrämpfe

Paleo- oder Steinzeitdiäten

Namensgebend für die verschiedenen Paleo- bzw. Steinzeitdiäten ist der Begriff »Paläolithikum«, der sich aus dem Griechischen ableitet und die Altsteinzeit benennt. Es gibt verschiedene Variationen von Steinzeitdiäten. Aktuell wird, wenn von Steinzeitdiäten gesprochen wird, aber meist die sogenannte Paleo-Diät gemeint. Von den verschiedensten Steinzeitdiäten ist vermutlich die eigentliche Paleo-Diät diejenige, die am wenigsten der tatsächlichen Steinzeitdiät ähnelt. Das liegt daran, dass die Paleo-Diät ihre Ernährungsanschauungen von den aktuell lebenden indigenen Völkern ableitet. Niemand kann die Ernährung der Steinzeit beschreiben, da alle Ernährungsvorstellungen für die Steinzeit von verschiedensten (mehr oder weniger plausiblen) Annahmen ausgehen. All diese Annahmen berücksichtigen zu wenig, dass es auch in der Steinzeit verschiedenste Ernährungsweisen gab, je nachdem, wo die Steinzeitmenschen gelebt haben und was sie in der Natur an Nahrungsmitteln vorgefunden haben. Auf industriell gefertigte Lebensmittel mit all deren Zusatzstoffen, auf Getreideprodukte, auf Kohlenhydrate in größeren Mengen und auf Milchprodukte in größeren Mengen konnte in der Steinzeit sicher nicht zurückgegriffen werden, aber darüber hinaus ist unser Wissen über die Steinzeiternährung lückenhaft.

Wirkungen der Steinzeitdiäten

Allen Paleo-Diätkonzepten gemeinsam ist, dass die Ernährung wie sie vermutlich in der Steinzeit bestanden hat, also auf dem Konzept der Jäger und Sammler, nachgeahmt werden soll. Je nachdem welcher Episode der Steinzeit nachempfunden werden soll, ist die Paleo-Diät überwiegend pflanzlich und damit sehr ballaststoffreich oder sehr fleischhaltig mit teilweise sogar täglichem Fleischkonsum und damit eher ballaststoffarm.

Die meisten Steinzeitdiäten orientieren sich an dem Prinzip, mageres Fleisch, Fisch, Obst, Blattgemüse, Kreuzblütlergemüse (z.B. Kohlsorten, Senf, Raps), Wurzelgemüse, Eier und Nüsse in der Ernährung zu betonen und Milchprodukte, Getreideprodukte, Bohnen, raffinierte Fette, Zucker, Süßigkeiten, Erfrischungsgetränke/Softdrinks, Bier und Salz zu vermeiden. Vom Grundgedanken her ist dies eine gesunde Ernährungsweise

Grundprinzip der Steinzeitdiäten:
- Erlaubt sind: Eier, tierisches Fett, Fisch, Fleisch, Gemüse, Nüsse, Obst, Pseudogetreide, Salate, Samen.
- Nicht erlaubt sind: Getreideprodukte, Erdnüsse, Fertiggerichte, pflanzliches Fett, Hülsenfrüchte, Kartoffeln, Kristallzucker, Milchprodukte, raffinierte Pflanzenöle, Salz.
- weitere Hinweise: Ausnahmen bei pflanzlichen Ölen sind Oliven-, Traubenkern-, Palm- und Kokosöl; empfohlene tierische Fette: Butter und Schmalz; bei der Obstauswahl unbedingt auf den Zuckergehalt, insbesondere den Fruktosegehalt, achten, zuckerarme Beeren bevorzugen; auf das das Fettsäureverhältnis Omega-3 : Omega-6 achten. Omega-3 (z.B. Fisch) bevorzugen, Omega-6 (pflanzliche Fette) eher meiden

Grundprinzip der Steinzeitdiät nach Cordain
- 55 Prozent der täglichen Energiezufuhr sollte aus Meeresfrüchten und magerem Fleisch stammen.
- 15 Prozent der täglichen Energiezufuhr sollte aus Obst, Gemüse, Nüssen und Samen stammen.
- keine Milchprodukte, Getreideprodukte meiden, kein Salz, keinen Zucker

Bei eher pflanzlich orientierten Steinzeitdiäten erreicht der Ballaststoffanteil aus Obst und Gemüse bis zu 65 Prozent, bei eher am Fleischverzehr orientierten Steinzeitdiäten sind dies nur ca. 30 Prozent. In Bezug auf die Verdaulichkeit macht es aber einen bedeutenden Unterschied, ob die Ernährung vermehrt Ballaststoffe beinhaltet und aus welchen Ballaststoffen sich die Ernährung zusammensetzt.

Während die ballaststoffärmeren Varianten einen härteren Stuhlgang bis hin zur Verstopfung und meistens weniger Darmgase zur Folge haben, gehen die ballaststoffreicheren Diätvorschläge mit weicherem Stuhl, höherer Stuhlgangsfrequenz, Blähbauch, Flatulenzen und gelegentlich sogar Durchfall und Bauchkrämpfen einher.

In den kohlenhydratreichen und auch in den kohlenhydratarmen Variationen wird auf fruktosereiche Lebensmittel und Getreideprodukte verzichtet. Dies ist für die Darmfunktion förderlich, da die negativen Konsequenzen von übermäßiger Fruktose, Weizen und Gluten vermieden werden. Gerade Menschen, die unter weichem Stuhl, Durchfall oder Blähungen leiden, werden hier positive Effekte spüren. Zu bedenken ist bei den Paläo-Diäten auch, dass die Darmfunktion durch ein Zuviel an Nüssen und getrockneten Früchten mit weichem, breiigem Stuhl und durch die Betonung von Eiweißen mit übel riechenden Darmgasen einhergeht. Der Verzicht auf industriell produzierte Lebensmittel wirkt sich auf die Darmfunktion positiv aus, da der Verzicht auf Lebensmittelzusatzstoffe den Darm weniger Belastungen und damit weniger schädlichen Einflüssen aussetzt.

Steinzeitdiäten sind sehr verschieden, sodass eine einheitliche Bewertung von deren Einfluss auf die Darmflora schwierig erscheint. Steinzeitdiäten, die insgesamt sehr ausgewogen sind, fördern eine breite und robuste Darmflora und sind wie andere ausgewogene Diäten als Darmflora-förderlich anzusehen. Steinzeitdiäten, die tierische und eiweißreiche Lebensmittel in den Vordergrund stellen und pflanzliche Ernährung stark reduzieren, beeinträchtigen eine breit aufgestellte Darmflora und sind daher eher als Darmflora-unfreundlich zu bewerten.

High-Carb-Diäten – kohlenhydratreiche Diäten

Für High-Carb-Diäten gibt es verschiedenste Diätpläne. Die Vorstellung hinter diesen Diätkonzepten ist, sich mit Kohlenhydraten mit niedriger Energiedichte, also fettarm zubereitet, so richtig satt zu essen. Zielsetzung der High-Carb-Diäten ist ein Gewichtsverlust. Dieser wird erreicht, indem das Sättigungsgefühl individuell durch die unbegrenzte Aufnahme von Nahrungsmitteln mit niedriger Energiedichte erfolgt. Aufgrund der Einseitigkeit dieser Ernährungsform werden die High-Carb-Diäten in den seltensten Fällen lange durchgehalten.

Wirkungen der High-Carb-Diäten

High-Carb-Diäten sind, wie der Name besagt, reich an Kohlenhydraten und daher ist als Magen-Darm-Wirkung zu erwarten, dass die Stuhlmenge zunimmt, der Stuhl weicher und unregelmäßiger wird, dass ein Blähbauch und Flatulenzen entstehen und das Bauchschmerzen und Bauchkrämpfe auftreten. Im Lauf der High-Carb-Ernährung tritt in gewissen Grenzen eine Gewöhnung an die reichlichen Ballaststoffe auf. Die verschiedenen kohlenhydratreichen Diäten setzen auf Kartoffeln, Reis, Getreideprodukte oder Hülsenfrüchte als Hauptenergieträger und kombinieren diese kohlenhydrathaltigen Lebensmittel in unterschiedlichem Ausmaß mit Fleisch, Milchprodukten, Obst und Gemüse. Gerade, wenn Getreideprodukte und Hülsenfrüchte zum Hauptenergie- und Proteinträger

Bewertung der Steinzeitdiäten	
Vorteile	Gewichtsreduktion möglich, oftmals zumindest vorübergehend schmackhaft durch andersartige Rezepte, häufig einfache Durchführung, Förderung einer bewussten Ernährung unter Vermeidung ungesunder Ernährungsweisen
Nachteile	wenig sattmachend, meist wenige Ballaststoffe, auf Mangelernährung achten; wissenschaftlicher Beleg der möglichen Gesundheitswirkungen, abgesehen von Gewichtsabnahme, nicht erbracht; bei strenger Diät oft nicht langfristig durchgehalten durch Einseitigkeit der Ernährung
Magen-Darm-Wirkung	Kann zu härterem Stuhl oder Verstopfung und durch Verstopfung verursachte Blähungen und Bauchschmerzen führen; Darmgase bei fehlender Verstopfung reduziert, aber durch den höheren Eiweißgehalt der Ernährung häufig geruchsintensiver; falls vor der Diät zu weicher Stuhlgang besteht oftmals Normalisierung des Stuhlgangs, durch zu viel Nüsse und trockene Früchte können Flatulenz und weicher Stuhl entstehen.

werden, ist eine übermäßige Darmgasentwicklung und die Steigerung der Stuhlmenge zu beachten.

Glutenfreie Ernährung

Gluten ist ein Bestandteil von allen Getreiden außer Hafer. Medizinisch gibt es nur zwei echte Gründe, Gluten zu meiden:
- gesicherte Zöliakie
- gesicherte Glutensensitivität

Bei der Zöliakie handelt es sich um eine Autoimmunerkrankung, bei der eine immunologische Reaktion von körpereigenen Antikörpern mit dem Gluten aus der Nahrung zu einer Darmentzündung mit einem Untergang von Darmzotten führt. Diese Autoimmunerkrankung ist medizinisch durch Blutuntersuchungen und Gewebeproben aus dem Zwölffingerdarm sehr gut nachweisbar. Bei einer Zöliakie muss eine lebenslange glutenfreie Ernährung erfolgen.

Anders sieht dies bei der Glutensensitivität aus. Diese Erkrankung ist medizinisch nicht so einfach zu sichern. Die Sicherung der Diagnose sieht unter anderem
- das Führen eines Ernährungstagebuchs,
- einen zeitlich befristeten Auslassversuch und
- einen Glutenbelastungsversuch
vor.

Wenn eine Glutensensitivität diagnostiziert wurde, dann kann eine dauerhafte glutenfreie oder zumindest glutenreduzierte Diät befolgt werden. Inzwischen sind aber noch viele weitere Gründe Motivation für eine glutenfreie Diät. Zu diesen Gründen zählt zum Beispiel die Sorge vor einer Schädlichkeit von Gluten und Getreideprodukten. Ob diese Schädlichkeit tatsächlich besteht, wird aktuell sehr kontrovers diskutiert.

Eine glutenfreie Ernährung ist für den Körper nicht schädlich, kann aber sehr belastend sein. Die Belastung besteht bei vielen vor allem darin, dass es zu einem psychischen Beschaffungsstress kommen kann, da sehr genau auf die Ernährung geachtet werden muss und in ausreichenden Mengen glutenfreie Produkte besorgt werden müssen. Dies ist vor allem in ungewohnter Umgebung, beispielsweise im Urlaub, auf Klassenfahrten oder beim Restaurantbesuch, problematisch.

Wirkungen der glutenfreien Ernährung

Ungeachtet der medizinischen Notwendigkeit verspüren viele unter einer glutenfreien Diät eine Verbesserung von Verdauungsbeschwerden wie Blähungen, Blähbauch, Darmkrämpfen und weichem Stuhlgang sowie verschiedenen nicht darmbezogenen Symptomen wie Kopfschmerzen und Kraftlosigkeit. Ob dies an der reduzierten Menge an aufgenommenen Gluten oder an der reduzierten Menge anderer in Getreideprodukten enthaltenen Substanzen liegt, ist nicht gesichert. Da Getreide neben Gluten auch Ballaststoffe, Fruktane und verschiedene Getreideproteine wie den ATIs (Amylase-Trypsin-Inhibitor) enthalten, ist nicht klar, was zu der Verminderung der Verdauungsbe-

Bewertung der High-Carb-Diäten	
Vorteile	Gute stuhlregulierende Wirkung, fördern weicheren und voluminöseren Stuhlgang, dies ist von Vorteil, wenn der eigene Stuhlgang zu fest ist.
Nachteile	je nach Auswahl der Lebensmittel große Energieaufnahme und Gewichtszunahme
Magen-Darm-Wirkung	führt oft zu weichem, voluminösem und häufigem Stuhl sowie Blähungen

schwerden in welchem Ausmaß beiträgt.

Aufgrund der unter einer glutenfreien Diät meist geringeren Aufnahme von Ballaststoffen und Fruktanen wird die Stuhlmenge reduziert, der Stuhlgang härter und es werden Blähungen, Bauchschmerzen und Bauchkrämpfe reduziert. Da aktuelle Studien darauf hinweisen, dass sich unter Reizdarmpatienten mit weichem Stuhl und Blähungen bis zu 30 Prozent Patienten mit einer möglichen Glutensensitivität verbergen, macht bei Blähungsbeschwerden und weichem oder unregelmäßigem Stuhlgang ein zeitlich befristeter Versuch einer glutenfreien Diät, zum Beispiel für ca. vier Wochen, auf jeden Fall Sinn. Falls sich die Beschwerden darunter aber nicht substantiell verbessern, sollte die glutenfreie Diät nicht dauerhaft fortgesetzt werden.

Beim Durchführen einer glutenfreien Diät sind einige Fallstricke zu beachten. Sofern unter der Diät auf glutenfreie Ersatzprodukte wie glutenfreie Mehle, Backwaren oder Nudelprodukte zurückgegriffen wird, ist zu bedenken, dass diese Produkte sehr häufig auf Sojaprodukte ausweichen. Dieser Sojaanteil wiederum kann aufgrund des Gehaltes an Fruktanen zu einer erhöhten Stuhlgangsmenge, Blähungen, Bauchschmerzen und weicheren Stuhlgängen führen und damit genau die Beschwerden verursachen, die eigentlich verhindert werden sollen.

Vegane Ernährung

Bei einer veganen Ernährung werden alle tierischen Produkte gemieden und nur pflanzliche Produkte jeglicher Art konsumiert. Es also auch Eier, Milchprodukte und Honig vermieden. Gründe für eine solch einschneidende Ernährungsform sind meistens individuelle Beweggründe, die Tierschutz und gesundheitliche Aspekte in den Vordergrund stellen. Da in der veganen Ernährung auf tierische Produkte verzichtet wird, ist auf einige Besonderheiten zu achten, um Mangelernährung und Minderversorgung mit Vitaminen und Spurenelementen zu vermeiden. Denn was dem Darm nicht angeboten wird, kann er auch nicht aufnehmen. Bei Veganern ist zum Beispiel die Versorgung mit Vitamin B_{12} und Eisen oft kritisch.

Bei einer veganen Ernährung ist durch den Verzicht auf Milchprodukte häufig der Kalziumbedarf nicht ausreichend gedeckt. Veganer sollten deshalb auf einen ausreichenden Konsum von Vitamin-B_{12}-, Eisen- und kalziumreichen veganen Lebensmitteln achten oder entsprechende Ergänzungspräparate zu sich nehmen.

Wirkungen der veganen Ernährung

Eine vegane Ernährung ist sehr reich an Ballaststoffen und führt daher meist zu weichem und voluminösem Stuhlgang sowie einer höheren Stuhlgangsfrequenz und reichlich Darmgasentwicklung, was zu einem

Bewertung der glutenfreien Ernährung	
Vorteile	medizinische Diät bei Zöliakie oder gesicherter Glutensensitivität
Nachteile	Beschaffungsstress, Kosten
Magen-Darm-Wirkung	Getreidereduzierte Ernährung führt oft zu härterem Stuhlgang, geringerem Stuhlvolumen, Verminderung von Blähungen und Bauchschmerzen; bei Konsum von glutenfreien Ersatzmehlprodukten können insbesondere über die zugeführten Fruktane auch gegenteilige Effekte auftreten.

Blähbauch, Flatulenz und Bauchschmerzen führt. Etwas skurril ausgedrückt, lässt sich das mit einem Kuhfladen vergleichen, einer Extremvariante des Stuhlgangs bei Ernährung mit pflanzlichen Produkten von niedriger Energiedichte und hohem Ballaststoffanteil. Wenn zu so einer pflanzlichen Ernährung Zucker konsumiert wird, entstehen oftmals Gärungsstühle, die durch Geruch und hohes Gasaufkommen belästigen.

Sofern vor der veganen Ernährung ein zu harter Stuhl oder eine Verstopfung bestand, ist der stuhlerweichende Effekt von Ballaststoffen manchmal vorteilhaft. Besonders bei einem hohen Anteil von Hülsenfrüchten und Getreideprodukten, die in der veganen Ernährung als pflanzliche Proteinquellen verwendet werden, ist mit starken Blähungen zu rechnen. Für den Magen-Darm-Trakt vorteilhaft ist das seltenere Auftreten von hartem Stuhl und Verstopfungen, Gallensteinen und der Divertikelkrankheit.

Je nach Auswahl der veganen Lebensmittel kann es zu einer übermäßigen Belastung durch Fruktose kommen, was mit starken Blähungen, Bauchgrummeln und Bauchkrämpfen sowie weichem und unregelmäßigem Stuhlgang einhergehen kann. Die Darmflora ist unter einer vegetarischen Ernährung aufgrund der Einseitigkeit der Ernährung in ihrer Artenvielfalt eher beeinträchtigt und ausgedünnt.

Ersatzprodukte belasten

Ein besonderes Augenmerk ist im Zusammenhang mit der veganen Ernährung auf Ersatzprodukte zu lenken. Vegane Ersatzprodukte, insbesondere vegane Fleischersatzprodukte, sind industriell gefertigte Produkte und enthalten demnach auch entsprechende Inhaltsstoffe. Basis für diese Produkte sind oftmals Soja und daraus hergestellter Tofu oder Tempeh. Für sogenannte Puddingvegetarier hergestellte Produkte können insbesondere durch Soja Blähungen, Bauchschmerzen und Durchfall verursachen. Zusätzlich werden Lebensmittelzusatzstoffe wie Emulgatoren, Säuerungsmittel, Stabilisatoren, Konservierungsmittel und Würzmischungen verwendet. Da die Würzmischungen oft große Mengen an Zwiebel und Knoblauch enthalten, ist mit Blähungen und Bauchschmerzen zu rechnen. All diese Ersatzprodukte und Zusatzstoffe belasten die Magen-Darm-Funktion und sind bei der Lebensmittelauswahl zu bedenken.

Vegetarische Ernährung

Bei der vegetarischen Ernährung werden wie bei der veganen Ernährung vor allem pflanzliche Nahrungsmittel verzehrt. Zusätzlich dürfen Nahrungsmittel verzehrt werden, die von lebenden Tieren stammen. Je nachdem, ob die Produkte vom lebenden Tieren eingeschränkt werden, werden unterschieden:
- vegetarische Ernährung: Milchprodukte, Eier und Honig erlaubt
- lakto-vegetarische Ernährung: Milchprodukte erlaubt
- ovo-vegetarische Ernährung (neuerdings auch veggan genannt): Eier erlaubt
- ovo-lakto-vegetarische Ernährung: Eier und Milchprodukte erlaubt

Wirkungen der vegetarischen Ernährung

In der vegetarischen Ernährung wird oftmals Rohkost bevorzugt und Suchtmittel wie Nikotin und

Eisengehalt von Gemüse

Eisengehalt	Gemüse
> 3 mg / 100g	Spinat, Topinambur
> 2 mg / 100g	Feldsalat, Rucola, Ingwer, Fenchel, Mangold, Schwarzwurzeln
> 1 mg / 100g	Rote Bete, Kürbis, Okra, Zucchini, Champignons, Grünkohl, Portulak, Möhre, Erbse, Artischocke, Radieschen

Alkohol werden strikt abgelehnt. Begleitend mit der Entscheidung, eine vegetarische Ernährung aufzunehmen, wird oftmals die Entscheidung getroffen, regelmäßig körperlich aktiv zu sein. Aufgrund der bewussteren Ernährung und der geringeren Energiedichte der zugeführten Lebensmittel ist die vegetarische Ernährung gut geeignet, ein normales Körpergewicht zu halten bzw. eine Gewichtsabnahme herbeizuführen. Die vegetarische Ernährung wird mit gesundheitlichen Vorzügen in Zusammenhang gebracht, wissenschaftliche Belege für diese gesundheitlichen Vorzüge fehlen aber.

Auf die Magen-Darm-Funktion hat die vegetarische Ernährung ähnliche Auswirkungen wie die vegane Ernährung. Da neben pflanzlichen Produkten aber auch Produkte von lebenden Tieren erlaubt sind, ist die vegetarische Ernährung nicht so ballaststoffreich wie eine vegane Ernährung und daher sind weniger Effekte auf die Darmfunktion zu beachten.

Im Zusammenhang mit der Magen-Darm-Funktion ist darauf zu achten, dass insbesondere bei Fleischersatz neben Soja verschiedenste Kohl- und Rübenprodukte sowie Pilzprodukte verwendet werden. Diese Ersatzlebensmittel verursachen häufig Magen-Darm-Beschwerden. Zusätzlich werden Hülsenfrüchte aufgrund ihres Eiweißreichtums verwendet. Problematisch bei der Verwendung all dieser Ersatzprodukte ist der Zusatz verschiedenster Beistoffe, die Magen-Darm-Beschwerden verursachen können. Je nach Ausrichtung der vegetarischen Ernährung ist bei Betonung von Milchprodukten (enthalten Laktose) und Honig (enthält sehr viel Fruktose), dass weicher Stuhl, Durchfall, Blähungen und Bauchschmerzen gefördert werden und dass bei reichlich Konsum von Eiern die Darmgase tendenziell mehr riechen.

Rohkosternährung

Jegliche frische, nicht erhitzte Nahrung, sei sie pflanzlicher oder tierischer Herkunft, wird als Rohkost bezeichnet. Ausschließliche Rohkosternährung wird heutzutage kaum noch empfohlen und bezieht sich, wenn überhaupt, meistens auf eine pflanzliche Rohkosternährung. Bei tierischen Produkten, zumindest bei Fleisch, ist der Verzehr von Rohkost nicht ratsam. Andere tierische Rohkostprodukte wie kaltgeschleuderter Rohkosthonig sind selbstverständlich unbedenklich. Zu berücksichtigen ist auch, dass bei gerösteten Nüssen, Trockenfleisch, Trockenfrüchten und verschiedenen Fischen die Lebensmittel erhitzt werden und daher nicht als Rohkost bezeichnet werden.

Rohkost kommt bei verschiedensten Ernährungskonzepten eher ergänzend in Form einzelner Rohkosttage oder einzelner Rohkostwochen zum Tragen. Eine wirklich einheitliche

Bewertung der veganen und der vegetarischen Ernährung	
Vorteile	Aufgrund der bewussteren Ernährung und der geringeren Energiedichte veganer Lebensmittel gelingt es mit einer veganen/vegetarischen Ernährung gut, Gewicht zu reduzieren.
Nachteile	Aufgrund der einseitigen Ernährung kann es zu Mangelzuständen kommen, z.B. bei Eiweißen, Calcium, Vitamin B_{12}, Eisen und Jod; für Schwangere, Stillende, Säuglinge, Kinder, Jugendliche und ältere Menschen ist eine vegane/vegetarische Ernährung ungeeignet.
Magen-Darm-Wirkung	Ballaststoffreiche Ernährung führt oft zu weichem, voluminösem und häufigem Stuhl sowie Blähungen.

Definition der Rohkosternährung existiert nicht und gerade im Ein- oder Ausschluss von tierischen Produkten, rohem Fleisch oder kaltgeräucherten Fleischwaren und angesäuertem Gemüse unterscheiden sich die Rohkostempfehlungen substantiell. Ob eine vegetarische Rohkost, eine vegane Rohkost oder eine Rohkost, die Rohmilchprodukte und weitere tierische Produkte wie Eier, Fisch und Fleisch zulässt, gewählt wird, bleibt eine individuelle Entscheidung. Hauptsache ist, dass die Lebensmittel sicher nicht erhitzt wurden.

Von Rohkost-Diäten gibt es inzwischen zahlreiche Variationen, wie die Primal-Diät, die am besten als eine Art Paläo-Rohkost-Diät mit reichlich Fleisch zu verstehen ist, oder die Instinctotherapie, bei der jegliche Rohkost, die persönlich als gut riechend oder gut schmeckend empfunden wird, erlaubt ist. Ein Mischen der Lebensmittel ist aber nicht zulässig. Es gibt auch unsinnig anmutende Varianten, bei denen als Getränk nur destilliertes Wasser und Orangensaft erlaubt sind, oder sehr stark einschränkende Varianten, bei denen der Schwerpunkt auf den Konsum von Wildgemüsen gelegt wird. Von weiteren Varianten, bei denen reichlich rohe Eier oder reichlich rohe Schalentiere verzehrt werden, wird aufgrund der Einseitigkeit und der damit verbundenen Mangelzustände abgeraten.

Wirkungen der Rohkosternährung

Die Magen-Darm-Bewertung bei den Rohkostdiäten richtet sich nach den verwendeten Lebensmitteln. Da die meisten Rohkostdiäten vegetarisch oder vegan sind, gelten die entsprechenden Magen-Darm-Bewertungen dieser Ernährungsformen. Rohes Obst und Gemüse machen den Stuhl noch weicher als gekochte pflanzliche Lebensmittel. Außerdem führt der Verzehr von Rohkost, insbesondere wenn sie zusammen mit Zucker aufgenommen wird, zu deutlich mehr Darmgasen und Gärungsstühlen.

Bewertung der Rohkostdiäten	
Vorteile	aufgrund der bewussteren Ernährung und der niedrigeren Energiedichte gut, um Gewicht zu reduzieren, fördert ein gesundes Lebensgefühl
Nachteile	Aufgrund der einseitigen Ernährung kann es zu Mangelzuständen kommen, z.B. bei Eiweißen, Calcium, Vitamin B_{12}, Eisen und Jod.
Magen-Darm-Wirkung	führt oft zu weichem, voluminösem und häufigem Stuhl sowie Blähungen

Mein veganer Tag

Frühstück
Apfel-Zimt-Porridge

Für 2 Personen
20 Min.

300 ml Wasser • 100 g zarte Haferflocken • 120 ml Haselnussmilch (oder eine andere pflanzliche Milch) • 2–3 EL Ahornsirup • Zimt • 1 Apfel (gerieben) • Zum Verfeinern: Feigen, Bananen, Mango, Beeren, Nüsse, Chiasamen, Vanille, Kakao

- Wasser aufkochen und Haferflocken, Nussmilch und Ahornsirup hinzugeben.

- Mit geschlossenem Deckel alles etwa 15 Minuten quellen lassen und dann noch einmal kurz aufkochen, bis die Haferflocken die gewünschte Konsistenz erreicht haben.

- Zimt und geriebenen Apfel unterrühren.

- Obst, Nüsse und Gewürze ganz nach Geschmack zugeben.

Mittagessen
Einfaches Gemüse-Couscous

Für 2 Personen
25 Min.

150 g Couscous • 1 Karotte • 1 Zwiebel • 1 Aubergine • 1 Dose gehackte Tomaten • 1 Knoblauchzehe • Salz • Pfeffer

- Couscous nach Packungsbeilage quellen lassen.

- Karotte, Zwiebel und Aubergine klein schneiden und mit den gehackten Tomaten in einer Pfanne mit Olivenöl ca. 15 Minuten köcheln lassen (bis die Karotten bissfest sind).

- Knoblauch hinzugeben und alles mit Salz und Pfeffer abschmecken. Mit dem Couscous anrichten und verzehren.

Abendessen
Auberginen mit Walnusscreme

Für 2 Personen
◷ 25 Min.

2 Auberginen • 100 g Walnusskerne • 1 Avocado • 1 Prise Chili • 1 Prise Koriander • 1 Prise Thymian • 1 TL Zitronensaft • Salz • Pfeffer

● Aubergine in Scheiben schneiden, salzen und etwa 10 Minuten ziehen lassen.

● Walnüsse, Avocadofleisch, Gewürze und Zitronensaft in einen Mixer geben und zu einer gleichmäßigen Creme pürieren. Mit Salz und Pfeffer abschmecken.

● Auberginenscheiben mit einem Küchentuch abtupfen und mit Olivenöl in einer Pfanne anbraten.

● Anschließend die Scheiben mit der Walnusscreme bestreichen, in der Hälfte zusammenklappen und verzehren.

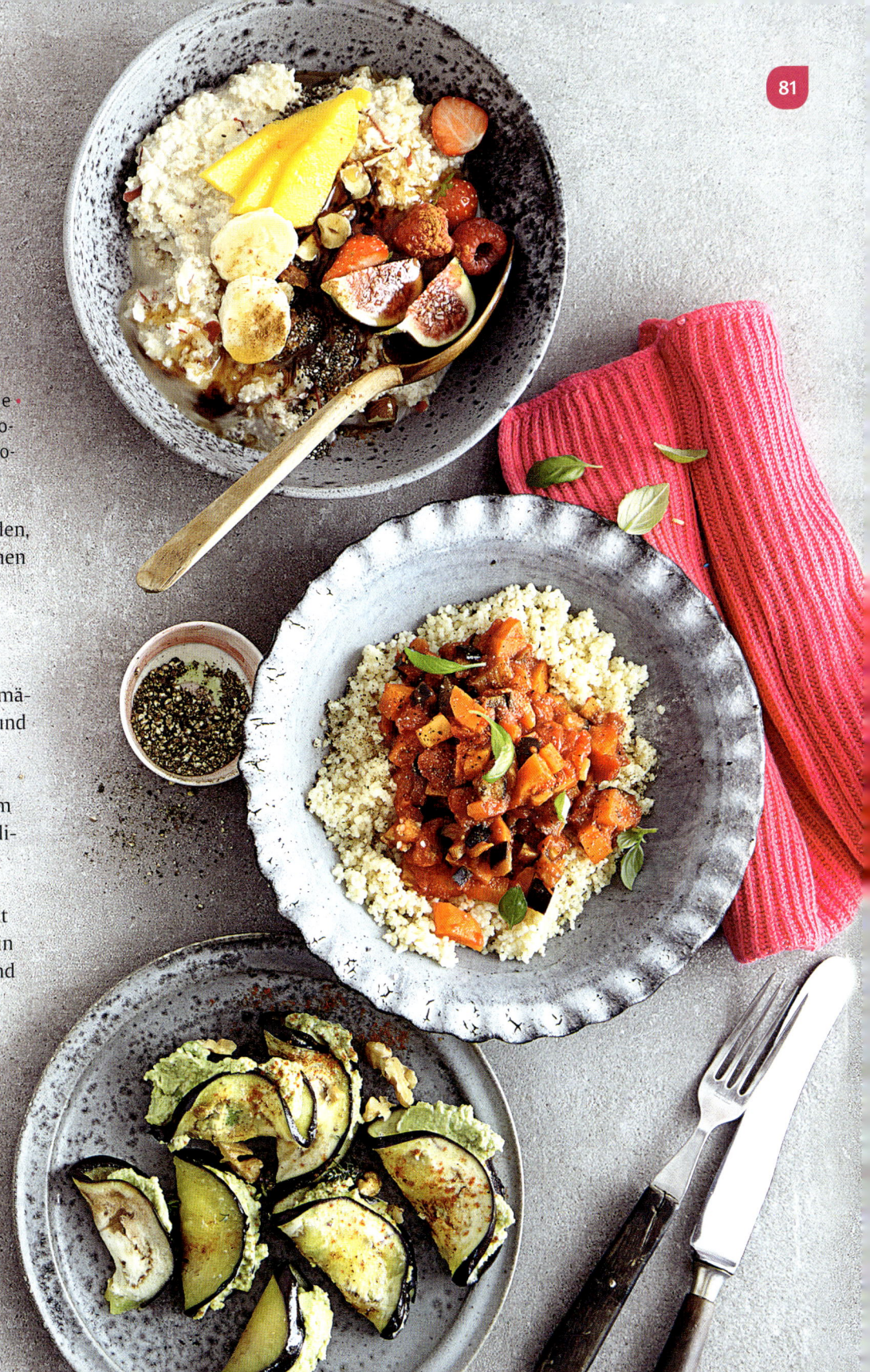

Kritisch muss bei allen Rohkostformen die Lebensmittelhygiene betrachtet werden, da das Erhitzen von Lebensmitteln eine wesentliche Funktion beim Abtöten von Keimen hat und damit zur Lebensmittelhygiene beiträgt. Gerade bei tierischen Produkten wie Eiern, Milch und Fleisch sind Hygieneprobleme vorprogrammiert. Auch bei Obst und Gemüse, das nicht geschält oder ausreichend gewaschen und kühl genug gelagert wird, werden Hygieneprobleme beobachtet. Infektionen durch verschiedene Durchfallerreger wie Salmonellen oder Kolibakterien treten häufiger als gedacht auf und vereinzelt wird sogar von durch belastete Rohkost verursachten Epidemien berichtet.

Basische (alkalische) Diäten

Die basischen Diäten, die den alternativmedizinischen Ansätzen zugerechnet werden, basieren auf der die Annahme, dass die Aufnahme von zu viel sauren Lebensmitteln und zu wenig basischen Lebensmitteln zu einer Übersäuerung des Körpers führt und damit zur Krankheitsentstehungen beiträgt. Dieser Übersäuerung soll entgegengewirkt werden, indem die Ernährung basische Lebensmittel bevorzugt und saure Lebensmittel vermeidet. Verschiedenste basische Diäten oder Säure-Base-Diäten sind beschrieben, basieren aber im Wesentlichen alle auf dieser Grundannahme. Im weitesten Sinne ist die Trennkost-Diät auch als eine Säure-Basen-Diät zu interpretieren. Weitere bekannte basische Diäten sind die Alkaline-Diät bzw. die A-Line-Diät.

Wirkungen der basischen Diäten

Die Magen-Darm-Wirkungen basischer Diäten sind schwer zu beurteilen, da die verschiedenen basischen Diäten in der Lebensmittelauswahl sehr verschieden sind. Die meisten basischen Diäten sind aber reich an Obst und Gemüse und arm an Fleisch, Alkohol, Kaffee und Zucker. Gerade die Betonung von Obst und Gemüse führt zu einer Zunahme des Stuhlvolumens, weicherem Stuhl, Blähungen und Bauchschmerzen. Das Meiden von Alkohol, Kaffee und Zucker hat einen positiven Einfluss auf die Darmfunktion, da Kaffee und Alkohol die Darmfunktion anregen und damit zu häufigem Stuhldrang, weichem Stuhl und Bauchschmerzen führen können und diese Beschwerden beim Meiden weniger auftreten. Auch das Meiden von Zucker wirkt positiv, da Blähungen und Bauchschmerzen dadurch weniger auftreten.

Clean Eating

»Clean Eating« ist ein ganz neuer Begriff in der Ernährungslandschaft – das grundlegende Konzept, das dahintersteckt ist, ist aber gar nicht so neu. Es handelt sich um eine gesunde Vollwertkost in einem neuen, moderneren Gewand. Ins Deutsche übersetzt würde der Begriff »sauberes Essen« heißen. Es geht aber weniger um sauberes, also gewaschenes Essen, sondern um im übertragenen Sinn reines, selbstgemachtes Essen im Sinne von:
- frei von künstlichen Zusatzstoffen oder anderen Zusatzstoffen

Bewertung der basischen Diäten	
Vorteile	meist ballaststoffreich und vermeidet belastendes wie Alkohol, Kaffee und Zucker
Nachteile	oftmals sehr einseitige Diäten, die den Körper belasten
Magen-Darm-Wirkung	sehr unterschiedliche Diäten, sodass eine pauschale Beurteilung nicht möglich ist

wie Zucker oder Weizenmehl Type 405 (Auszugsmehl)
- frei von Tierprodukte aus Massentierhaltung, die aufgrund des Medikamenteneinsatzes und der Haltungsbedingungen nicht verzehrt werden sollten
- frei von Rückständen aus der industriellen Landwirtschaft, wie Pestiziden und sonstigen Pflanzenschutzmitteln

Wirkungen des Clean Eating

Die Wirkung des Clean Eating auf den Darm ist positiv, insbesondere,
- weil viele Ballaststoffe und probiotische Nahrungsbestandteile verzehrt werden,
- weil es sich um eine gesunde ausgewogene Ernährung handelt und
- weil industriell gefertigte Lebensmittel und damit auch Lebensmittelzusatzstoffe gemieden werden.

Das fördert eine gesunde Darmflora. Durch das Meiden von Nahrungsmittelzusatzstoffen und Zuckern verbessern sich viele Magen-Darm-Beschwerden. Es gilt aber zu bedenken, dass die oftmals vermehrte Aufnahme von Ballaststoffen und probiotischen Nahrungsbestandteilen und der vermehrte Verzehr von Rohkostprodukten beim Clean Eating mit einer Zunahme des Stuhlvolumens, mit dem Auftreten von weicherem und unregelmäßigerem Stuhlgang, mit einer vermehrten Bildung von Darmgasen und in der Folge mit Flatulenz, Bauchschmerzen und Bauchkrämpfen verbunden ist. Je nachdem, welche Ballaststoffe in der individuellen Clean-Eating-Diät gewählt werden, treten diese Beschwerden sehr variabel auf. Faserstoffe, Weizenkleie und Leinsamen fördern das Entstehen von Darmgasen, wohingegen gelbildende Ballaststoffe wie der indische Flohsamen (Plantago ovata), Hemizellulose oder Pektin die Stuhlkonsistenz eher stabilisieren und mit weniger Darmgasentstehung gerechnet werden muss.

Was passiert beim Erhitzen von Speisen?

- Beim Erhitzen werden verschiedenste Infektionserreger zuverlässig abgetötet.
- Beim Erhitzen werden Vitamine und Nährstoffe teilweise zerstört. Dies trifft auf verschiedene Vitamine, insbesondere Vitamin C, zu.
- Beim Erhitzen, insbesondere beim Frittieren, können giftige Substanzen wie Acrylamid (aus erhitzter Stärke) und nicht sicher giftige Substanzen wie zyklische und aromatische Verbindungen entstehen.
- Durch Erhitzen und anschließendem Abkühlen entstehen nicht toxische Substanzen wie retrogradierte Stärke.
- Die Aufnahmefähigkeit von Vitamin A und E wird durch das Erhitzen von Speisen erhöht.
- Zellwände von pflanzlichen Lebensmitteln werden während des Erhitzens aufgebrochen, sodass dies Speisen leichter und besser verdaulich werden. Die Nährstoffe können dadurch besser in den Körper aufgenommen werden.

Wholesome eating – naturbelassenens Essen

Wholesome Eating ist dem Clean-Eating-Ernährungskonzept sehr ähnlich, geht in einigen Bereichen aber über das Clean-Eating-Konzept hinaus. Der Begriff »Wholesome« (engl. für gesund) wird dabei nicht im medizinischen, sondern eher im übertragenen Sinne verwendet. Beim Wholesome Eating sollen die Lebensmittel, die auf den Tisch kommen, so naturbelassen wie möglich bleiben. Grundlage ist dabei eine ausgewogene Mischkost. Die Lebensmittel sollen unversehrt, frisch, nicht gentechnologisch verändert, unverarbeitet, ohne Zusätze jeglicher Art und bio sein. Zusätzlich sollten sie dem lokalen saisonalen Angebot entsprechen und nur minimal erhitzt oder gekocht werden. Gerade durch die Betonung des lokalen und saisonalen Angebots soll die verlorengegangene Harmonie und Balance zwischen Mensch und Lebensraum wiederhergestellt werden – ein durchaus empfehlenswerter Ansatz. Die Haltung, gekochte Speisen als ungünstig und rohe Speisen als lebendige Nährstoffe anzusehen, ist beim Wholesome Eating Grundlage für die Empfehlung, auch gekochte und erhitzte Nahrungsmittel zu meiden. Begründet wird diese Haltung damit, dass zahlreiche Vitamine und Nährstoffe durch das Erhitzen zerstört werden und daher der Gehalt an gesunden und nützlichen Bestandteilen in nicht erhitzten Lebensmitteln höher ist. Wissenschaftlich belegt sind die hinter dem Wholesome Eating steckenden Konzepte aber nicht.

Im Zusammenhang mit dem Wholesome Eating werden oft auch Schlagworte wie basische Ernährung oder saure Ernährung erwähnt. Dahinter steckt die Philosophie, dass die westliche Standardernährung zu säurebildend ist. Hier ist bei den Begrifflichkeiten genau darauf zu achten, was gemeint ist. Säurebildend ist nicht gleichzusetzen mit säurehaltig. Eine Zitrone z. B. ist säurehaltig, aber im Verdauungstrakt basenbildend. Das kann recht verwirrend sein und die dahintersteckenden Konzepte sind wissenschaftlich nicht belegt.

Ob die Verminderung des Erhitzens den Nährstoffgehalt der Lebensmittel, im Wesentlichen in Gemüse, beeinflusst ist nicht ganz klar. Tatsächlich werden einzelne Vitamine beim Kochen inaktiviert oder zerstört. Dass die Wertigkeit eines Lebensmittels dadurch in relevantem Ausmaß reduziert wird, ist eine zu einfache Sichtweise.

Besser wäre es, die Vorzüge beider Zubereitungsformen zu erkennen und zu kombinieren. Während Rohkost unseren Verdauungstrakt mehr Verdauungsleistung und damit mehr Zeit und Energie abverlangt, profitiert unser Verdauungstrakt von gekochten Speisen, in denen Kohlenhydrate und Proteine schon teilweise gespalten und damit verdaulicher gemacht wurden. Rohes ist demzufolge besser geeignet für Personen, die sich viel bewegen, gekochtes ist besser geeignet für Personen die sich weniger bewegen, also diejenigen die den Aufzug anstelle des Treppenhauses benutzen.

Die Magen-Darm-Wirkungen der Wholesome-Eating-Diät sind den Wirkungen einer Clean-Eating-Diät vergleichbar. Da bei der Wholesome-Eating-Diät häufiger auf Rohkost oder kaum Erhitztes und damit weniger retrogradierter Stärke zurückgegriffen wird, ist noch mehr mit einer Steigerung der Stuhlmenge, weicherem und unregelmäßigerem Stuhl, Blähbauch, Flatulenz und Bauchschmerzen zu rechnen.

Superfood

»Superfood« ist ein Begriff, der in der Ernährungsmedizin keine Bedeutung hat. Vielmehr handelt es sich um einen Modebegriff des Lebensmittelmarketings. »Superfood« soll dabei Lebensmittel bezeichnen, deren

Bewertung von Clean Eating	
Vorteile	aufgrund der bewussteren Ernährung gut, um Gewicht zu reduzieren, fördert ein gesundes Lebensgefühl
Nachteile	Nachteilig sind die entstehenden Kosten und der Aufwand der Beschaffung.
Magen-Darm-Wirkung	Ballaststoffbetonte Ernährung führt oft zu weichem, voluminösem und häufigem Stuhl sowie Blähungen.

Verzehr mit Gesundheitsvorteilen verbunden sein soll.

Während mit Lebensmitteln, die einen Gesundheitsvorteil bringen, anfänglich Obst und Gemüse gemeint war, hat sich die Bedeutung der Superfoods inzwischen gewandelt; »Superfood« bezeichnet in den letzten Jahren zunehmend Lebensmittel mit exotischem Hintergrund oder einem »Bio«-Attribut. Aus diesem Grund sind verschiedenste Listen von Superfoods und verschiedenste Begründungen, weshalb es sich um Superfoods handelt, im Umlauf. Für die postulierten Gesundheitswirkungen werden Ausgewogenheit der Nährstoffe, Gehalt an Vitaminen, Spurenelementen oder anderen möglicherweise gesundheitsförderlichen Substanzen wie Flavonoiden, Antioxidantien und Anthocyanen genannt. Dabei sind die gesundheitsförderlichen Wirkungen medizinisch nicht gesichert.

Nach aktuellem Verständnis sind aber keine Ernährungsweisen bekannt, die ausschließlich auf den Konsum von Superfoods bauen. Vielmehr werden Superfoods bewusst ergänzt, um an den mutmaßlichen positiven Gesundheitswirkungen teilzuhaben. Der Konsum normaler Mengen Superfoods ist vermutlich weder gesund noch ungesund. Problematisch wird der Begriff »Superfood« lediglich, wenn er als Marketingmaßnahme für Lebensmittel wirbt, die das Essverhalten beeinflussen (Müsli, Müsliriegel, Snacks) und möglicherweise unnötige Kalorien transportieren. Diese Bewertung soll nicht grundsätzlich in Frage stellen, dass in Superfoods viele gute Inhaltsstoffe stecken, aber diese guten Inhaltsstoffe stecken auch in vielen anderen Lebensmitteln.

Nicht nur, dass die geweckte Erwartungshaltung durch klinische Studien nicht belegt ist, es erwartet vermutlich auch niemand ernsthaft, dass die gealterte, faltige Haut durch 3 Acerola-Kirschen am Tag, das erhöhte Herzinfarkt-Risiko bei Übergewicht durch eine Walnuss am Tag oder die mangelnde Fitness durch 5 Goji-Beeren am Tag gebessert werden. Davon zu träumen hingegen ist erlaubt.

Aufgrund des großen Interesses an Superfood sind die Listen dafür inzwischen sehr lang. Gängige Superfoods sind grüne Blattgemüse, Algen, Kreuzblütler (Kohlgemüse), Beeren (Cranberries, Heidelbeeren, Goji-Beeren, Acai-Beere, Johannisbeeren, Himbeeren, Brombeeren, Aronia), Ingwer, Kerne (Mandeln, Kürbiskerne, Walnusskerne, Leinsamen), Kakao, Shitake-Pilze, Papaya, Ananas, Mango, Avocado, Tomate, Granatapfel, Acerola-Kirsche, Camu-Camu Frucht, Gewürze (Curcuma, Oregano), Matcha-Tee, Chiasamen, Quinoa, Lachs, Moringa, Physalis, Noni, Mesquite und viele andere mehr. Da es sich um keinen wissenschaftlichen Begriff handelt, kann prinzipiell jedes Lebensmittel, mit oder ohne plausible Begründung, zum Superfood erklärt werden.

Benötigt der Körper zusätzlich Mineralien, Vitamine und Spurenelemente?

Bei vielen besteht eine Unsicherheit, ob unser Körper zusätzliche Mineralien, Vitamine und Spurenelemente benötigt. Getrieben sind diese Gedanken von der Vorstellung, dass unsere Ernährung den täglichen Bedarf nicht ausreichend abdeckt oder dass eine zusätzliche Einnahme den Körper stärkt und robuster oder sogar gesünder werden lässt. Beide Gedanken können aber mit einem Nein beantwortet werden. Sofern keine Erkrankung besteht, die einen solchen Mangelzustand verursacht, ist bei einer ausgewogenen westlichen Ernährung nicht mit Mangelzuständen zu rechnen und es sind keine zusätzlichen Einnahmen notwendig.

Ernährung bei verschiedenen Darmkrankheiten

Erkrankung	Beschreibung	Symptome	Diagnose	Ernährungsempfehlung	Bemerkungen
Reizdarm	chronische Darmerkrankung mit vielen verschiedenen darmbezogenen Symptomen. Meistens begleitet von Stuhlgangsveränderungen	Bauchschmerzen, Bauchkrämpfe, Blähungen, Blähbauch, Durchfall, Verstopfung	Ausschluss von anderen Erkrankungen, die ähnliche Beschwerden verursachen	FODMAP-reduzierte Ernährung bei gesicherter Erkrankung	wiederholte Diagnostik vermeiden, häufig wechselndes Beschwerdebild
Laktoseintoleranz	Unverträglichkeit von Milchzucker (Laktose) aufgrund eines Enzymmangels (Laktasemangel)	Durchfall, Blähungen, Bauchkrämpfe	Milchzucker-Atemtest	laktosefrei	lebenslange Erkrankung, Enzymtabletten hilfreich
Fruktoseintoleranz	Unverträglichkeit von Fruchtzucker (Fruktose) aufgrund einer eingeschränkten Fruchtzuckeraufnahmekapazität	Durchfall, voluminöse Stuhlgänge, Blähungen, Bauchkrämpfe	Fruchtzucker-Atemtest	fruktosereduziert	Symptome mit starken Schwankungen, Enzymtabletten manchmal hilfreich
Divertikulose	Dickdarmerkrankung, bei der sich durch Wandausstülpungen Taschen im Dickdarm bilden	wechselnder Stuhl, Durchfall, Verstopfung, voluminöse Stuhlgänge, Blähungen, Bauchkrämpfe	Darmspiegelung	ballaststoffreich, ausreichend trinken	stark schwankende Beschwerden, Entzündung möglich
Divertikulitis	Entzündung von Divertikeln, die mild und fast unbemerkt aber auch sehr schwer verlaufen kann	Divertikelbeschwerden, Schmerzen im linken Unterbauch, Fieber	Darmspiegelung, Ultraschall	nach ärztlicher Beratung	Arztbesuch notwendig

Erkrankung	Beschreibung	Symptome	Diagnose	Ernährungsempfehlung	Bemerkungen
Zöliakie	Autoimmunerkrankung, bei der das Getreideprotein Gluten eine Darmentzündung verursacht	weicher Stuhl, Blähungen, Bauchschmerzen, Eisenmangel	Biopsie bei Endoskopie, Antikörper im Blut	streng glutenfrei	lebenslange Diät, regelmäßige Kontrolle beim Arzt
Morbus Crohn	Chronische Darmentzündung, bei der Dünn- und Dickdarm entzündet sein können	Bauchschmerzen, Durchfall, blutiger Durchfall	Darmspiegelung	je nach Aktivität unterschiedlich, nach ärztlicher Empfehlung	schwankende Krankheitsaktivität, chronischer Verlauf
Colitis ulcerosa	Chronische Darmentzündung, bei der hauptsächlich der Dickdarm entzündet ist	Durchfall, blutiger Durchfall, Bauchschmerzen	Darmspiegelung	je nach Aktivität unterschiedlich, nach ärztlicher Empfehlung	schwankende Krankheitsaktivität, chronischer Verlauf
Glutensensitivität	Unverträglichkeit gegenüber dem Getreideprotein Gluten, deren Ursache nicht geklärt ist	Blähungen, Bauchschmerzen, weicher Stuhl	Auslassversuch und Reexposition	glutenfrei	vieles noch unklar
Weizensensitivität	Unverträglichkeit gegenüber Getreide, deren Ursache nicht geklärt ist	Blähungen, Bauchschmerzen, weicher Stuhl	Auslassversuch und Reexposition	weizenfrei	vieles noch unklar
Dünndarmfehlbesiedelung (SIBO)	Übersiedelung des Dünndarms mit Bakterien	Blähungen, Bauchschmerzen, weicher Stuhl	Glukose oder Laktulose-Atemtest	Zucker und Kohlenhydrate reduzieren	oft ausgelöst durch Antibiotika, Behandlung mit Medikamenten möglich, kann trotz Behandlung wiederkehren
Pankreasinsuffizienz	chronische Erkrankung, bei der die Bauchspeicheldrüse nicht mehr ausreichend Verdauungsenzyme bilden kann	weicher Stuhl, fettiger Stuhl, Bauchschmerzen	Laborwerte, Ultraschall	Alkohol und fettige Speisen meiden	Enzymtabletten hilfreich
Histaminintoleranz	Unverträglichkeit gegenüber Speisen, die Histamin enthalten oder körpereigenes Histamin freisetzen	Bauchschmerzen, Blähungen, weicher Stuhl	Auslassversuch und Reexposition, Enzymbestimmung im Blut	histaminhaltige Speisen und Histaminliberatoren meiden	Enzymtabletten bei manchen hilfreich

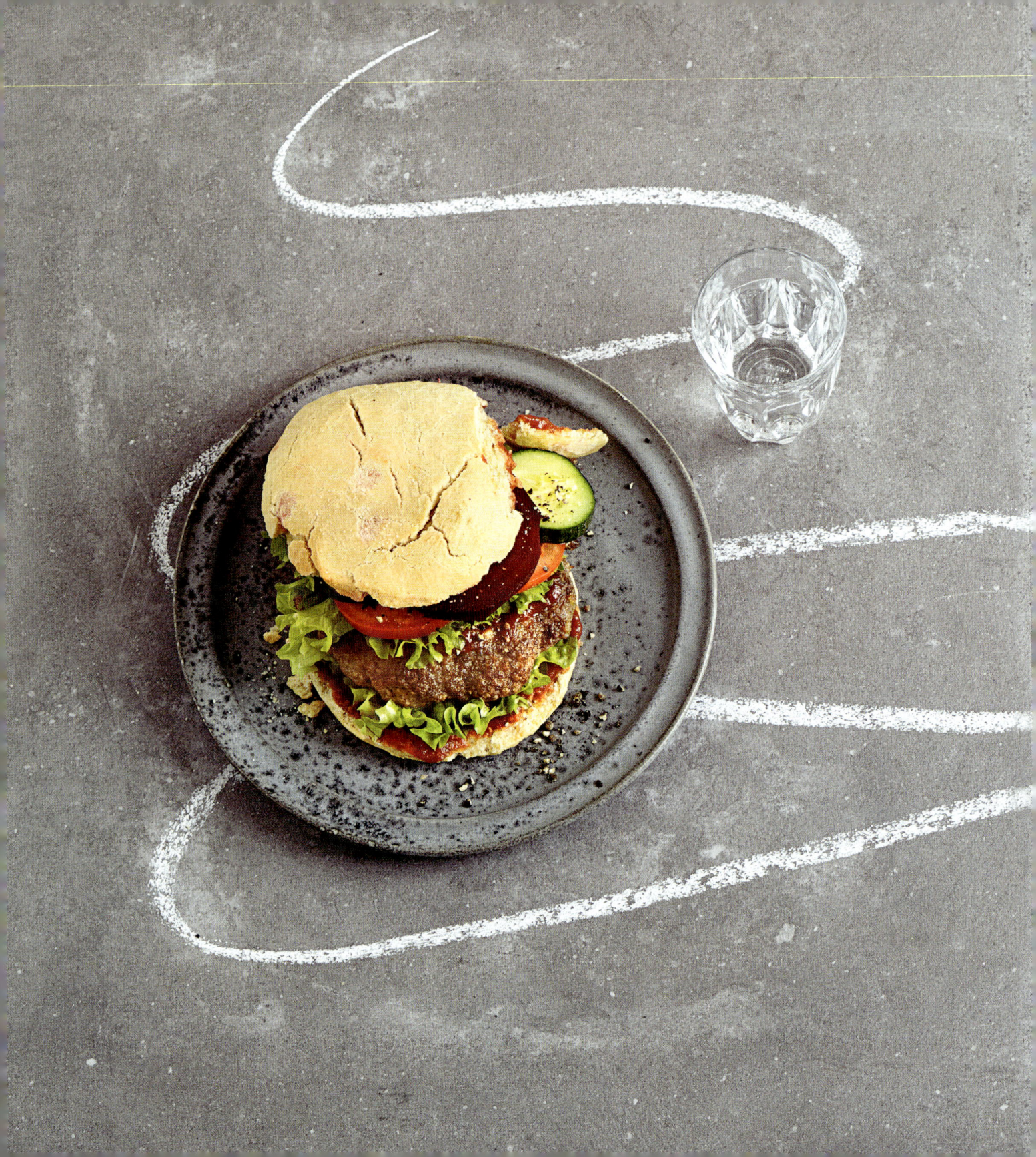

Darmgesund kochen – die Rezepte

Auf den folgenden Seiten finden Sie gesunde Rezepte jeder Ernährungsweise, um Ihre Ernährung Schritt für Schritt umzustellen. Das wichtigste dabei: Es muss schmecken und guttun – Viel Spaß dabei!

Die Rezepte

Die Rezepte in diesem Buch sollen vor allem Spaß machen. Spaß an gesunder Ernährung, an feinen Zutaten, an leckerem Essen und verträglichen Inhalten. Die folgende Anleitung und die Rezepte voller guter Zutaten sollen eine Hilfestellung sein, die Freude bei der Umsetzung bereiten.

Jedes Rezept in diesem Buch enthält eine Auflistung, die angibt, ob die Mahlzeit besonders viel Ballaststoffe, Fruktose, Zucker, Fodmaps, Gluten, Histamin, Omega-3-Fettsäuren, Proteine und Laktose enthält. Dies alles sind Stoffe, die für den menschlichen Körper in unterschiedlichem Maße besonders gesund oder schlecht verträglich bzw. ungesund sein können. Jede einzelne dieser Komponenten wurde in dem vorangehenden Teil des Buches näher erläutert.

Jeder Mensch reagiert unterschiedlich auf diese Stoffe. Es gibt Menschen, die jeden Tag Gluten, Zucker und hohe Mengen an Fruktose zu sich nehmen können, ohne dass sie etwas Störendes bemerken. Und dann gibt es Menschen, die schon durch eine kleine Menge Fruktose Verdauungsprobleme bekommen oder durch zu viel Zucker sehr schnell übergewichtig werden. Aus diesem Grund haben wir in diesem Buch all diese Inhaltsstoffe betrachtet. Die beschriebenen Symptome können Sie mit Ihren eigenen vergleichen und so herausfinden, welche Ernährungsbestandteile Sie weniger und welche Sie vermehrt zu sich nehmen sollten.

Am einfachsten funktioniert dies natürlich durch Ausprobieren – aber geben Sie Ihrem Körper ein wenig Zeit! Versuchen Sie, eine Woche auf Laktose zu verzichten und im Anschluss eine Woche weniger Gluten zu sich zu nehmen, und finden Sie heraus, was Ihnen besser bekommt. Genau dabei soll Ihnen die Kennzeichnung am Ende jedes Rezeptes helfen.

Die pink hervorgehobenen Begriffe zeigen, welcher der folgenden Ernährungsweise das jeweilige Gericht entspricht:

ballaststoffreich / fruktosefrei / zuckerfrei / FODMAP-frei / glutenfrei / histaminfrei / Omega-3-reich / proteinreich / laktosefrei

Wichtiger Grundsatz: Gesunde Zutaten

Ein wichtiger Grundsatz bei allen Rezepten lautet: Die Zutaten sind gesund und enthalten keine künstlichen Zusatzstoffe. Alle Bestandteile sind frisch und keines der Rezepte enthält raffinierten Zucker. Kuhmilch wird meist durch pflanzliche Milch ersetzt und auch helles Weizenmehl kommt in den Rezepten nicht vor.

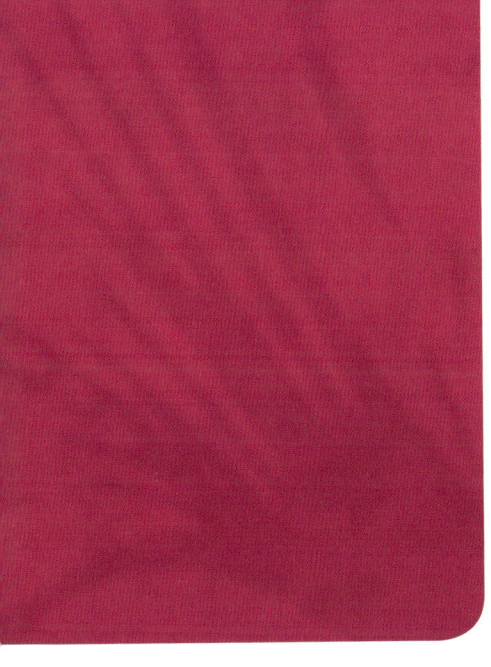

Die Rezepte

Durch diese Grundlagen sind alle folgenden Rezepte gesund, nahrhaft und schonend für den Körper.

Die Umstellung

Das Wichtigste an der Umstellung der Ernährung sind Disziplin und gute Planung. Aus diesem Grund ist es empfehlenswert, bestimmte Nahrungsmittel auf Vorrat im Haus zu haben. Eine gesunde Ernährung enthält Bestandteile, die zu Beginn ungewöhnlich und schwierig zu beschaffen erscheinen. Doch mittlerweile ist jeder normale Bioladen mit diesen Zutaten ausgestattet – und wenn man sich einmal eingerichtet hat, ist auch alles schnell zur Hand.

Milch

Statt Milch wird in den meisten Rezepten pflanzliche Milch verwendet. Davon gibt es mittlerweile viele verschiedene Sorten, wie Reismilch, Mandelmilch, Haselnussmilch, Kokos-Reis-Milch, Sojamilch, Hafermilch und Hanfmilch. Die meisten der nachfolgenden Rezepte sehen Reis- und Haselnussmilch vor. Es ist allerdings kein Problem, diese durch eine andere pflanzliche Milch zu ersetzen. Aus diesem Grund ist es empfehlenswert, immer eine Sorte pflanzliche Milch auf Vorrat zu haben. Pflanzliche Milch ist viel länger haltbar als Kuhmilch.

Zucker

Weißer Zucker gehört mittlerweile zu den ungesündesten Stoffen, die man, wenn man nicht aufpasst, tagtäglich zu sich nimmt. Deswegen werden in den Rezepten Ahornsirup und Kokosblütenzucker verwendet. Es gibt auch andere Alternativen wie Stevia, Honig, Agavendicksaft und Zuckerrübensirup. Diese bringen allerdings oft den Nachteil eines hohen Fruktosegehaltes oder Eigengeschmack mit sich. Es ist kein Problem, den Ahornsirup in den Rezepten durch ein anderes flüssiges Süßungsmittel zu ersetzen oder statt des Kokosblütenzuckers auch Rohrohrzucker zu verwenden.

Mehl

Das Mehl ändert oft den gesamten Geschmack und die Konsistenz eines Gebäcks wie Kuchen, Brot und Brötchen. Weizenmehl ist fast geschmackneutral und wird beim Backen luftig und locker – deswegen ist es bei den Bäckern sehr beliebt. Allerdings enthält es eine große Menge Gluten und kaum noch gesunde Nährstoffe. Aus diesem Grund sind Mehle wie Vollkorndinkelmehl, Reismehl, Maismehl, Kartoffelmehl, Tapiokamehl, Sojamehl, Buchweizenmehl und Kokosmehl gute Alternativen. Diese Mehle sind in jedem gut ausgestatteten Bioladen oder online leicht zu erhalten. Für die folgenden Rezepte empfiehlt es sich, Dinkelmehl, Buchweizenmehl, Reismehl und Maismehl vorrätig zu haben.

Weiteres

Des Weiteren sollten Chiasamen, Quinoa, Couscous, Reis, Mandeln und Haselnüsse und gefrorene Beeren vorrätig sein, um die meisten Speisen unkompliziert zubereiten zu können.

Alle Zutaten in den Rezepten können einfach ausgetauscht werden – denn das Wichtigste ist, dass es schmeckt, Freude bereitet und dabei noch gesund ist! Viel Spaß beim Ausprobieren!

FRÜHSTÜCK

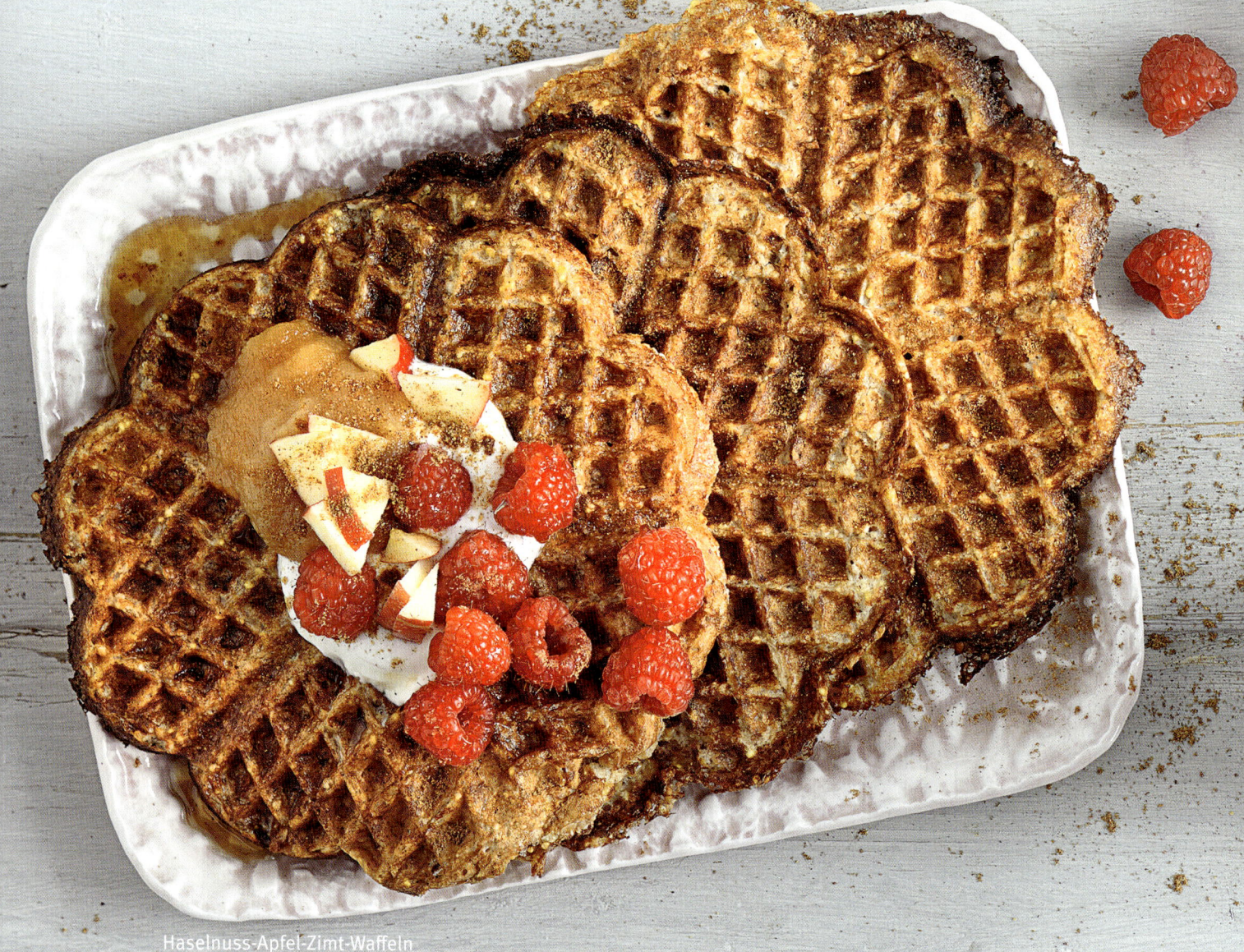

Haselnuss-Apfel-Zimt-Waffeln

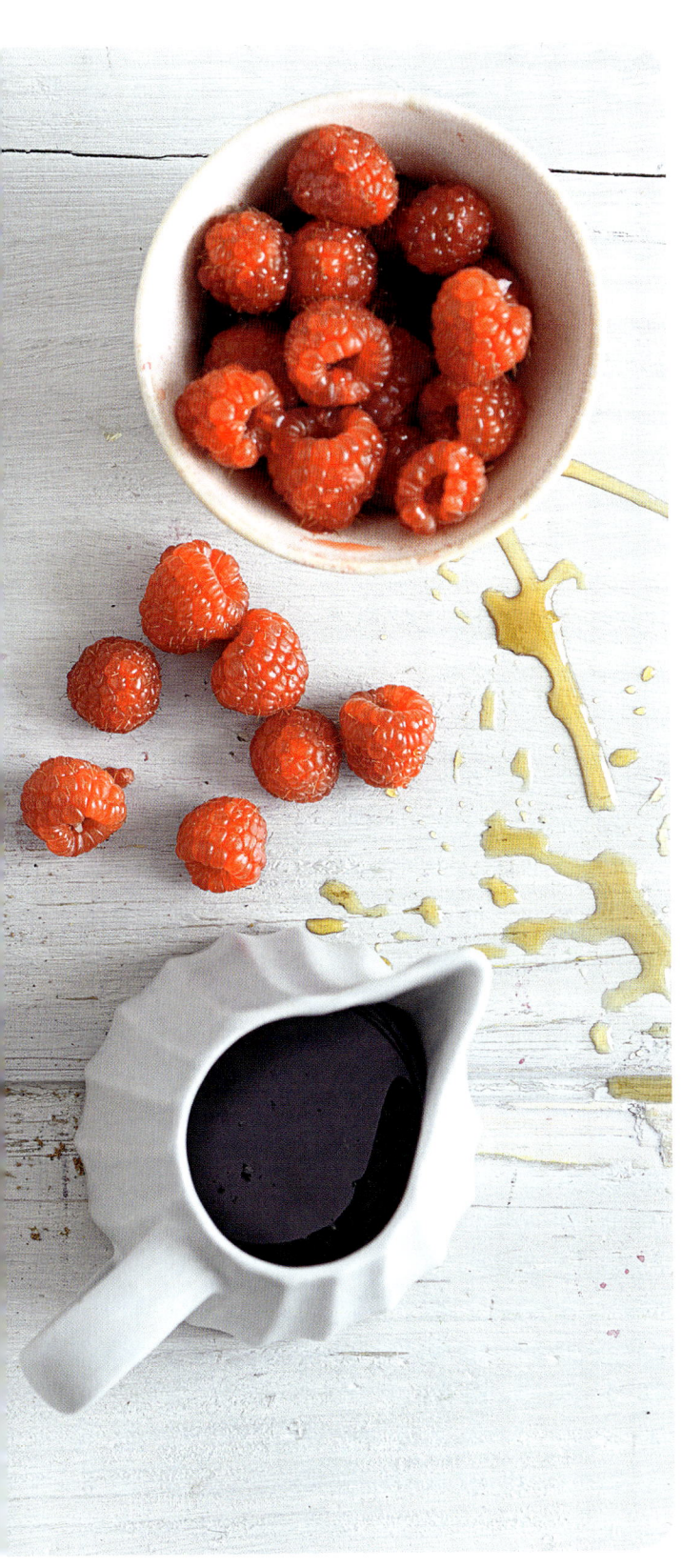

Haselnuss-Apfel-Zimt-Waffeln

>> Ich liebe Waffeln, am liebsten mit frischem Joghurt, Beeren und etwas Ahornsirup. Die Haselnuss-Apfel-Zimt-Waffeln sind voller guter Zutaten und geben deswegen ein hervorragendes Frühstück ab. Am besten schmecken sie direkt warm aus dem Waffeleisen.

Für 2 Personen (6 Waffeln)
⊘ 10 Min.

50 g Leinsamen • 50 g Hirse • 40 g gemahlene Haselnüsse • 50 g glutenfreies Mehl • 100 g zarte Haferflocken • 4 EL Apfelmark • 1 Prise Salz • 1 Prise Zimt • 1 Prise Vanille • 220 ml Wasser • 230 ml Hafermilch
Dazu nach Belieben: Joghurt • frische Beeren • Ahornsirup • laktosefreie Sahne • Nussmus • Apfelmus

● Waffeleisen vorheizen und ölen.

● Leinsamen und Hirse in einem Mixer mehlig pürieren. Anschließend alle anderen Zutaten (Mehl, gemahlene Haselnüsse, Haferflocken, Apfelmark, Salz, Zimt, Vanille, Wasser und Hafermilch) dazugeben und zu einem gleichmäßigen Teig mixen.

● Teig in das vorbereitete Waffeleisen füllen und backen lassen, bis die Waffeln fest werden und sich leicht lösen lassen.

● Die Waffeln können nun mit Joghurt, frischen Beeren, Ahornsirup, laktosefreier Sahne oder Nussmus verzehrt werden.

ballaststoffreich / fruktosefrei / **zuckerfrei** / FODMAP-frei / **glutenfrei** / histaminfrei / **Omega-3-reich** / **proteinreich** / **laktosefrei**

Kokos-Bananen-Beeren-Bowl

›› Smoothie-Bowls sind für mich das perfekte Frühstück. Sie sind super schnell gemacht und enthalten alles, was man für den Tag braucht.

Für 2 Portionen
⊘ 5 Min.

2 tiefgekühlte Bananen • 200 ml Kokosmilch • 300 g Brombeeren • 100 g Himbeeren • 6 Datteln, entkernt • 2 EL Chiasamen • 2 EL Sonnenblumenkerne • 2 EL getrocknete Cranberries • 4 EL Kokosflocken
Für das Topping: Kokosflocken • Himbeeren • Cranberries

● Bananen am Vorabend schälen, vierteln und einfrieren. Das Rezept funktioniert allerdings auch mit frischen Bananen, die Smoothie Bowl ist dann nur etwas weniger cremig.

● Alle Zutaten in einen guten Mixer geben und pürieren, bis eine cremige Masse entsteht.

● Den dickflüssigen Smoothie auf zwei Schalen verteilen und mit Kokosflocken, Himbeeren und Cranberries garnieren.

ballaststoffreich / fruktosefrei / **zuckerfrei** / FODMAP-frei / **glutenfrei** / histaminfrei / Omega-3-reich/ proteinreich / **laktosefrei**

Mango-Passionsfrucht-Smoothie-Bowl

›› Dieses Smoothie-Bowl-Rezept ist durch meine Mum entstanden: Bei einem unserer Familientreffen im Sommer hat sie süße Passionsfrüchte mit frischer Mango, Bananen, Himbeeren und Spinat kombiniert und daraus ein wahnsinnig leckeres und fruchtiges Frühstück gemacht.

Für 2 Bowls
⊘ 5 Min.

1 Mango • 200 ml Kokoscreme • 2 Bananen • 3 Passionsfrüchte • 50 g Himbeeren • 1 Handvoll Babyspinat • 1–2 EL Cranberries • 1 EL Sonnenblumenkerne • nach Bedarf mit Wasser verdünnen
Für das Topping: Kürbiskerne • Cranberries • Mangoschnitze

● Die Mango schälen, entkernen, mit allen Zutaten in einen Mixer geben und bis zur gewünschten Konsistenz pürieren.

● Dann die Smoothie-Masse in zwei Schüsseln füllen und mit Kürbiskernen, Cranberries und einem dünnen Mango-Schnitz anrichten.

ballaststoffreich / fruktosefrei / **zuckerfrei** / FODMAP-frei / **glutenfrei** / histaminfrei / Omega-3-reich/ proteinreich / **laktosefrei**

Schweizer Bircher-Müsli

›› Schweizer Bircher-Müsli enthält viel frisches Obst. Am besten wird es, wenn die Haferflocken am Vorabend schon eingeweicht werden – dann kann es am nächsten Morgen schnell zubereitet werden.

Für 2 Personen
⊘ 10 Min.

150 g Haferflocken (optional: glutenfrei) • 1 EL Rosinen • 150 ml Wasser • 2 EL Zitronensaft • 1 Apfel • Obst der Saison nach Geschmack • 1 TL Ahornsirup • 150 g Joghurt • 2 EL gehackte Haselnüsse • 50 ml frischgeschlagene Sahne

● Haferflocken und Rosinen in 150 ml Wasser und Zitronensaft über Nacht oder mindestens 2 Stunden im Kühlschrank einweichen.

● Am Morgen den Apfel reiben, saisonales Obst kleinschneiden (Trauben, Beeren, Bananen, ...) und mit Ahornsirup und Joghurt zu den eingeweichten Haferflocken geben.

● Gehackte Haselnüsse und etwas geschlagene Sahne unterrühren, damit das Müsli schön luftig wird.

ballaststoffreich / fruktosefrei / **zuckerfrei** / FODMAP-frei / **glutenfrei** / histaminfrei / Omega-3-reich/ **proteinreich** / laktosefrei

Crunchy-Beeren-Müsli

» Ich esse wahnsinnig gerne Müsli, egal ob morgens, mittags oder abends. Aber Müsli, das man kaufen kann, ist meist voller Zusatzstoffe oder schmeckt nach gar nichts. Deshalb habe ich angefangen, Müsli selber zu machen.

Für 2 Personen
⏲ 10 Min. + 20–30 Min. Backzeit

5 EL Kokosöl, angewärmt, flüssig • 4 EL Ahornsirup • 250 g Haferflocken (optional: glutenfrei) • 100 g Amaranth • 50 g Chiasamen • 50 g getrocknete Cranberries • 50 g getrocknete Feigen • 100 g getrocknete Himbeeren • 100 g getrocknete Erdbeeren • 1 Prise Salz

● Ofen auf 150 Grad vorheizen und ein Backblech mit Backpapier auslegen.

● Angewärmtes Kokosöl und Ahornsirup in einer kleinen Schüssel gut vermengen.

● Anschließend werden alle Zutaten mit der Kokosöl-Ahornsirup-Mischung verrührt, bis alles gut bedeckt ist.

● Müsli anschließend auf dem Backpapier verteilen und etwa 30 Min. backen (bis die Haferflocken leicht braun und schön knusprig sind). Müsli regelmäßig wenden und darauf achten, dass es nicht zu dunkel wird. Sobald das Kokosöl verbrennt, wird es bitter. Dann die Backofentür öffnen und das Müsli gut austrocknen lassen.

● Das Müsli kann in Einmachgläsern aufgehoben und mit frischer Kuh- oder Pflanzenmilch (laktosefrei) verzehrt werden.

ballaststoffreich / fruktosefrei / zuckerfrei / FODMAP-frei / glutenfrei / histaminfrei / Omega-3-reich / proteinreich / laktosefrei

Schoko-Nuss-Müsli

» Bei diesem Müsli steht die Schokolade im Vordergrund.

Für 2 Personen (und etwas Vorrat)
⏲ 10 Min. + 20–30 Min. Backzeit

120 ml Kokosöl • 125 ml Ahornsirup • 2–4 EL Kakao • 500 g Haferflocken (optional: glutenfrei) • 125 g Haselnüsse, gehackt • 50 g Mandeln, gehackt • 50 g Sonnenblumenkerne • 100 g Kakaonibs • 100 g Datteln getrocknet, kernlos, gehackt • 50 g Cranberries getrocknet, gehackt

● Ofen auf 150 Grad vorheizen und ein Backblech mit Backpapier auslegen.

● Kokosöl in heißes Wasser stellen, damit es flüssig wird. Kokosöl, Ahornsirup und Kakao in einer kleinen Schüssel gut verrühren.

● Alle Zutaten mit der Kokosöl-Ahornsirup-Kakao-Mischung vermengen, sodass alles gut bedeckt ist. Eventuell noch etwas mehr Kokosöl hinzufügen, damit das Müsli später schön knusprig wird.

● Zutaten auf dem Backpapier verteilen und etwa 20–30 Min. backen lassen (bis die Haferflocken leicht braun und schön knusprig sind). Das Müsli regelmäßig wenden und darauf achten, dass es nicht zu dunkel wird. Sobald das Kokosöl verbrennt, wird es bitter. Dann die Backofentür öffnen und das Müsli gut austrocknen lassen.

● Das Müsli kann in Einmachgläsern aufgehoben und mit frischer Kuh- oder Pflanzenmilch (laktosefrei) verzehrt werden.

ballaststoffreich / fruktosefrei / zuckerfrei / FODMAP-frei / glutenfrei / histaminfrei / Omega-3-reich / proteinreich / laktosefrei

Einfache Pancakes

>> Dieses Rezept habe ich von meiner Schwester, als sie versucht hat herauszubekommen, wie man die einfachsten, schnellsten und besten glutenfreien Pancakes macht. Und tatsächlich ist sie am Ende bei nur zwei Zutaten gelandet: Bananen und Eiern. Kaum zu glauben, aber das ergibt großartige, luftige und unglaublich leckere Pancakes.

Für 2 Personen (16 Pancakes)
⊘ 10 Min.

- 2 Bananen
- 4 Eier
- 1 EL Olivenöl

Dazu nach Belieben:
- Ahornsirup
- Joghurt
- frische Früchte
- Bacon

● Je nach Menge kann die Anzahl der Eier und Bananen variiert werden – es müssen lediglich immer doppelt so viele Eier wie Bananen sein.

● Eier mit Bananen in einen Mixer geben und fein pürieren. Der Teig sollte durch schnelles Mixen ein paar Blasen schlagen. Dadurch werden die Pancakes später schön luftig.

● Teig in eine heiße Pfanne mit Öl gegeben. Wenn das Öl nicht heiß genug ist, zerlaufen die Pancakes zu schnell – daher am besten mit einem kleinen Löffel Teig ausprobieren. Die Pancakes sollten ca. 10–15 cm Durchmesser haben. Die Pancakes werden auf mittlerer Hitze gebraten, damit sie außen nicht anbrennen und innen dennoch durchgaren. Sobald eine Seite goldbraun gebraten ist, die Pancakes wenden und von der anderen Seite anbraten.

● Die Pancakes können dann nach Belieben mit Ahornsirup, frischem Joghurt und Früchten (Erdbeeren und Heidelbeeren eignen sich super gut) serviert werden. Alternativ eignet sich auch angebratener Speck (Bacon).

ballaststoffreich / fruktosefrei / **zuckerfrei** / **FODMAP-frei** / **glutenfrei** / **histaminfrei** / Omega-3-reich / **proteinreich** / **laktosefrei**

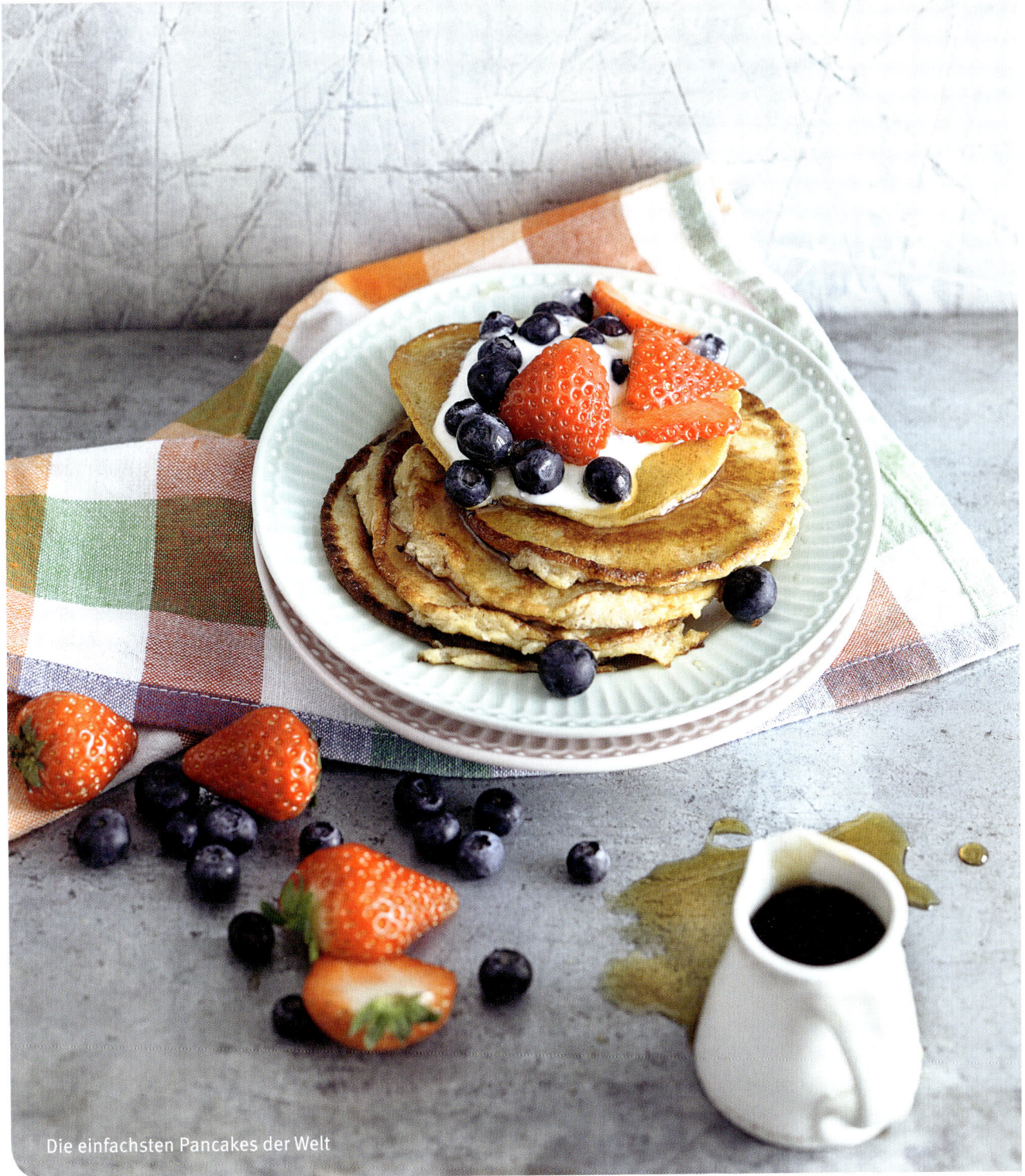

Die einfachsten Pancakes der Welt

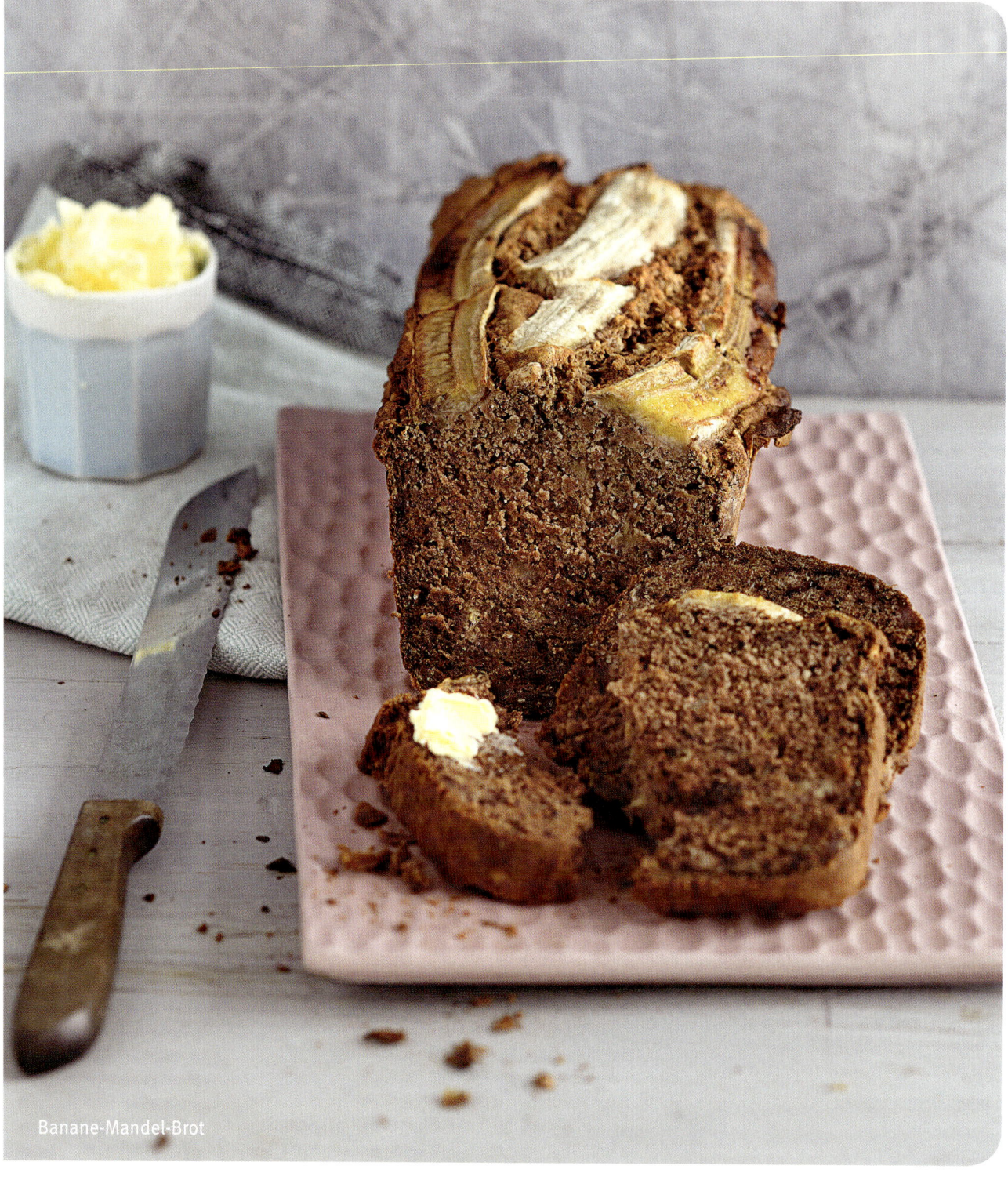

Banane-Mandel-Brot

Banane-Mandel-Brot

>> Dieses Brot ist glutenfrei und besteht aus gemahlenen Mandeln, Bananen, Chiasamen und Ahornsirup.

Für 1 Brot
⏱ 15 Min. + 30–40 Min. Backzeit

30 g Chiasamen • 250 g Buchweizenmehl • 130 g Reismehl • 100 g gemahlene Haselnüsse • 100 g Kokosblütenzucker • 1 Päckchen Backpulver • 1 TL Natron • 2 TL Zimt • 1 TL Bourbon-Vanille • 1 Prise Muskatnuss • 1 Prise Salz • 5 reife Bananen • 1 EL Zitronensaft • 250 ml Mandelmilch • ⅛ l Wasser • 100 ml Ahornsirup • 60 ml Sonnenblumenöl

● Ofen auf 160 Grad vorheizen und eine Brotbackform mit Backpapier auslegen.

● Chiasamen in zwei Esslöffeln Milch für zehn Min. einweichen. Alle trockenen Zutaten in einer Schüssel miteinander vermengen.

● Drei der Bananen mit einer Gabel zerdrücken und mit den restlichen Zutaten (Zitronensaft, Mandelmilch, Wasser, Ahornsirup, Sonnenblumenöl) und den eingeweichten Chiasamen zu den trockenen Zutaten geben. Alles miteinander verrühren, bis sich ein gleichmäßiger Teig bildet.

● Die Hälfte des Teiges in die Backform füllen. Die Bananen der Länge nach in dünne Scheiben schneiden. Vier Scheiben auf den Teig legen, bevor die zweite Hälfte dazugegossen wird. Die anderen vier Scheiben auf dem Teig platzieren. Das Brot wird nun für 30-40 Min. im Ofen gebacken, bis der Teig nicht mehr klebrig ist. Anschließend in der Form auskühlen lassen und genießen.

ballaststoffreich / fruktosefrei / zuckerfrei / FODMAP-frei / **glutenfrei** / histaminfrei / Omega-3-reich/ proteinreich / **laktosefrei**

Omelette mit Tomaten und Basilikum

>> Manchmal muss es morgens ein kräftiges Frühstück sein. Dann ist das Omelette mit Tomate und Basilikum gerade perfekt, da es leicht, gesund aber dennoch sättigend ist – und vorallem schnell geht, wenn der Hunger groß ist.

Für 1 Omelette
⏱ 15 Min.

2 Eier • 100 ml Milch (alternativ lakosefrei oder pflanzlich) • Salz • Pfeffer • 1 Tomate • 1 Frühlingszwiebel • etwas frischen Basilikum

● Eier und Milch mit Salz und Pfeffer mit einem Schneebesen in einer Schüssel vermengen. Dann Tomate und Frühlingszwiebeln in kleine Stücke schneiden und hinzugeben.

● Die Eiermischung nun in eine heiße Pfanne geben und auf mittlerer Hitze stocken lassen. Die frischen Basilikumblätter auf das Omelett geben, bevor die Oberfläche fest wird.

● Dann das Omelette einmal vorsichtig umdrehen und warm verzehren.

ballaststoffreich / fruktosefrei / **zuckerfrei** / FODMAP-frei / **glutenfrei** / histaminfrei / **Omega-3-reich** / **proteinreich** / **laktosefrei**

SALATE UND SUPPEN

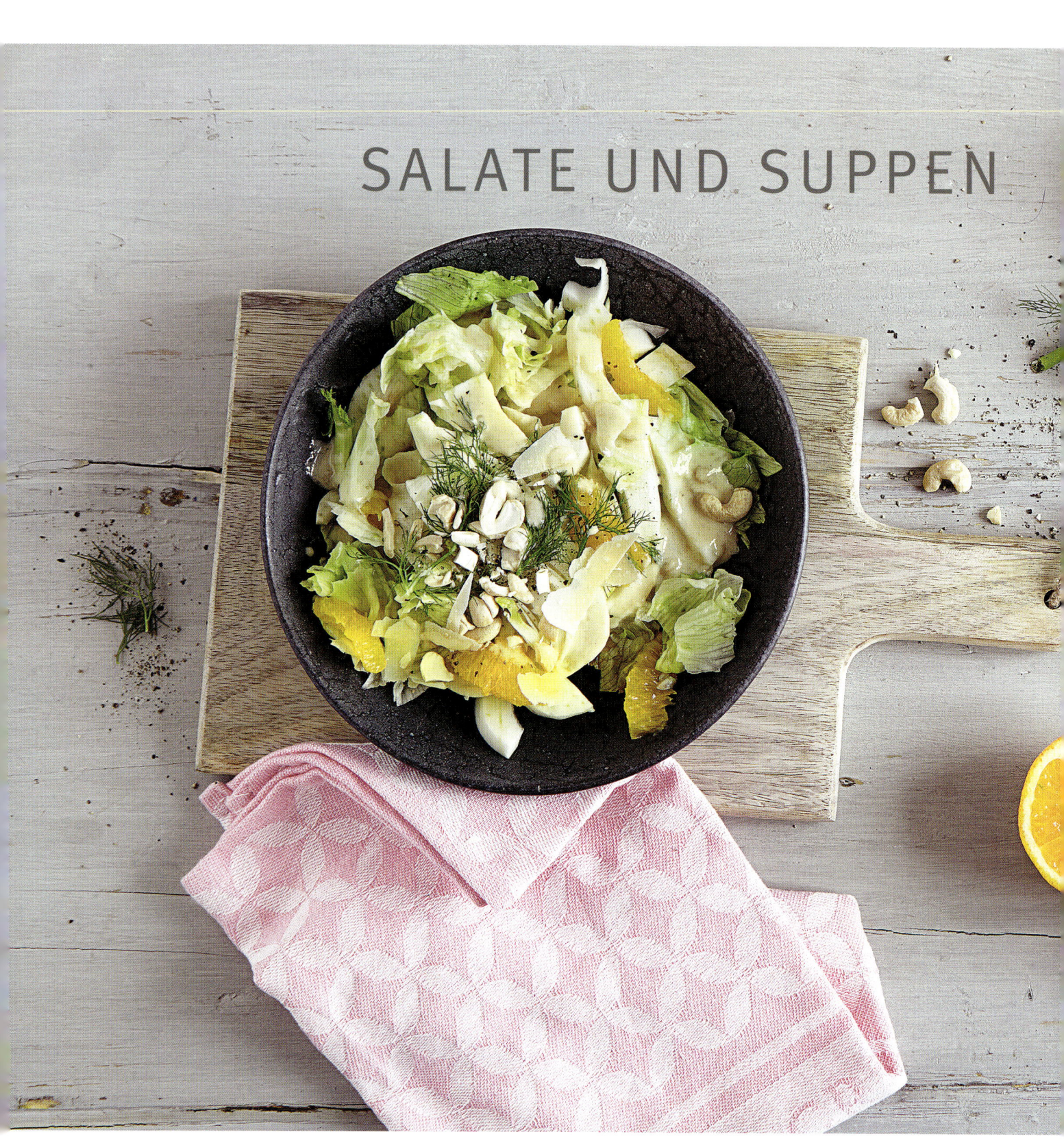

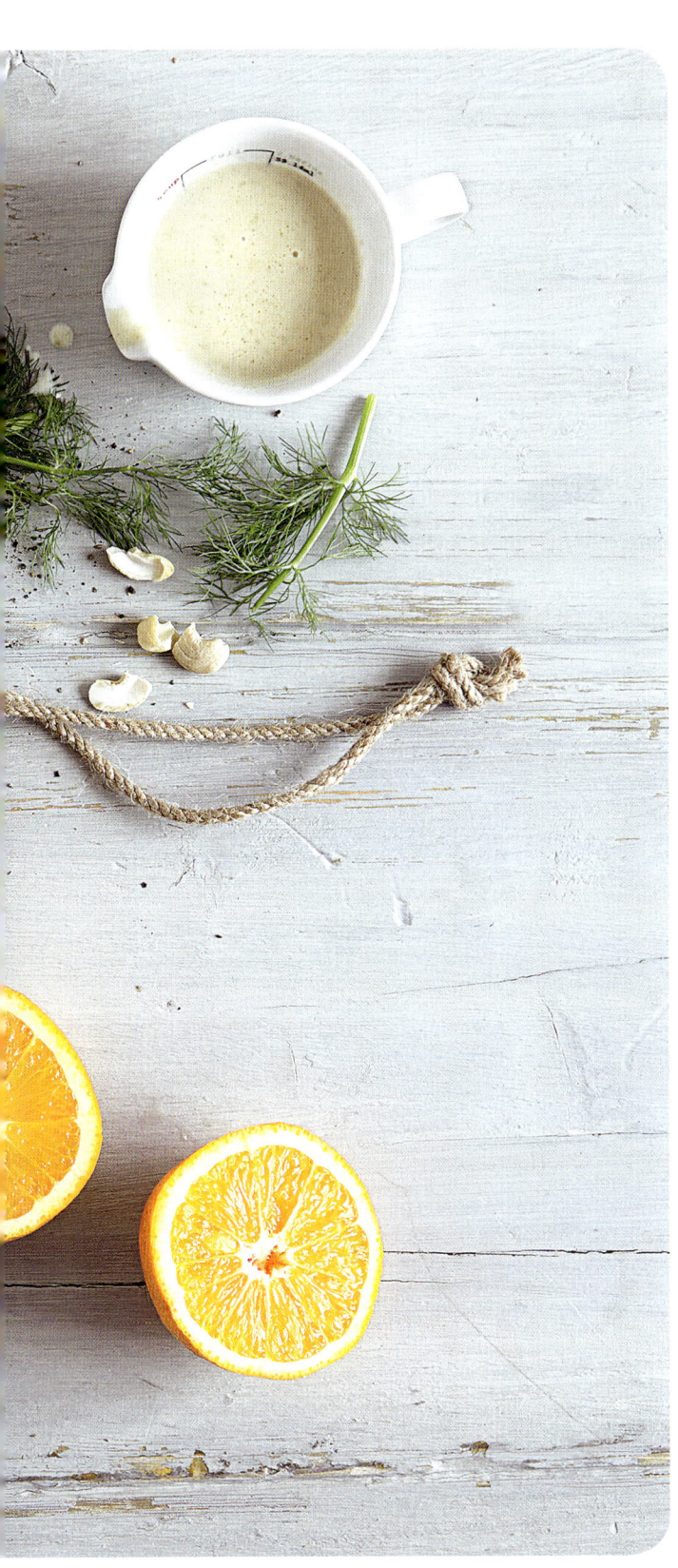

Orangen-Fenchel-Salat

» Der Orangen-Fenchel-Salat ist genial, weil er nur aus wenigen Zutaten besteht und super schnell hergestellt werden kann. Trotzdem ist er durch die Kombination von Parmesan, filetierten Orangen und herben Fenchel besonders.

Für 2 Personen
⊘ 15 Min.

1 kleiner Eisbergsalat (ca. 300 g) • 1 Orange • 1 Fenchelknolle • 100 g Parmesankäse • 50 Cashewnüsse
Für die Sauce: 1 Zitrone • 1 EL Tahin • 1 EL Olivenöl • Salz • Pfeffer • 1 EL Ahornsirup nach Geschmack • 1 EL Sojasauce nach Geschmack

● Eisbergsalat waschen und in kleine, mundgerechte Stücke zupfen.

● Orange filetieren und Fenchel in dünne Scheiben schneiden. Parmesan in grobe Stücke hobeln und Cashewnüsse zerhacken.

● Für die Salatsauce werden die Schale und der Saft der Zitrone mit dem Olivenöl und dem Tahin vermengt. Die Sauce kann mit Salz und Pfeffer abgeschmeckt werden. Wer mag, kann sie mit etwas Sojasauce und Ahornsirup noch verfeinern.

● Salat mit Sauce, Orange, Fenchel, Cashewnüssen und Parmesan vermengen und anrichten.

ballaststoffreich / **fruktosefrei** / **zuckerfrei** / FODMAP-frei / **glutenfrei** / histaminfrei / **Omega-3-reich** / **proteinreich** / **laktosefrei**

Spargel mit Mango-Erdbeer-Salat

》 Bei diesem Salat wird grüner Spargel mit einer fruchtigen Mischung aus Mango und Erdbeeren kombiniert. Mit etwas Rucola wird daraus ein feiner und besonderer Sommersalat.

Für 2 Personen
⏲ 20 Min.

500 g grüner Spargel • 1 kleine Mango • 80 g Erdbeeren • 100 g Rucola • 1 Frühlingszwiebel • Paprikagewürz scharf • Salz
Für die Salatsauce: 2 EL Ahornsirup • 1 Saft einer halben ausgepressten Zitrone (ca. 1 EL) • 1 EL Dijonsenf

● Spargel waschen, Enden abschneiden und ggf. die untere Hälfte schälen. In ca. 5cm lange Stücke schneiden und mit Olivenöl in der Pfanne anbraten. Spargel mit Salz und scharfem Paprikapulver würzen.

● Während der Spargel in der Pfanne brät, Mango schälen und Erdbeeren waschen, beides in kleine Stücke (ca. 1-cm-Würfel) schneiden. Die Frühlingszwiebel waschen und in dünne Ringe schneiden. Dann alles mit dem Rucola in einer Schüssel vermengen.

● Für die Salatsauce Ahornsirup mit Zitronensaft, Senf und einer Prise Salz vermengen.

● Wenn der Spargel bissfest gebraten ist, diesen noch warm zu dem Mango-Erdbeer-Rucola-Salat geben und die Sauce darüberträufeln.

ballaststoffreich / fruktosefrei / **zuckerfrei** / FODMAP-frei / glutenfrei / histaminfrei / Omega-3-reich/ proteinreich / **laktosefrei**

Couscous-Salat mit Aprikosen

》 Couscous habe ich zum ersten Mal auf Korsika gegessen – kombiniert mit süßen Rosinen und Nüssen. In diesem Rezept werden Aprikosen, Cashewnüsse und Fetakäse hinzugegeben, um den Couscous zu einem frischen Sommersalat zu machen.

Für 2 Personen
⏲ 25 Min.

150 ml Wasser • 2 Esslöffel Sojasauce • ein kleines Bund frische Minzblätter • Salz • Pfeffer • 120 g Couscous
In den Couscous: 1 Zwiebel • 20 g Butter • 4 Aprikosen • 100 g Fetakäse • 60 g Cashewnüsse • 50 g Rosinen • 50 g Sprossen • Salatsauce • 1 TL Dijonsenf • 1 TL Ahornsirup • 5 EL Olivenöl • 3 EL Essig • Salz • Pfeffer

● Wasser aufkochen und Sojasauce, Minzblätter und etwas Salz und Pfeffer dazugeben. Alles zusammen noch einmal fünf Min. kochen lassen und dann Couscous in den Topf mit Wasser geben, vom Herd nehmen und aufquellen lassen. Nach 10–15 Min sollte der Couscous alle Flüssigkeit aufgenommen haben und weich sein. Dann kann er mit etwas Butter verfeinert werden.

● Parallel Zwiebel und mundgerechte Stücke der Aprikose in Butter leicht andünsten. Fetakäse und Cashewnüsse in sehr kleine Stücke schneiden. Anschließend mit Rosinen, Sprossen und Couscous vermengen.

● Für das Dressing Senf, Ahornsirup, Olivenöl und Essig vermengen und mit Salz und Pfeffer abschmecken. Sauce mit dem Couscous-Salat vermengen und warm verzehren.

ballaststoffreich / fruktosefrei / **zuckerfrei** / FODMAP-frei / glutenfrei / histaminfrei / Omega-3-reich/ proteinreich / **laktosefrei**

Nudelsalat mit Parmaschinken

» Diesen Salat gibt es seit Jahren auf unserer Weihnachtsfeier. Ein Freund von mir hat ihn vor zehn Jahren zum ersten Mal mitgebracht und seitdem möchte keiner mehr darauf verzichten. Die Kombination von getrockneten Tomaten, Parmaschinken, Balsamico und Pinienkernen ist einmalig und darf bei keinem Fest fehlen.

Für 2 Personen
⊘ 20 Min.

125 g Dinkel-Penne (optional glutenfrei) • 80 g Pinienkerne • 100 g Mozzarella (optional laktosefrei) • 100 g Rucola • 80 g getrocknete Tomaten • 150 g Parmaschinken
Für das Dressing: 70 ml Olivenöl • 3 EL Balsamico • 1 TL grünes Pesto • 1 TL Dijon-Senf • 1 Knoblauchzehe • 100 g Parmesan (in dünnen Scheiben)

● Dinkel-Penne im Salzwasser kochen und kalt abschrecken. Pinienkerne in der Pfanne leicht anbraten.

● Mozzarella, Rucola, getrocknete Tomaten, Parmaschinken in mundgerechte Stücke schneiden.

● Alles in einer großen Schüssel vermengen.

● Für das Dressing Knoblauchzehe kleinschneiden und mit Olivenöl, Pesto, Senf und Balsamico verrühren.

● Dressing über den Salat geben und Parmesanscheiben darübergeben.

ballaststoffreich / fruktosefrei / zuckerfrei / FODMAP-frei / glutenfrei / histaminfrei / Omega-3-reich / proteinreich / laktosefrei

Spargel-Salat mit Gojibeeren

» Grüner Spargel eignet sich hervorragend für nahrhafte Salate. Wenn er mit grobem Meersalz und Olivenöl scharf angebraten wird, bleibt er wunderbar knusprig und liefert wertvolle Vitamine.

Für 2 Personen
⊘ 20 Min.

Für den Salat • 150 g grüner Spargel • 150 g Rucola • 50 g Babyspinat • 1 Grapefruit • 1 Avocado • 1 EL Gojibeeren • grobes Meersalz
Für das Dressing: 1 TL Dijonsenf • 1 EL Honig • 4 EL Olivenöl • Essig • Salz • Pfeffer

● Spargel waschen, Enden abschneiden und ggf. die untere Hälfte schälen, in ca. 5 cm lange Stücke schneiden und mit Olivenöl und Meersalzkörnern in der Pfanne anbraten.

● Grapefruit halbieren – eine Hälfte davon schälen und in kleine Stücke schneiden und aus der anderen Hälfte den Saft für die Salatsauce pressen.

● Avocado in kleine Stücke schneiden. Rucola und Babyspinat waschen und mit Avocado- und Grapefruitstücken und Gojibeeren in eine große Schüssel geben.

● Grapefruitsaft mit Dijonsenf, Honig, Olivenöl, Salz und Pfeffer vermengen und abschmecken. Je nach Geschmack noch etwas mehr Honig oder Wasser dazugeben.

● Goldbraun angebratenen Spargel noch warm zum Salat geben und mit Dressing übergießen.

ballaststoffreich / fruktosefrei / zuckerfrei / FODMAP-frei / glutenfrei / histaminfrei / Omega-3-reich / proteinreich / laktosefrei

Kürbis-Granatapfel-Salat mit Babyspinat

>> Der Hokkaido-Kürbis ist eine meiner Lieblingszutaten. Durch seine Mischung aus süßlichem und salzigem Geschmack kann er unglaublich vielseitig eingesetzt werden – und auch pur aus dem Ofen stellt er einen perfekten Snack dar. In diesem Rezept wird er mit Roter Bete, Nüssen und einem Granatapfel zu einem nahrhaften Salat.

Für 2 Personen
⏱ 25 Min.

- 1 kleiner Hokkaido-Kürbis (ca. 300 g)
- Olivenöl
- Salz
- Pfeffer
- Chilipulver
- 50 g Erdnüsse
- 1 Rote Bete
- 300 g Babyspinat
- 1 Granatapfel
- 1 Brokkoli

Für die Salatsauce:
- 4 EL Erdnussmus (ungesüßt)
- 1 TL Honig
- Saft einer ausgepressten Zitrone
- 100 ml Wasser
- Salz, Pfeffer

● Backofen auf 200 Grad vorheizen.

● Hokkaido gut waschen und (mit Schale) in kleine Stücke schneiden. Die Stücke auf ein mit Backpapier ausgelegtes Backblech geben und mit Olivenöl, Salz, Pfeffer und Chilipulver vermengen. Backblech in der mittleren Schiene des Backofens einlegen und die Stücke regelmäßig wenden, bis sie bissfest und goldbraun sind (ca.15–20 Min.). Nach etwa 10 Min. die Erdnüsse zu den Kürbisstücken auf das Blech dazugeben.

● Währenddessen Rote Beete und Babyspinat waschen, in mundgerechte Stücke schneiden und mit Granatapfelkernen in eine große Schüssel geben.

● Brokkoli klein schneiden und kurz sehr kräftig von beiden Seiten in Olivenöl anbraten. Er sollte noch knusprig bleiben.

● Für das Dressing Erdnussmus, Zitronensaft, Honig, Wasser, Salz und Pfeffer vermischen und abschmecken. Das fertige Dressing in die Schüssel mit den anderen Zutaten geben und alles gut miteinander vermengen.

● Zum Schluss den Kürbis und die Erdnüsse über den Salat geben und servieren.

ballaststoffreich / fruktosefrei / **zuckerfrei** / FODMAP-frei / **glutenfrei** / histaminfrei / **Omega-3-reich** / **proteinreich** / **laktosefrei**

Salate und Suppen

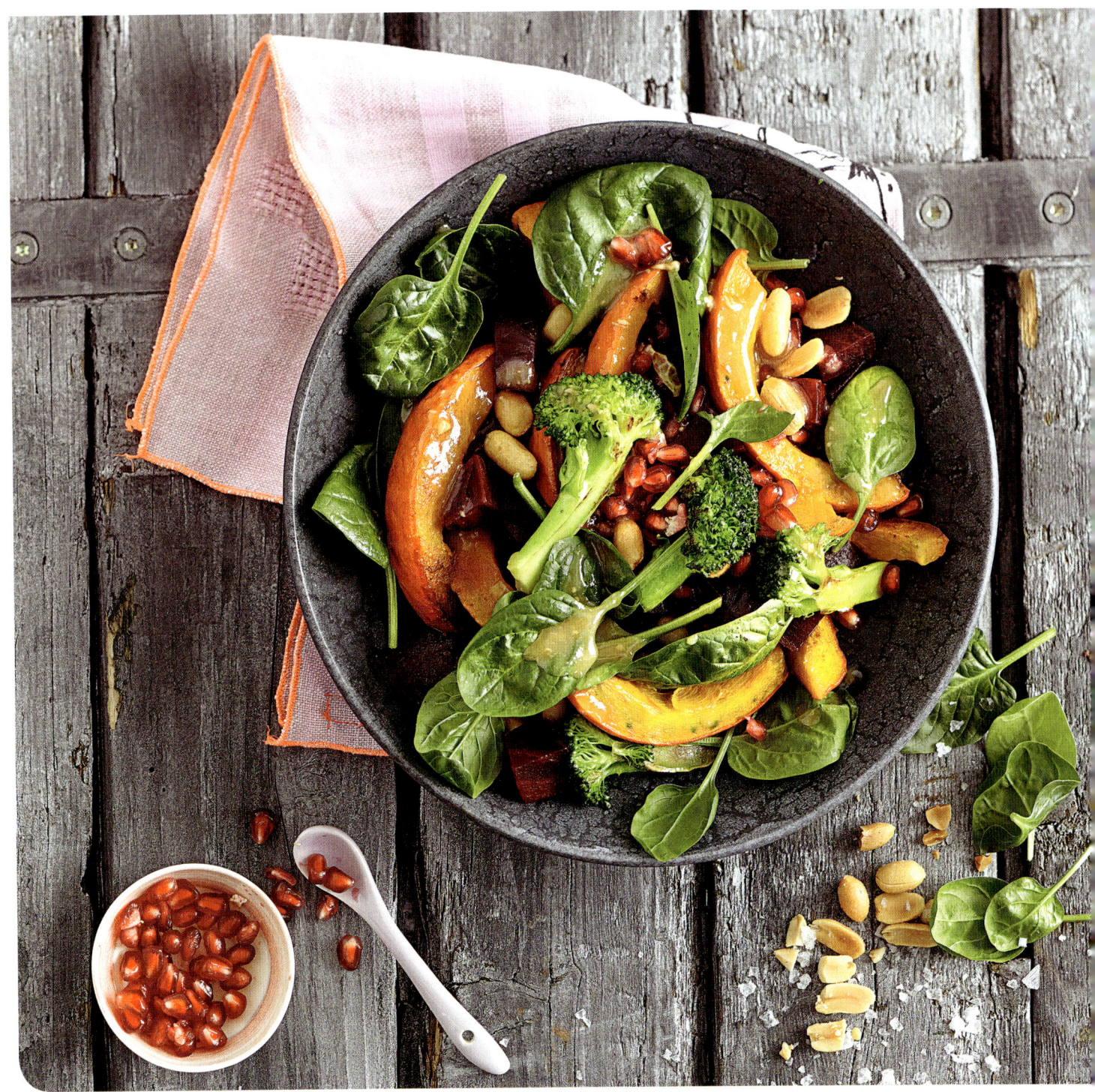

Tomaten-Süßkartoffel-Salat mit Hühnchen

>> Das Hühnchen in diesem Salat wird in eine Marinade aus Chili, Soja und Honig eingelegt. Dadurch bekommt es eine leicht süßliche Note, die perfekt zu den herzhaften Süßkartoffeln und dem grünen Kopfsalat passt.

Für 2 Personen
⊙ 40 Min.

- 2 Hühnerbrüste (kann für eine vegetarische Variante weggelassen werden)
- 2 Süßkartoffeln
- 1 EL Knoblauchöl
- 1 Chilischote
- 8 EL Sojasauce
- 2 EL Honig
- 4 EL Sesamöl (Olivenöl geht auch)
- 4 EL Zitronensaft
- 50 g getrocknete Tomaten
- 50 g frische Cocktailtomaten
- 50 g Pinienkerne
- 1 kleinen Kopfsalat

Für das Dressing:
- 1 gehäufter EL Tahin
- 2 EL Zitronensaft
- 50–60 ml Wasser
- Salz
- Pfeffer

● Ofen auf 200 Grad Umluft vorheizen und ein Blech mit Backpapier vorbereiten.

● Hühnerbrust in feine Streifen und Süßkartoffeln in rechteckige Stücke (ca. 2 x2 cm) schneiden.

● Für die Marinade alle Zutaten (Knoblauchöl, Chili, Sojasauce, Honig, Sesamöl und Zitronensaft) miteinander vermengen, bis eine cremige, aber leicht flüssige Sauce entsteht. Je nach Konsistenz noch etwas Öl oder Honig hinzufügen.

● Hühnerbrust mit der Marinade einreiben und in einer Schale einziehen lassen. Die Süßkartoffelstücke ebenfalls mit der Marinade bestreichen und direkt in den Ofen geben.

● Hühnerbruststreifen und Süßkartoffelstücke 20 Min. auf der mittleren Schiene gleichmäßig garen und regelmäßig wenden. Bevor sie fertig sind, kurz (3–5 Min.) auf die oberste Schiene des Backofens unter die Grillfunktion geben, damit sie von außen leicht knusprig werden.

● Getrocknete und frische Tomaten in mundgerechte Stücke schneiden. Pinienkerne in einer Pfanne leicht anrösten, Kopfsalat waschen und zupfen.

● Die Salatsauce aus Tahin, Zitronensaft, etwas Wasser und Salz und Pfeffer (Olivenöl nach Geschmack) erstellen und mit Salat, Tomaten und gut vermengen. Anschließend Hühnerstreifen und Süßkartoffeln darauflegen und servieren.

ballaststoffreich / fruktosefrei / **zuckerfrei** / FODMAP-frei / **glutenfrei** / histaminfrei / Omega-3-reich/ **proteinreich** / **laktosefrei**

Apfel-Walnuss-Salat mit Ziegenkäse

≫ Ziegenkäse ist für mich eine weitere sehr besondere Zutat: Wenn er mit genug Olivenöl und etwas Ahornsirup kurz und scharf angebraten wird, entsteht eine karamellisierte Kruste, die sich perfekt mit frischen Äpfeln und Walnüssen ergänzt.

Für 2 Personen
⏱ 15 Min.

1 kleiner Kopfsalat (ca. 300 g) • 100 g Walnüsse • 1 Apfel • 150 g Ziegenkäserolle • 1 EL Ahornsirup • 1 EL Olivenöl
Für die Sauce: 1 TL Senf • 1 TL Ahornsirup • 2 EL Balsamico • 2 EL Olivenöl • 2 EL Fruchtsaft (z.B. Apfelsaft) • Salz • Pfeffer

- Kopfsalat waschen und in mundgerechte Stücke zupfen.

- Walnüsse klein hacken und den Apfel in schmale, mundgerechte Stücke schneiden.

- Ziegenkäse-Rolle in etwa 2 cm dicke Stücke schneiden und mit etwas Ahornsirup und Olivenöl in der Pfanne anbraten. Damit der Käse eine schöne Kruste bekommt und nicht in der Pfanne zerfließt, ist es wichtig, dass ausreichend Öl verwendet wird und der Käse sehr scharf, auf hoher Hitze, angebraten wird.

- Salatsauce aus Senf, Ahornsirup, Balsamico, Olivenöl, Fruchtsaft, Salz und Pfeffer zusammenrühren.

- Anschließend werden die Apfel- und Walnussstücke mit dem Eisbergsalat und der Salatsauce verrührt – und die Ziegenkäsestücke zum Verzehr warm daraufgelegt.

ballaststoffreich / fruktosefrei / **zuckerfrei** / FODMAP-frei / **glutenfrei** / histaminfrei / **Omega-3-reich** / **proteinreich** / laktosefrei

Käsesuppe mit Weißwein und Muskatnuss

≫ Ich liebe Käse und Wein, nur ist das meist keine sehr gesunde Kombination. In dieser Suppe wird aus beiden Zutaten das Beste herausgeholt, perfekt für einen kalten Winterabend.

Für 2 Personen
⏱ 15 Min.

80 g Pilze (Pfifferling, Champignon) • Butter • Knoblauch nach Geschmack • 500 ml Gemüsebrühe • 1–2 Schmelzkäseecken (Sahne oder Kräuter) • 2 EL Crème fraîche • 1 TL Maisstärke • 1 Eigelb • 1 Esslöffel süße Sahne • 50 ml Weißwein • 1 Prise Muskatnuss • Frische Petersilie • Salz • Pfeffer

- Pilze putzen, kleinschneiden und in Butter mit kleingehacktem Knoblauch ca. 5 Min. anschwitzen. Dann zur Seite stellen.

- Gemüsebrühe erhitzen, Schmelzkäse hinzugeben und unter Rühren auflösen lassen. Dann die Crème fraîche hinzufügen.

- Maisstärke in kaltem Wasser auflösen, zur Suppe geben und kurz unter Rühren aufkochen lassen.

- Eigelb mit Sahne verquirlen und mit der Gemüsebrühe-Käse-Mischung vermengen. Die Suppe beständig mit dem Schneebesen rühren.

- Mit Weißwein, Muskatnuss, Salz und Pfeffer abschmecken und mit gedünsteten Pilzen und frischer Petersilie anrichten.

ballaststoffreich / **fruktosefrei** / **zuckerfrei** / FODMAP-frei / **glutenfrei** / histaminfrei / Omega-3-reich/ proteinreich / laktosefrei

Zucchinisuppe mit Sahne

» Dieses Suppenrezept habe ich von meiner Mum. Es eignet sich perfekt für eine schnelle frische Mahlzeit, die unkompliziert zuzubereiten ist.

Für 2 Personen
20 Min.

1 Zwiebel oder kleine Lauchstange (wer möchte) • 2 mittelgroße Zucchini • Butter • ca. 500 ml Gemüsebrühe • 1 Prise Salz • 1 Prise Pfeffer • 100 g süße Sahne (optional laktosefrei) • 1 Prise Muskat

● Zwiebel bzw. Lauch schälen und in kleine Würfelchen schneiden. Zucchini waschen und ebenfalls in Stücke schneiden. Zwiebel bzw. Lauch in Butter andünsten.

● Zucchini zugeben und 5 Min. mitdünsten, anschließend Gemüsebrühe sowie Salz und Pfeffer hinzufügen. Noch einmal 10 Min. leicht köcheln lassen und mit einem Mixstab pürieren.

● Geschlagene Sahne auf die Suppe geben und mit Muskat abschmecken.

ballaststoffreich / fruktosefrei / zuckerfrei / FODMAP-frei / glutenfrei / histaminfrei / Omega-3-reich/ proteinreich / laktosefrei

Kürbis-Ingwer-Orangensuppe

» Diese feine Kürbis-Ingwer-Suppe passt gut zum Winterbeginn.

Für 2 Personen
20 Min.

1 kleiner Hokkaidokürbis oder ½ Kürbis (ca. 500 g) • rote Currypaste nach Geschmack (ca. 1 Teelöffel) • ca. 2 cm Ingwerwurzel, fein gerieben oder gehackt • ca. 250 ml Orangensaft • ca. 250 ml Gemüsebrühe • Salz • Pfeffer • 20 g Kürbiskerne • 100 g süße Sahne (optional: laktosefrei) • etwas Kürbiskernöl

● Kürbis mit Schale in kleine Stücke schneiden (Kerne entfernen) und mit etwas Olivenöl, Currypaste und Ingwer ca. 10 Min. andünsten.

● Mit Orangensaft und Gemüsebrühe ablöschen, mit Salz und Pfeffer würzen und weitere 5 Min. unter Rühren leicht köcheln lassen.

● Kürbiskerne in einer Pfanne ohne Öl leicht anrösten.

● Zutaten pürieren und mit geschlagener Sahne, Kürbiskernöl und Kürbiskernen anrichten.

ballaststoffreich / fruktosefrei / zuckerfrei / FODMAP-frei / glutenfrei / histaminfrei / Omega-3-reich/ proteinreich / laktosefrei

Tomatensuppe mit Chili

» Diese scharfe Tomatensuppe ist eine perfekte Vorspeise für einen Abend mit Gästen.

Für 2 Personen
20 Min.

1 Schalotte • Olivenöl • 2 EL Tomatenmark • 1 TL Honig • 1 kleine Selleriestange • 600 g reife Tomaten • frischer Liebstöckel nach Geschmack (3 kleine Blättchen) • 1 Chili, scharf • ca. 500ml Gemüsebrühe • Salz • Pfeffer • 50 g Sahne nach Geschmack (optional laktosefrei) • Basilikumblätter

● Schalotte schälen, klein würfeln und sanft in Olivenöl andünsten. Tomatenmark und Honig hinzugeben und kurz mit anschwitzen.

● Stangensellerie und Tomaten in kleine Stücke schneiden. Stangensellerie, Liebstöckel und Chili hinzufügen und 2 Min. dünsten.

● Tomaten und Gemüsebrühe hinzugeben und bei mittlerer Hitze ca. 10 Min. leicht köcheln lassen. Abschmecken, pürieren und mit Sahne und Basilikum anrichten.

ballaststoffreich / fruktosefrei / zuckerfrei / FODMAP-frei / glutenfrei / histaminfrei / Omega-3-reich/ proteinreich / laktosefrei

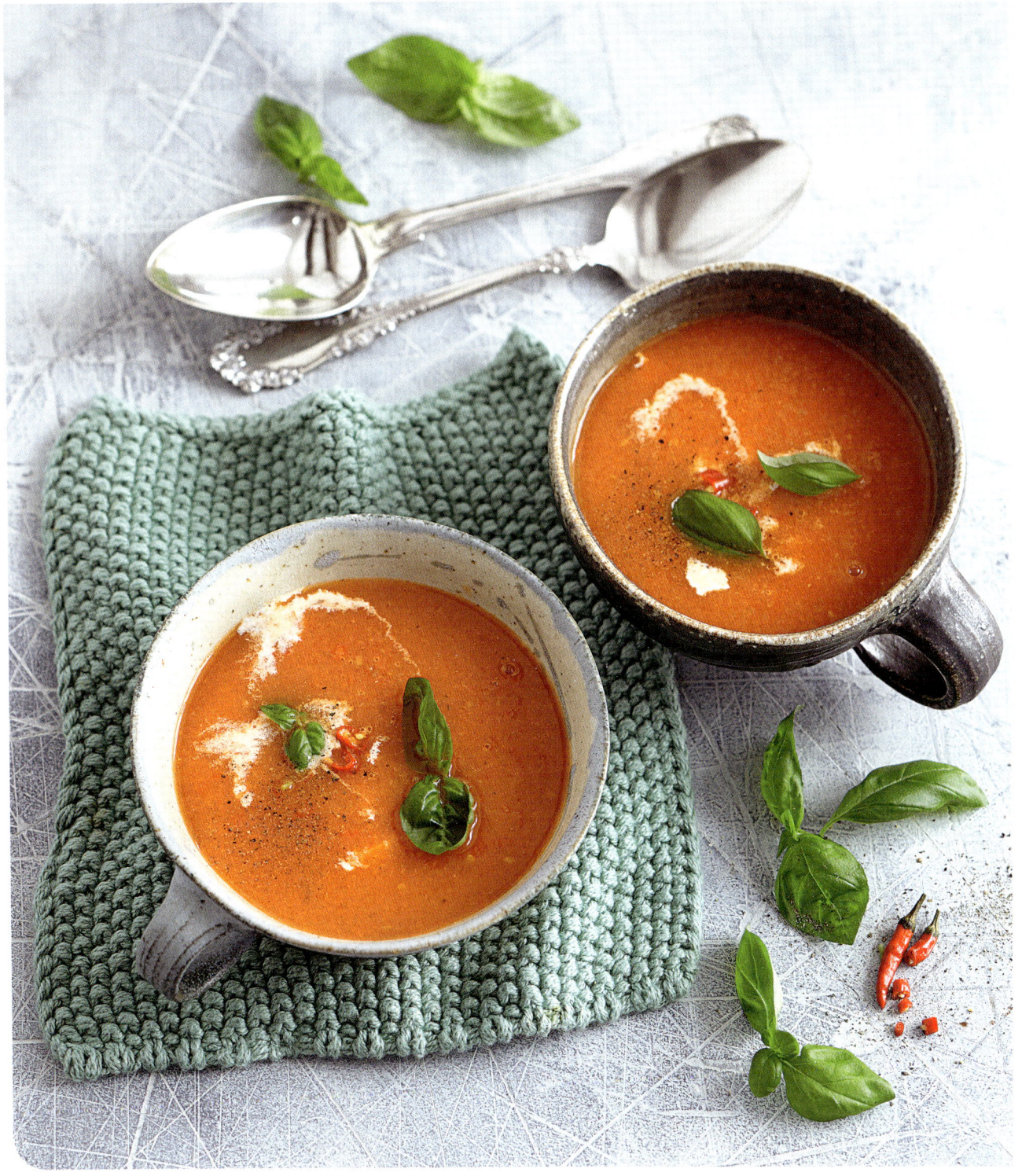

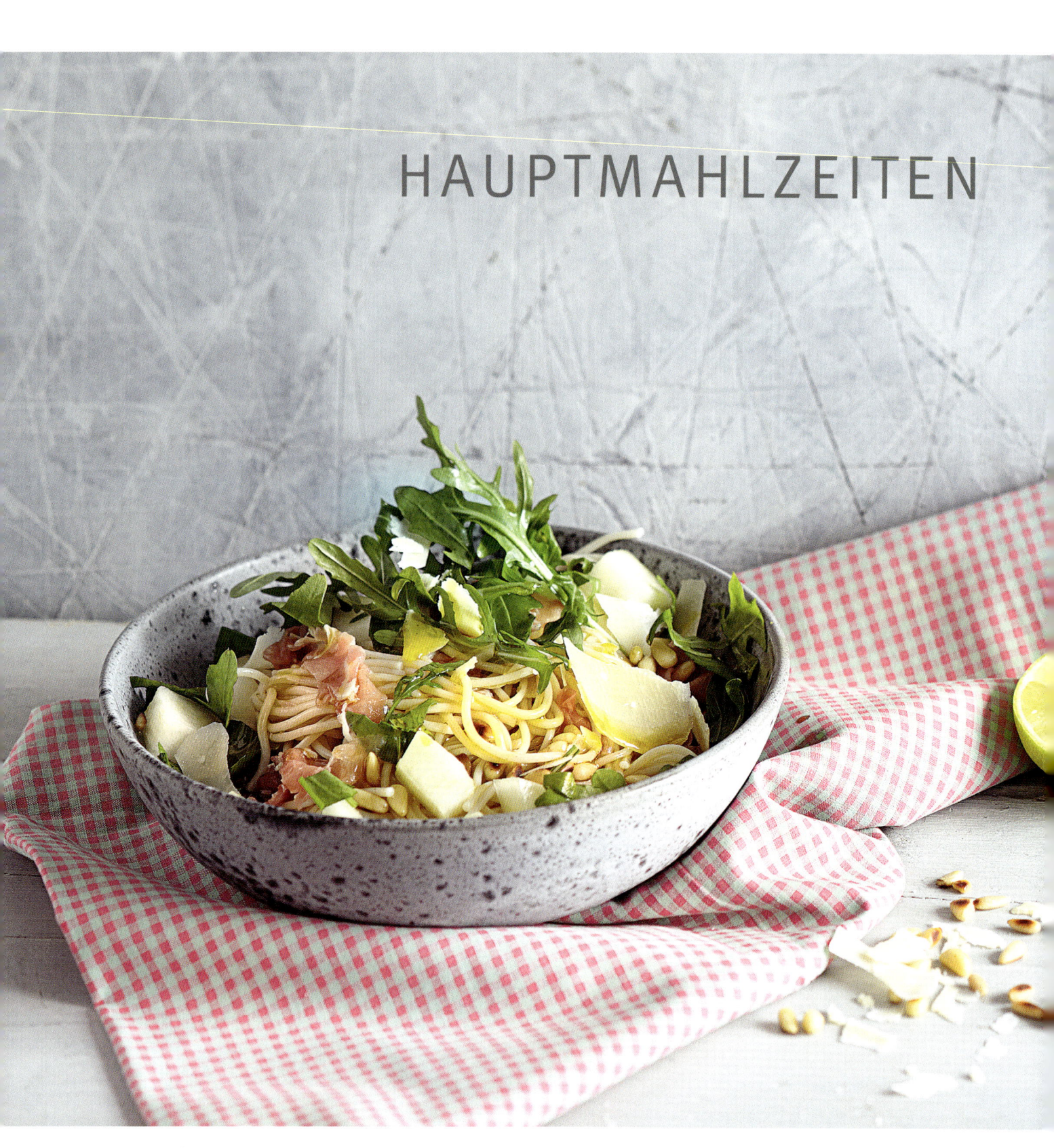

HAUPTMAHLZEITEN

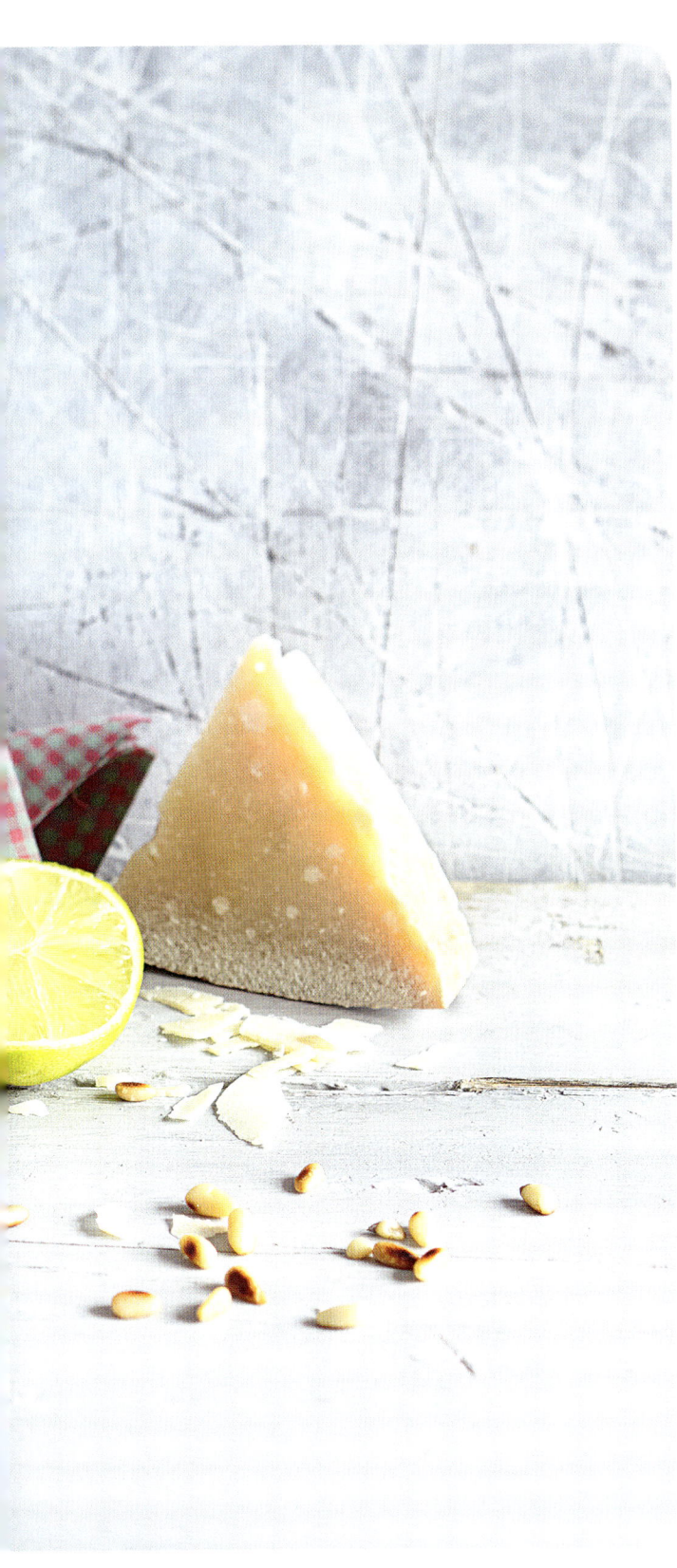

Dinkel-Spaghetti mit Melone und Serrano-Schinken

>> An diesen Spaghetti liebe ich die Kombination von süßer Honigmelone und herzhaftem Serrano-Schinken. Gerade für ein schnelles und leichtes Sommergericht eignet sich das besonders gut.

Für 2 Personen
⊘ 15 Min.

200 g Dinkelpenne (optional auch glutenfrei) • 1 sehr kleine Honigmelone (ca. 200 g) • 100 g Rucola • 60 g Serrano-Schinken (in Scheiben) • 20 g Pinienkerne • 2 Zitronen • ca. 4–6 EL Olivenöl • Salz • Pfeffer • 50 g Parmesan, gehobelt

● Penne in Salzwasser al dente kochen.

● Melone aufschneiden, entkernen und das Fruchtfleisch in mundgerechte, rechteckige Würfel schneiden.

● Rucola waschen, kleinzupfen. Serrano-Schinken in mundgerechte Stücke zupfen.

● Pinienkerne kurz in einer Pfanne anrösten und alles in eine Schüssel geben.

● Saft der zwei Zitronen mit Olivenöl, Salz und Pfeffer abschmecken. Sobald die Spaghetti fertig sind, abtropfen lassen und in der Schüssel mit den anderen Zutaten gut mit dem Zitronen-Öl gut vermengen.

● Zum Schluss mit Parmesanscheiben auf die Teller geben und servieren.

ballaststoffreich / **fruktosefrei** / **zuckerfrei** / FODMAP-frei / glutenfrei / histaminfrei / Omega-3-reich / **proteinreich** / **laktosefrei**

Pasta mit Ziegenkäse, Feigen und Walnusspesto

>> Ziegenkäse lässt sich großartig mit Feigen kombinieren. In diesem Rezept gibt es herzhafte Dinkelpasta dazu.

Für 2 Personen
⊘ 25 Min.

200 g Dinkelpenne (optional: glutenfrei) • 50 g getrocknete Tomaten • 4 frische Feigen • 150 g Ziegenkäserolle • Ahornsirup
Für das Pesto: 150 g Blattspinat • 50 g Walnusskerne • 50 ml Walnussöl • 1 Knoblauchzehe (alternativ: 1 EL Knoblauchöl) • Zitronensaft nach Geschmack • Salz • Pfeffer

- Penne nach Packungsanweisung bissfest kochen.

- Getrocknete Tomaten zerhacken, Feigen aufschneiden und vierteln.

- Ziegenkäse-Rolle in 2 cm dicke Stücke schneiden und mit Ahornsirup in der Pfanne anbraten. Damit der Käse eine schöne Kruste bekommt, ist es wichtig, dass ausreichend Öl verwendet wird und der Käse bei starker Hitze angebraten wird.

- Für das Pesto Blattspinat (bis auf ein paar Blätter zum Garnieren), Walnüsse, Walnussöl und Knoblauchzehe in einen Mixer geben und pürieren. Mit Zitronensaft, Salz und Pfeffer abschmecken.

- Penne mit Walnuss-Pesto, getrockneten Tomaten, Feigen und ein paar frische Spinatblätter vermengen. Warmen Ziegenkäse mit Ahornsirup am Schluss auf den Salat legen und noch warm verzehren.

ballaststoffreich / fruktosefrei / **zuckerfrei** / FODMAP-frei / glutenfrei / histaminfrei / Omega-3-reich / proteinreich / laktosefrei

Waldpilz-Risotto mit Cashewnüssen

>> Zu diesem Risotto passt ein feines Glas Weißwein, das nicht zu viel Säure enthält, perfekt.

Für 2 Personen
⊘ 25 Min.

500 ml Bio-Gemüsebrühe • 200 g Risotto-Reis • 50 g Butter • 1 Prise Thymian • 1 Prise Majoran • Pfeffer • 125 ml Weißwein • 50 g Cashewnüsse, gehackt • 1 Zwiebel • 100 g Waldpilze (es eignen sich Shiitake, Champignons, Porcinis und andere Waldpilzsorten) • Salz • Pfeffer • Parmesan

- 500 ml Gemüsebrühe aus Brühpulver vorbereiten.

- Risotto-Reis in einer kleinen Menge Butter leicht glasig anbraten und Gemüsebrühe, etwas Thymian, Majoran und Pfeffer hinzufügen. Reis auf mittlerer Stufe köcheln lassen.

- Nach 10 Min. Weißwein und Cashewnüsse hinzufügen und umrühren. Sobald der Reis eindickt (nach ca. 15 Min.), die Hitze herunterschalten und den Deckel schließen.

- Die Zwiebel in Ringe schneiden und in Butter auf niedriger Stufe anschmelzen. Nun Pilze hinzufügen, mit etwas Salz und Pfeffer würzen und goldbraun anbraten lassen.

- Sobald der Risotto-Reis alle Flüssigkeit aufgenommen hat, kann er serviert werden. Die geschmelzten Zwiebelringe und Pilze werden als Topping serviert. Frischen Pfeffer und Parmesan über das Risotto reiben.

ballaststoffreich / **fruktosefrei** / **zuckerfrei** / FODMAP-frei / **glutenfrei** / histaminfrei / Omega-3-reich / **proteinreich** / **laktosefrei**

Fischfilet mit Quinoa-Rosmarin-Panade

>> Traditionelles Fish 'n' Chips ist ein sehr beliebtes Gericht, nur leider durch die fett- und glutenhaltige Panade des Fischs nicht besonders gut verträglich. Eine unglaublich gute Alternative ist die Panade aus knackigem Quinoa mit feinem Rosmarin.

Für 2 Personen
⏲ 10 Min. + 25 Min. Backzeit

2 entgrätete weiße Fischfilets • 70 g Tapiokamehl • 1 Ei • 2 EL Olivenöl • 125 g Quinoa • 1 Prise grobe Meersalzkörner • 1 Prise feiner Pfeffer • 1 Bund frischer Rosmarin

● Ofen auf 180 Grad Umluft vorheizen und ein Backblech mit Backpapier vorbereiten.

● Dann drei flache Teller für das Panieren vorbereiten: den ersten mit dem Tapiokamehl, den zweiten mit dem vermengten Ei und Olivenöl und den dritten mit Quinoa, Meersalz, Pfeffer und Rosmarin gefüllt.

● Fischfilets panieren, indem sie zuerst in dem Tapiokamehl gewendet, dann in die Ei-Öl-Mischung getunkt werden und zuletzt eine Kruste aus Quinoa und Rosmarin bekommen.

● Panierte Fischfilets auf das Backblech legen und für 25 Min. backen, bis die Kruste leicht goldbraun wird. Nach der Hälfte der Zeit sollten die Filets einmal gewendet werden.

● Dazu können Ofenkartoffeln und frischer Kräuterquark serviert werden.

ballaststoffreich / **fruktosefrei** / **zuckerfrei** / **FODMAP-frei** / **glutenfrei** / histaminfrei / **Omega-3-reich** / **proteinreich** / **laktosefrei**

Zucchini-Kartoffel-Tarte

>> Diese Tarte eignet sich perfekt, um die Reste am nächsten Tag mit ins Büro zu nehmen und sich über einen gesunden und doch herzhaften Lunch zu freuen.

Für 2 Personen
⏲ 20 Min. + 60–70 Min. Backzeit

2 EL Rapsöl • 3 Kartoffeln • 2 große Zucchini • 225 g Parmaschinken oder Bacon (kann für eine vegetarische Variante auch weggelassen werden) • 180 g geriebener laktosefreier Käse (Emmentaler oder Maasdammer) • 75 g Maisstärke • Salz • Pfeffer • 6 Eier

● Ofen auf 170 Grad vorheizen und eine runde Kuchenbackform leicht einfetten.

● Kartoffeln in Salzwasser 10–15 Min. kochen, bis sie fast durch sind. Nach dem Abkühlen in 3 mm dicke Scheiben schneiden und den Boden der Kuchenform damit auslegen.

● Zucchini reiben und mit Schinken, laktosefreiem Käse, Maisstärke und etwas Salz und Pfeffer in eine Schüssel geben und vermengen.

● Eier leicht aufschlagen und unterheben. Das Ganze über die Kartoffelstücke in die Kuchenform gießen und gleichmäßig verteilen.

● Nun die Tarte für 60–70 Min. backen lassen, bis sie eine goldgelbe Kruste bildet und innen nicht mehr flüssig ist. Vor dem Servieren noch einmal 5–10 Min. stehen lassen, damit sie fest genug zum Schneiden wird.

ballaststoffreich / **fruktosefrei** / **zuckerfrei** / **FODMAP-frei** / **glutenfrei** / **histaminfrei** / Omega-3-reich / **proteinreich** / **laktosefrei**

Darmgesund kochen – die Rezepte

Basmati-Linsen-Reis mit Zimt-Hähnchen

» Dieses Rezept ist etwas für einen besonderen Abend. Es ist recht anspruchsvoll und langwierig in der Zubereitung, belohnt aber beim Verzehr. Das mit Zimt, Safran und Butter marinierte Hähnchen in Verbindung mit dem Dattel-Pistazien-Reis ist bei jedem Dinner ein Highlight.

Für 6 Personen
⊘ 90 Min.

- 1 bratfertiges Hähnchen
- 450 g Basmatireis
- 150 g grüne Linsen
- 7 Datteln ohne Stein
- 200 g Pistazien, gehackt
- 6 Stiele Minze
- 2 Granatäpfel
- 100 g Pinienkerne
- 1 Zitrone, ausgepresst
- Butter zum Anbraten

Für die Marinade und die Füllung des Hähnchens:
- 2 EL Paprikagewürz, mild
- Salz
- Pfeffer
- 3 EL Olivenöl

- 0,2 g gemahlener Safran
- 4 kleine Zwiebeln, geviertelt
- 1 Limette, geviertelt
- 6 Knoblauchzehen
- 80 g Butter
- 1 Zimtstange (ca. 6 cm), halbiert
- 1 Prise Kardamom

● Ofen auf 190 Grad Umluft vorheizen.

● In einer kleinen Schüssel das Paprikagewürz mit Salz, Pfeffer und Öl vermengen, bis sich eine dickflüssige Paste ergibt. Das Hähnchen mit der Gewürzpaste einpinseln. Dann das gewürzte Hähnchen in einer Pfanne von allen Seiten stark anbraten.

● Parallel den Safran mit 180 ml Wasser vermengen und in einer kleinen Schüssel ziehen lassen.

● Nachdem das Hähnchen angebraten ist, wird es mit den Zwiebeln- und Limettenvierteln und dem Knoblauch in einen Bräter oder eine Auflaufform gelegt. Die Hähnchenschlägel werden am Übergang zur Brust tief eingeschnitten.

● Zu den Resten der Gewürz-Mischung in der Pfanne, in der das Hähnchen angebraten wurde, Butter, Zimtstange, Kardamom und Hälfte des Safran-Wassers geben. Leicht aufkochen und über das Hähnchen gießen.

● Das Hähnchen in dem Bräter für 1,5 h im Ofen garen lassen und alle 15 Min. mit der Flüssigkeit die sich im Bräter ansammelt, übergießen.

● Eine halbe Stunde vor dem Ende der Garzeit des Hähnchens Basmatireis und Linsen nach ca. 30 Min. kochen und in einer großen Schüssel verrührt.

● Datteln, Pistazien und Minze in kleine Stücke hacken und Granatäpfel entkernen. Dann mit Pinienkernen und Zitronensaft in Butter angebraten und anschließend mit dem Basmati-Linsen-Reis vermengen.

● Hühnchen aus dem Bräter nehmen, Sauce abschöpfen und zur Basmati-Linsen-Reis-Mischung geben.

ballaststoffreich / fruktosefrei / **zuckerfrei** / FODMAP-frei / **glutenfrei** / histaminfrei / **Omega-3-reich** / **proteinreich** / **laktosefrei**

Hauptmahlzeiten

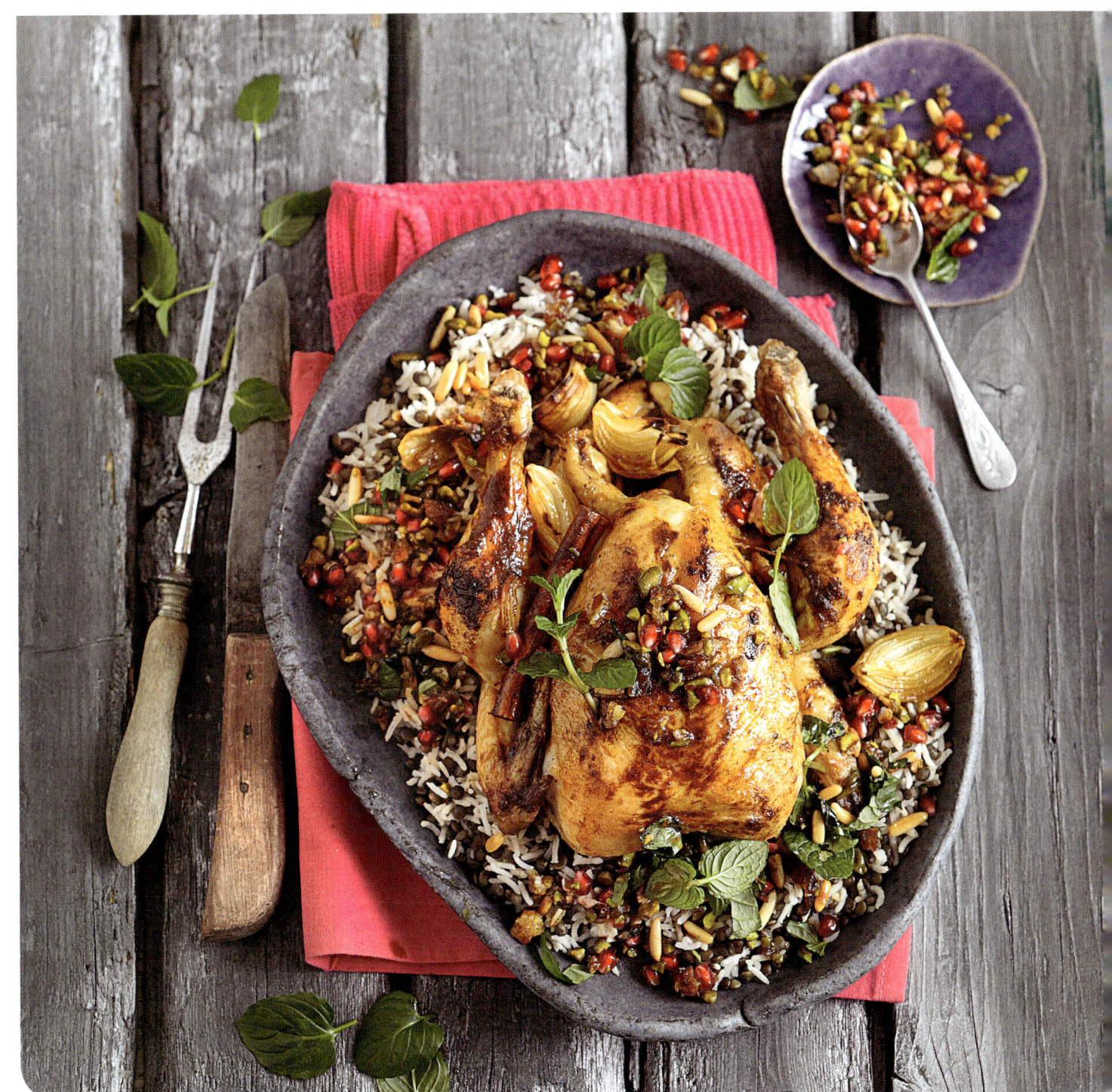

Vollkorn-Lasagne mit Kürbis und Hackfleisch

>> Lasagne ist das Lieblingsrezept vieler Menschen – zu Recht, denn Lasagne lässt sich mit verschiedensten Zutaten kombinieren und befüllen. Dieses Rezept bringt Kürbis mit Vollkornlasagne und feinem Rinderhackfleisch zusammen.

Für 2 Personen
⏱ 25 Min. + 50 Min. Backzeit

Für die Bolognesesauce:
- 1 Karotte
- 1 Zwiebel
- ½ Knoblauchzehe
- 150 g Rinderhackfleisch
- Olivenöl
- Rotwein (optional)
- 150 g gehackte Dosentomaten
- 1 EL Tomatenmark
- Salz
- Pfeffer
- 1 Prise Muskatnuss
- 1 Prise Oregano
- 1 Prise Basilikum

Weitere Zutaten:
- 1 kleiner Hokkaido Kürbis (ca. 250 g)
- Paprikapulver
- ca. 8 Vollkorn-Lasagneblätter (alternativ: glutenfrei)
- 100 g geriebener Edamer
- 1 EL Cashewkerne, gehackt

● Ofen auf 180 Grad vorheizen.

● Für die Bolognesesauce Karotte reiben, Zwiebeln und Knoblauch klein schneiden. Das Rinderhackfleisch in Olivenöl braun anbraten und Karotten und Zwiebeln hinzufügen. Nach Belieben mit Rotwein ablöschen. Anschließend kommen Tomaten, Knoblauch und Tomatenmark, sowie Salz, Pfeffer, Muskatnuss, Oregano und Basilikum zu der Hackfleisch-Mischung.

● Bei niedriger Hitze in offenem Topf etwa 15 Min. köcheln gelassen.

● Kürbis waschen, entkernen und mit Schale in dünne Scheiben schneiden. Kürbisscheiben leicht mit Paprikapulver würzen (optional: scharfes Paprikapulver).

● Auflaufform mit Butter fetten und mit der ersten Lasagneblattschicht belegen. Darauf eine Schicht Bolognesesauce geben, Kürbisscheiben darauflegen und mit Edamer und zerhackten Cashewnüssen bestreuen. Anschließend wieder eine Schicht Lasagneblätter, Bolognesesauce und Kürbisscheiben mit Edamer und Nüssen. So weiterschichten, bis alle Zutaten verbraucht sind. Die letzte Schicht sollte aus Kürbisscheiben bestehen, die mit dem geriebenen Edamer und Kürbiskernen belegt werden.

● Lasagne mit Alufolie bedecken und ca. 30 Min. im Backofen backen. Anschließend wird die Alufolie entfernt und die Lasagne noch einmal 20 Min. gebacken, bis die oberste Käseschicht goldbraun ist.

ballaststoffreich / **fruktosefrei** / **zuckerfrei** / FODMAP-frei / glutenfrei / histaminfrei / Omega-3-reich / **proteinreich** / laktosefrei

Hauptmahlzeiten

Edamame-Chili-Reisnudeln mit Erdnusssauce

》 Edamame sind eine tolle Zutat. Sie schmecken sowohl pur mit feinem Meersalz als auch als Beilage in Nudel- und Reisgerichten. Besonders fein sind sie in Kombination mit Sojasauce und Erdnussmus, wie in diesem Gericht.

Für 2 Personen
⏱ 40 Min.

Für die Sauce:
- 1 kleine Zwiebel
- 1 halbe Chili (mittelscharf, je nach Geschmack)
- 2 EL Erdnussbutter (ungesüßt)
- 2 EL Sojasauce
- 4 EL Reismilch
- 3 TL Ahornsirup
- Salz
- Pfeffer

Weitere Zutaten:
- 200 g Reisnudeln
- Olivenöl
- 125 g Edamame (tiefgekühlt aus dem Supermarkt)
- 1 rote Paprika
- 2 Karotten
- 1 TL Kokosnussöl
- 2 EL gehackte Erdnüsse
- 50 g Sojasprossen
- 1 Ei (kann für die vegane Version weggelassen werden)

● Für die Sauce Zwiebel und Chili kleinschneiden. Mit Erdnussbutter, Sojasauce, Reismilch und Ahornsirup in einen Mixer geben und cremig pürieren. Je nach Festigkeit kann noch Erdnussbutter oder Reismilch hinzugefügt werden. Mit Salz und Pfeffer abschmecken und beiseitestellen.

● Trockene Reisnudeln in eine Schüssel geben und mit heißem, gesalzenem Wasser übergießen, bis sie vollständig bedeckt sind. Dann 4–5 Min. ziehen lassen, bis sie sich voneinander lösen. In einem Sieb kalt abschrecken, gut abtropfen lassen und mit etwas Olivenöl vermengen, damit sie nicht aneinanderkleben.

● Wenn die Edamame noch in der Schote als Tiefkühlware gekauft wurden, müssen sie etwa 5 Min. in Salzwasser gekocht werden, bis sich die Bohnenkerne einfach aus der Schote lösen lassen. Dann das Ei in einer Tasse verrühren, von beiden Seiten kurz anbraten und in mundgerechte Stücke schneiden.

● Paprika und Karotten in lange dünne Streifen schneiden und mit den Edamame in einem Wok oder einer großen Pfanne in Kokosnussöl anbraten. Nach etwa 5 Min. Erdnüsse, Sprossen, Reisnudeln, Eistücke und Sauce dazugeben, alles vermengen und anbraten, bis die Nudeln die gewünschte Konsistenz haben.

ballaststoffreich / **fruktosefrei** / **zuckerfrei** / FODMAP-frei / **glutenfrei** / histaminfrei / **Omega-3-reich** / **proteinreich** / **laktosefrei**

Tipp Reisnudeln werden schnell zu weich und kleben dann aneinander. Deswegen nicht zu sparsam mit dem Kokosnussöl sein und immer wieder probieren. Eventuell noch etwas Sojasauce hinzufügen, wenn noch Würze fehlt. Zum Schluss mit Edamame und Chili garnieren und servieren.

Darmgesund kochen – die Rezepte

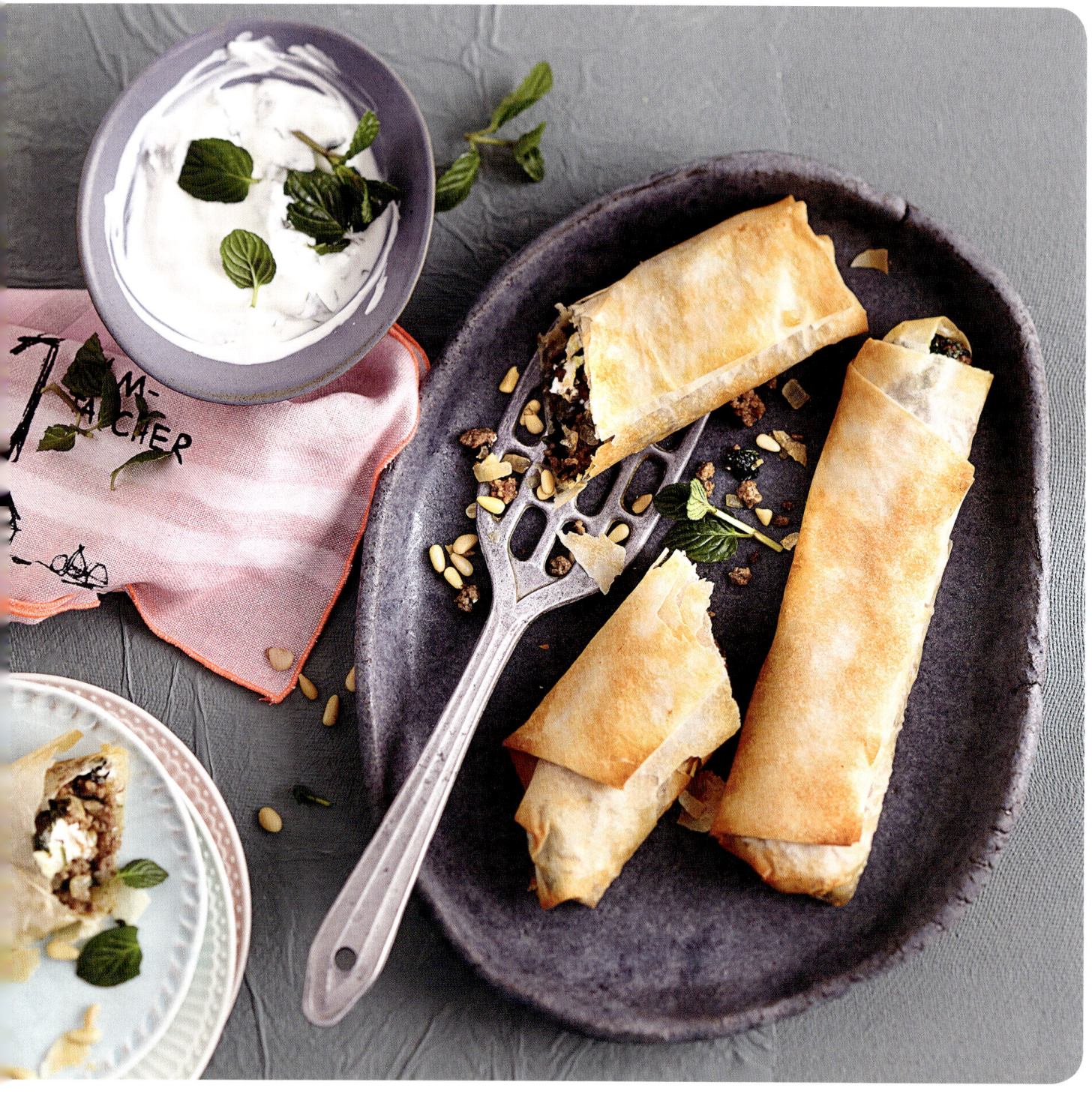

Feta-Spinat-Hackfleisch-Strudel mit Pinienkernen

❯❯ Diese Feta-Spainat-Strudel sind aus Yufkateigblättern gemacht, die sich wie Blätterteig um die Füllung legen, aber dabei etwas leichter sind. Am besten schmecken die Strudel, wenn sie in einen Joghurt-Minz-Dip getunkt werden.

Für 2 Stück
⏲ 25 Min. + 15–20 Min. Backzeit

- 1 Zwiebel
- Butter zum Anbraten
- 100 g Babyspinat
- 80 g Fetakäse
- Olivenöl
- 250 g Rinderhackfleisch
- Salz
- Pfeffer
- 1 Prise Paprikagewürz
- 1 Prise Muskatnuss
- 50 g Pinienkerne
- 4 Yufkateigblätter

Für den Joghurt-Dip:
- 150 g Joghurt, natur
- 1–2 EL Zitronensaft
- 1 Bund frische Minze
- 1 Knoblauchzehe
- Salz
- Pfeffer

● Ofen auf 160 Grad Umluft vorheizen und ein Blech mit Backpapier vorbereiten.

● Zwiebel kleinschneiden und in Butter auf niedriger Stufe anschmelzen. Babyspinat waschen und Fetakäse in mundgerechte Stücke (ca. 1 × 1cm) schneiden.

● Olivenöl in einer Pfanne erhitzen und Rinderhackfleisch darin anbraten. Sobald es krümelig und goldbraun wird, mit Salz, Pfeffer, Paprikagewürz und Muskatnuss würzen. Spinat, Pinienkerne und die angeschmelzten Zwiebelstücke hinzufügen und unterrühren. Sobald der Spinat in sich zusammengefallen ist, Fetakäse hinzufügen, bis er leicht anschmilzt.

● Pfanne vom Herd nehmen und ca. 30 g Butter in einem Topf schmelzen. Die geschmolzene Butter wird auf die Yufkateigblätter gepinselt. Immer zwei Teigblätter aufeinanderlegen und die Hackfleisch-Feta-Spinat-Mischung in einem schmalen Streifen in die Mitte der Teigblätter legen. Enden der Teigblätter oben und unten quer dazu einklappen und fest längs einrollen. Die beiden Teigrollen auf das vorbereitete Blech mit Backpapier legen, noch einmal mit Butter einpinseln und etwa 15–18 Min. auf der mittleren Schiene goldbraun backen.

● Für den Minzdip wird der Joghurt mit Zitronensaft, Salz und Pfeffer abgeschmeckt. Dann Minze waschen, trocken schütteln, die Blätter fein hacken und mit dem Joghurt vermengen. Wenn gut verträglich, kann noch eine gehackte Knoblauchzehe hinzugefügt werden. Den Strudel mit dem Dip anrichten.

ballaststoffreich / **fruktosefrei** / **zuckerfrei** / FODMAP-frei / glutenfrei / histaminfrei / Omega-3-reich / **proteinreich** / laktosefrei

Asiatische Reisnudeln mit Rinderfilet

❯❯ Dieses Rezept ist perfekt, wenn man auf der Suche nach einem feinen, etwas außergewöhnlichen Essen ist, dass dennoch unkompliziert zuzubereiten ist. Vor allem die in Ahornsirup, Chili und Soja eingelegten Rinderhüftstreifen machen das Gericht so besonders.

Für 2 Personen
⊘ 40 Min.

Für die Marinade:
- 1 kleine Chilischote, gehackt
- 1 TL Ingwer, gehackt
- 50 ml Sojasauce
- 2 EL Zitronensaft
- 2 EL Ahornsirup
- 3 EL Sesamöl

Weitere Zutaten:
- 200 g Rinderhüftsteak
- 200 g Reisnudeln
- 125 g Edamame (tiefgekühlt aus dem Supermarkt)
- 1 Karotte
- 1 rote Paprika
- 50 g Sojasprossen
- Olivenöl
- 1 EL Sojasauce
- 1 Bund Koriander
- 1 EL Zitronensaft
- Salz
- Pfeffer

● Zutaten für die Marinade (Chili, Ingwer, Sojasauce, Zitronensaft, Ahornsirup und Sesamöl) miteinander vermengen. Dann das Rinderhüftsteak in feine Streifen schneiden und diese in die Schüssel mit der Marinade legen, sodass sie einziehen kann.

● Trockene Reisnudeln in eine Schüssel geben und mit heißem, gesalzenem Wasser übergießen, bis sie vollständig bedeckt sind. Dann 4–5 Min. ziehen lassen, bis sie sich voneinander lösen. Anschließend in einem Sieb kalt abschrecken, gut abtropfen lassen und mit etwas Sesamöl vermengen, damit sie nicht aneinanderkleben, und beiseitestellen.

● Wenn die Edamame noch in der Schote als Tiefkühlware gekauft wurden, müssen sie etwa 5 Min. in Salzwasser gekocht werden, bis sich die Bohnenkerne einfach aus der Schote lösen lassen. Nun die Karotte und die Paprika waschen und in feine, längliche Streifen schneiden. Mit den Edamame-Kernen und den Sojasprossen in Olivenöl und einem Esslöffel Sojasauce leicht anbraten.

● Gemüse aus der Pfanne nehmen und Rindfleisch-Streifen in der Marinade scharf von beiden Seiten anbraten. Nach ca. 5 Min. werden das Gemüse, die übrig gebliebene Marinade, ein Schuss Zitronensaft, Reisnudeln und Koriander nach Geschmack hinzugegeben, vermengt und noch einmal von allen Seiten leicht angebraten. Je nach Geschmack kann noch etwas Sojasauce hinzugefügt werden.

ballaststoffreich / **fruktosefrei** / **zuckerfrei** / **FODMAP-frei** / glutenfrei / histaminfrei / Omega-3-reich / **proteinreich** / laktosefrei

Hühnchen mit Mais-Parmesan-Kruste und Kartöffelchen

» Chicken-Nuggets mit Pommes mal anders. Diese panierten Hühnchenschnitzel werden mit Senf, Parmesan und Maiscornflakes eingerieben und werden dabei ungemein lecker und knusprig. Die scharfen Chili-Kartöffelchen runden das ganze perfekt ab.

Für 2 Personen
⏱ 40 Min.

Für die Chili-Kartöffelchen:
- 200 g kleine Kartoffeln
- 2 EL Ahornsirup
- 1 Zweig Rosmarin
- 3 EL Chiliflocken (nach Geschmack mehr oder weniger)
- 2 EL Paprikagewürz (mild)
- 100 ml Olivenöl
- Salz
- Pfeffer

Für zwei Hühnchenschnitzel:
- 300g reine Maiscornflakes (gibt es im Bioladen ohne Zucker oder andere Zusätze, sind auch fürs Müsli lecker)
- 2–3 EL geriebenen Parmesan
- 1 TL Estragon
- Salz
- Pfeffer
- 1 EL Dijon-Senf
- 1 Ei
- 2 Hühnchenschnitzel

● Ofen auf 180 Grad vorheizen, ein Blech mit Backpapier vorbereiten und die Kartoffeln etwa 10 Min. im Salzwasser kochen.

● Für die Kartoffelmarinade die Zutaten (Ahornsirup, Rosmarin, Chiliflocken, Paprikagewürz, Olivenöl, Salz, Pfeffer) in einer breiten Schüssel gut miteinander vermengen, bis eine zähflüssige Masse entsteht.

● Kartoffeln aus dem kochenden Wasser nehmen, gut abtrocknen, in die Schüssel mit der Marinade geben, umrühren und ca. 20 Min. darin ziehen lassen.

● Auf einem flachen Teller Cornflakes, Parmesan, Estragon und eine Prise Salz und Pfeffer vermischen. In einer weiteren kleinen Schüssel Ei mit dem Dijon-Senf vermengen.

● Hühnchenschnitzel mit der Senf-Ei-Mischung bestreichen und in dem Cornflakes-Parmesan-Mix wälzen, bis eine Kruste entsteht. Anschließend können sie auf das vorbereitete Backblech gelegt werden und auf der mittleren Schiene 10 Min. bei 180 Grad im Backofen gebacken werden.

● Nach 10 Min. werden die Kartoffeln aus der Marinade genommen und zu den Hühnchenschnitzeln auf das Backblech gelegt. Beides zusammen 20 Min. backen und servieren.

ballaststoffreich / **fruktosefrei** / **zuckerfrei** / **FODMAP-frei** / **glutenfrei** / **histaminfrei** / Omega-3-reich / **proteinreich** / **laktosefrei**

Glutenfreie Burger mit Auberginenpatties

» Ich liebe Burger – wenn es gute Burger sind. Man kann sie mit so wunderbaren und guten Zutaten belegen, dass es keinen Grund gibt, sie per se als ungesund zu bezeichnen. Damit sie jeder genießen kann, wie er möchte, gibt es in diesem Rezept eine glutenfreie Brotversion sowie vegetarische Pattys aus Auberginen.

Für 1 Burger
⊘ 40 Min. + 40–50 Min. Backzeit

Für die Brötchen (ergibt sechs Burgerbrötchen):
- 375 g Tapiokamehl
- 375 g Reismehl
- 1 TL Salz
- 1 TL Backpulver
- 2 TL Kümmel (nach Geschmack)
- 160 ml Olivenöl
- 250 ml Wasser
- 2 Eier

Für die vegetarische Variante der Burgerpatties:
- 250 g Aubergine
- 1 TL Salz
- 1 Zwiebel
- 250 g Champignons
- 100 g feine Haferflocken + 100 g zum Panieren
- 1 TL Senf
- 2 Eier

Für den Burgerbelag:
- Salat
- Tomate
- Gurke
- Rote Bete
- Sauce (1 Zwiebel, ½ Chili, 1 TL Olivenöl, 1 TL Ahornsirup, 1 TL Essig, 50 g Tomatenpüree, Wasser)

● **Burgerbrötchen:** Ofen auf 180 Grad vorheizen.

● Trockene Zutaten für die Burgerbrötchen vermengen. In einer separaten Schüssel Öl, Wasser und die Eier verrühren. Mehl-Salz-Kümmel-Mischung in die Schüssel mit den feuchten Zutaten geben und zu einem Teig verkneten. Wenn der Teig zu klebrig ist, noch etwas Reismehl hinzufügen.

● Sechs flache Brötchen formen und ca. 35–50 Min. im Ofen backen.

● **Veggie-Patty:** Aubergine schälen und in kleine Stücke schneiden. Stücke von allen Seiten gut salzen und 10 Min. ziehen lassen. Anschließend werden sie unter fließendem Wasser abgewaschen. So wird verhindert, dass die Auberginen beim Anbraten bitter werden.

● Zwiebel und die Champignons kleinschneiden und alles gemeinsam in einer Pfanne durchbraten.

● Haferflocken und Senf hinzugegeben und mit einem Mixstab kurz pürieren (nicht zu fein). Eier dazugeben und zu einer einheitlichen Masse verkneten. Sollte sie zu klebrig sein, können Haferflocken dazugegeben werden. Patties in der Pfanne kräftig von beiden Seiten anbraten.

● **Burgersauce:** Zwiebel kleinschneiden und andünsten. Mit Chili, Olivenöl, Ahornsirup, Essig, Tomatenpüree und Wasser abschmecken.

● Die Burgerbrötchen mit den Pattys, der Sauce, Salat, Roter Bete, Tomaten- und Gurkenscheiben belegen.

ballaststoffreich / fruktosefrei / **zuckerfrei** / FODMAP-frei / **glutenfrei** / histaminfrei / Omega-3-reich / **proteinreich** / **laktosefrei**

Hauptmahlzeiten 123

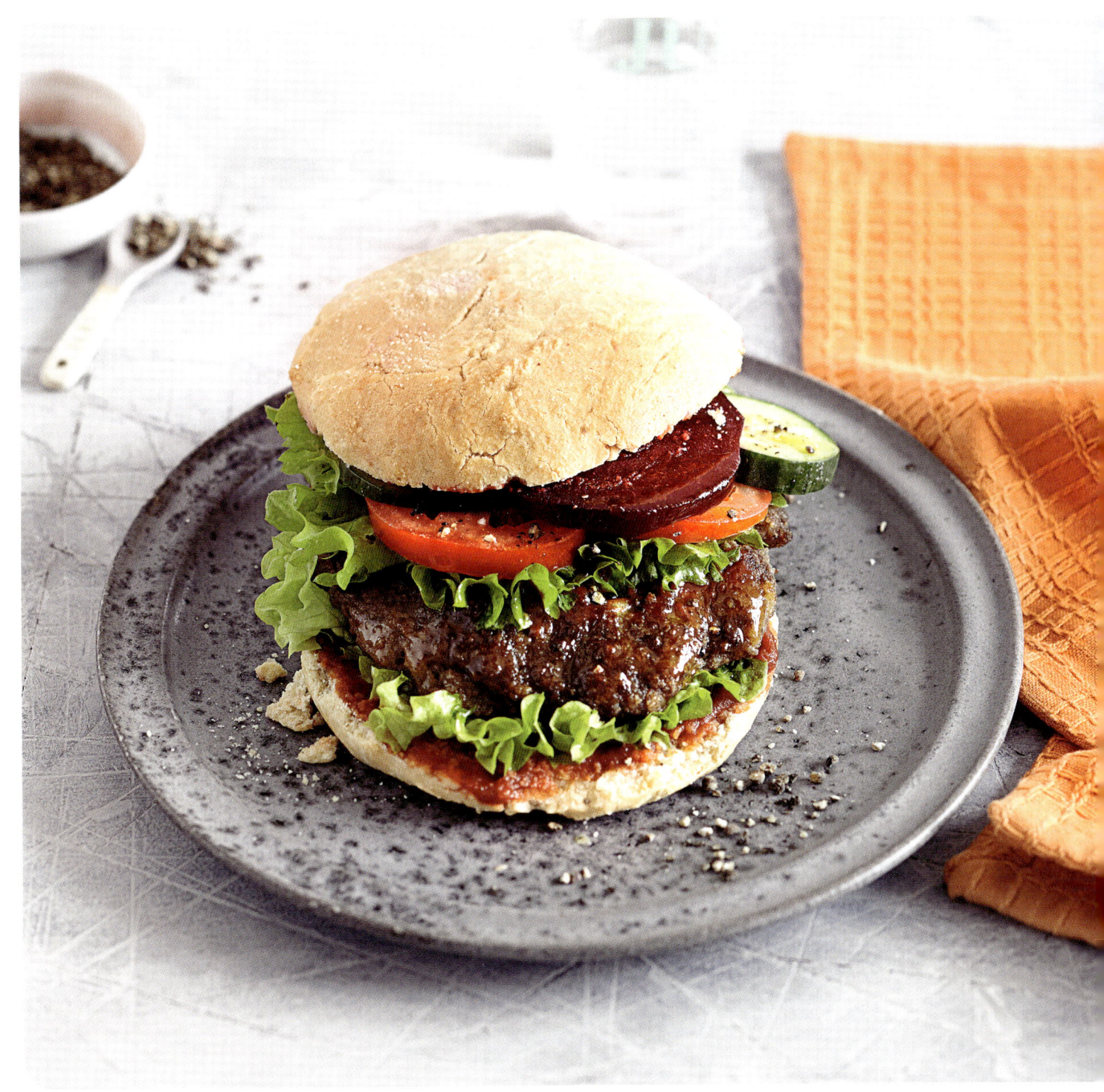

Spinat-Ricotta-Ravioli mit Pinienkernen und Zitronenöl

》 Diese Ravioli habe ich zum ersten Mal bei einem Abendessen mit Freunden gegessen. Meine engste Freundin hatte sie zubereitet und sie waren nach fünf Min. bereits weggegessen. Die Kombination aus frischem Ricotta, Spinat und Zitronenöl ist unschlagbar.

Für 2 Personen
⊙ 45 Min.

- 1 Packung Nudelteig
- 1 große Zwiebel
- 1 Knoblauchzehe
- 70 g Blattspinat, TK
- 70 g Ricotta
- 70 g Mascarpone
- 50 g Parmesan
- 70 g Fetakäse
- Salz
- Pfeffer
- 1 Prise Muskatnuss
- 1 Prise Reismehl
- 20 g Pinienkerne
- Zitronenöl (oder Saft einer Zitrone mit Olivenöl vermengt)

● Zwiebeln und Knoblauch klein hacken und in Butter andünsten.

● (Aufgetauten) Spinat, Ricotta und Mascarpone hinzugegeben. Sobald alles etwas eingekocht ist, geriebenen Parmesan und Fetakäse in kleinen Stücken in die Pfanne bröckeln.

● Masse mit Salz, Pfeffer und einer Prise Muskatnuss abschmecken. Sie kann mit etwas Reismehl eingedickt werden, wenn sie zu flüssig ist.

● Nudelteig ausrollen und mit einem Trinkglas von etwa 7–8cm Durchmesser in runde Teigplatten schneiden. Auf diese wird auf der einen Hälfte eine kleine Portion der Füllung gegeben – die andere Hälfte des Teiges wird darübergeklappt und mit den Fingern fest zugedrückt. Sollte etwas Teig übrigbleiben, kann man den in schmalen Streifen zu Nudeln trocknen lassen.

● Die Teigtaschen vorsichtig in kochendem Salzwasser (das Wasser nicht zu sehr sprudeln lassen) etwa 7–8 Min. ziehen lassen.

● Anschließend Teigtaschen in einer Pfanne mit etwas Zitronenöl und Pinienkernen leicht anbraten und servieren.

ballaststoffreich / fruktosefrei / **zuckerfrei** / FODMAP-frei / **glutenfrei** / histaminfrei / Omega-3-reich / **proteinreich** / **laktosefrei**

Erdnuss-Kokos-Reis mit Hühnchen

›› Der Erdnuss-Kokos-Reis ist eines der Gerichte, die ich am liebsten beim Asiaten bestelle. Ich habe versucht, eine gesunde Variante zuhause nachzukochen. Die Erdnussbutter in Kombination mit der Kokosmilch und den knackigen Zuckerschoten macht es zu einem meiner Lieblingsgerichte.

Für 2 Personen
⏲ 30 Min.

Für die Sauce:
- 2 TL Erdnussbutter
- 4 EL Kokosmilch
- 1 EL Limettensaft
- 2 TL Sojasauce

Für die Marinade:
- 3 EL Sojasauce
- 1 TL Honig
- 1 TL Dijonsenf
- 1 EL Olivenöl

Weitere Zutaten:
- 150 g Basmatireis
- 2 Hühnerbrüste
- 250 ml Wasser
- 12 Zuckerschoten
- 2 Karotten
- 1 Paprika
- 1 Frühlingszwiebel
- 50 g Erdnüsse
- 1 EL Sojasauce
- Butter
- 2 Eier

● Basmatireis nach Packungsbeilage kochen.

● Alle Zutaten für die Sauce (Erdnussbutter, Kokosmilch, Limettensaft und Sojasauce) gut vermengen und in einer kleinen Schüssel beiseitestellen.

● Hühnerbrüste in dünne Streifen schneiden und mit der Marinade aus Sojasauce, Honig, Senf und Olivenöl übergießen. Die Marinade gut auf dem Fleisch verteilen und 10 Min. einziehen lassen.

● Nun Zuckerschoten, Karotten, Paprika, Frühlingszwiebel und Erdnüsse in mundgerechte Stücke schneiden bzw. hacken und in einem Wok leicht mit Olivenöl andünsten. Dann die Hühnerbruststreifen hinzugeben und von beiden Seiten leicht knusprig anbraten.

● Mittlerweile sollte der Reis fertiggekocht sein. Mit einem Esslöffel Sojasauce ebenfalls in den Wok geben, bis er leicht goldbraun wird

● Die Eier in einer Tasse verrühren und in einer frischen Pfanne mit Butter von beiden Seiten anrösten. Das Ei sollte noch locker sein und dann in mundgerechte Stücke geteilt werden.

● Eierstücke zu den anderen Zutaten in eine Schüssel geben und alles gut mit der vorbereiteten Sauce vermengen.

ballaststoffreich / **fruktosefrei** / **zuckerfrei** / FODMAP-frei / **glutenfrei** / histaminfrei / **Omega-3-reich** / **proteinreich** / **laktosefrei**

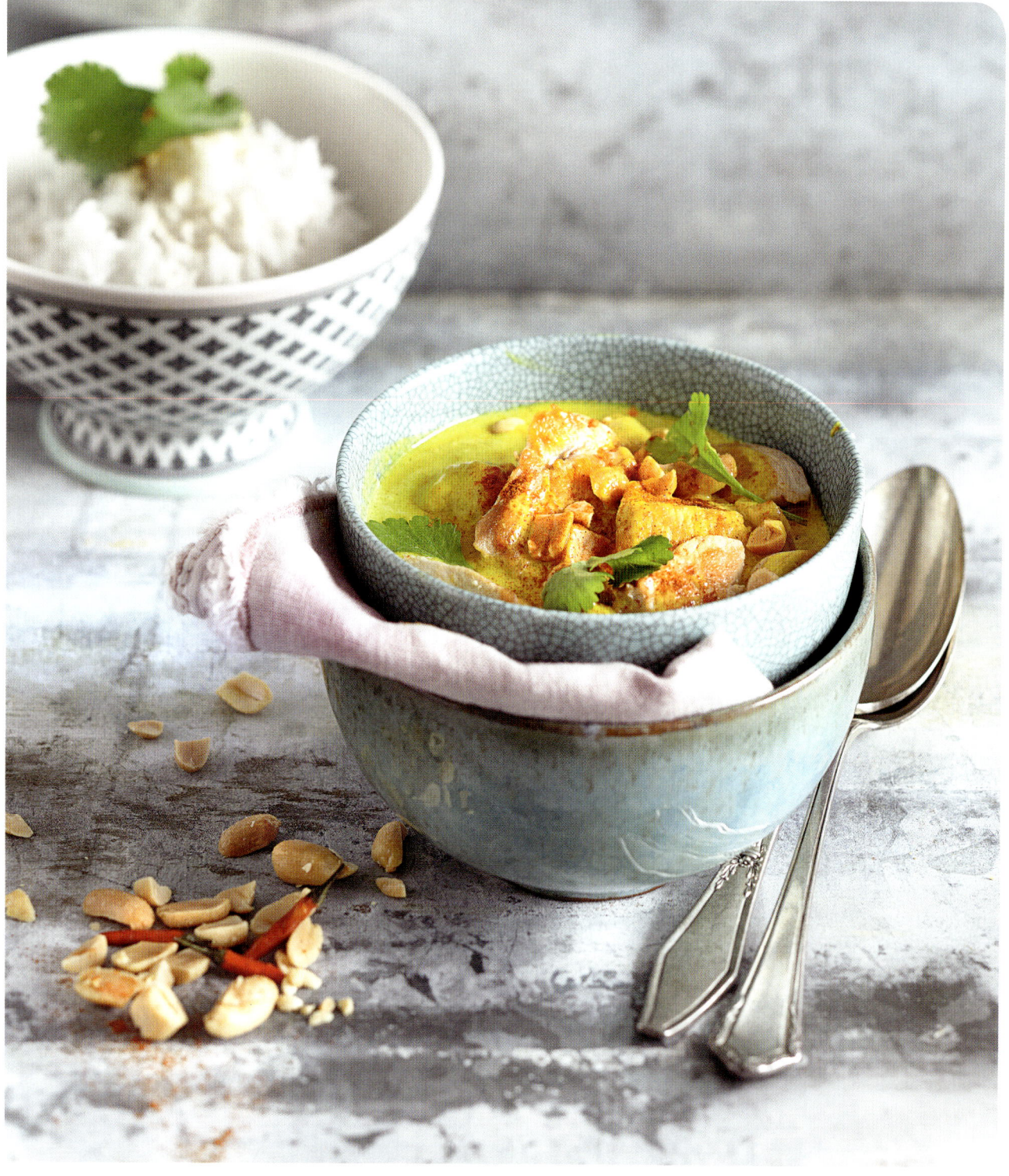

Erdnuss-Kokos-Curry mit Chili-Hähnchen

» Das Erdnuss-Kokos-Curry ist einfach, schnell, gesund und so lecker.

Für 2 Personen
⏲ 15 Min.

150 g Basmatireis • 200 g Hühnerbrust • 1 EL Kokosöl • 1 TL Ahornsirup • 1 Prise Chili • 200 ml Kokosmilch • 1 EL Currypulver • 40 g Erdnüsse, gehackt • 2 EL Erdnussmus (ohne Zusatzstoffe) • Salz • Pfeffer

• Basmati-Reis nach Packungsbeilage kochen.

• Hühnchen in Streifen schneiden und in Kokosöl sanft anbraten. Dazu etwas Ahornsirup und Chili geben. Anschließend aus der Pfanne nehmen und beiseitestellen.

• In der Pfanne Kokosmilch mit Currypulver, Erdnüssen und Erdnussmus aufkochen und mit Salz und Pfeffer abschmecken. Nach 10 Min. das Hühnchen dazugeben.

• Fertigen Reis mit der Sauce und dem Hühnchen anrichten und genießen.

ballaststoffreich / fruktosefrei / zuckerfrei / FODMAP-frei / glutenfrei / histaminfrei / Omega-3-reich / proteinreich / laktosefrei

Zucchini-Spaghetti mit Zitronen-Garnelen

» Dieses Rezept ist perfekt, wenn es mal etwas schneller gehen muss.

Für 2 Personen
⏲ 10 Min.

2 große Zucchini • 250 g Mini-Garnelen, TK • Saft von einer Zitrone • 200 ml laktosefreie Sahne • 1 Eigelb • Pfeffer und Salz

• Zucchini gut waschen und mit einem Spiralschneider in dünne lange Streifen schneiden.

• Garnelen in Öl anbraten und das austretende Wasser (wenn sie gefroren waren) abschütten. Wenn die Garnelen gar sind, aus der Pfanne auf einen Teller legen, mit dem Zitronensaft beträufeln.

• Anschließend in der Pfanne laktosefreie Sahne mit dem Eigelb verrühren und leicht aufkochen, mit Pfeffer und Salz würzen. Dann die vorbereiteten, rohen Zucchininudeln dazugeben und etwa 4 Min. bissfest dünsten lassen.

• Zuletzt die Zitronen-Garnelen hinzufügen und servieren!

ballaststoffreich / fruktosefrei / zuckerfrei / FODMAP-frei / glutenfrei / histaminfrei / Omega-3-reich/ proteinreich / laktosefrei

Gefüllte Auberginen mit Quinoa

» Die gefüllten Auberginen sind eines meiner Lieblingsgerichte. Die Füllung ist schön saftig.

Für 2 Personen
⏲ 15 Min. Vorbereitungszeit + 25 Min. Backzeit

2 Auberginen • 100 g Quinoa • 2 Tomaten • 1 Knoblauchzehe • 1 Frühlingszwiebel • Salz • Pfeffer • Paprikagewürz • Chili, nach Geschmack • Parmesan, gerieben

• Auberginen halbieren und das Fruchtfleisch herausschneiden. Fruchtfleisch und die Hälften salzen und 10 Minuten ziehen lassen. Salz mit einem Küchentuch abtupfen.

• Backofen auf 180 Grad Umluft vorheizen. Quinoa aufkochen. Tomaten, Knoblauch und Frühlingszwiebel kleinschneiden und mit der Aubergine vermengen. Mit Paprikagewürz, Salz, Pfeffer und Chili abschmecken.

• Gemüse mit dem Quinoa vermengen und in die vier Auberginenhälften füllen. Den Parmesan darüberreiben und 25 Min. backen.

ballaststoffreich / fruktosefrei / zuckerfrei / FODMAP-frei / glutenfrei / histaminfrei / Omega-3-reich/ proteinreich / laktosefrei

Gefüllte glutenfreie Pfannkuchen

❯❯ Pfannkuchen gehören zu meinen absoluten Lieblingsgerichten – sie lassen sich so individuell belegen, dass für jeden Geschmack etwas dabei ist und sind so einfach und schnell herzustellen. Und in dieser Version sind sie nicht einmal glutenhaltig, sondern bestehen aus Mais-, Tapioka- und Kartoffelmehl.

Für 2 Personen
⏲ 20 Min.

Für den Teig:
- 150 g Maismehl
- 50 g Tapiokamehl
- 50 g Kartoffelmehl
- 1 EL Salz
- 1 EL Tomatenmark
- 220 ml Kuh- oder Pflanzenmilch
- 3 Eier
- 120 ml Sprudelwasser

Für den Belag mit Rindfleisch:
- Öl für die Pfanne
- 200 g Rinderhack
- 100 g Champignons
- 1 Zwiebel
- 1 Schuss Rotwein
- Wasser

Für den vegetarischen Belag:
- 1 Zucchini
- 1 Paprika
- 1 Zwiebel
- 150 g gehackte Tomaten
- Oregano und Thymian

Für den süßen Belag:
- Marmelade
- Mandelmus mit Kakao
- Bananenstücke mit Kakaocreme

● Unterschiedliche Mehlsorten und Salz in einer Schüssel gut vermengen. Tomatenmark, Milch, Eier und Sprudelwasser hinzufügen, bis ein flüssiger Teig entsteht. Mit einem Schneebesen leicht schaumig rühren und noch einmal 10 Min. quellen lassen.

● Die Pfanne mit Öl vorbereiten, erwärmen und auf mittlerer Stufe den Teig dünn in die Pfanne geben. Warten, bis er sich gut löst, und dann wenden. Von beiden Seiten goldbraun anbraten – fertig. Die Pfannkuchen übereinanderstapeln und im Ofen bei 50 Grad warmhalten.

● Für den Belag mit Rinderhackfleisch wird das Hackfleisch angebraten, bis es krümelig wird. Dann werden kleingeschnittene Champignons und Zwiebelstücke dazugegeben und mit einem Schuss Rotwein und Wasser eingekocht.

● Für den vegetarischen Belag werden Zucchini, Paprika und Zwiebel kleingeschnitten und in Olivenöl angebraten. Dann werden die gehackten Tomaten hinzugegeben und mit Oregano und Thymian zu einer Sauce eingekocht.

● Pfannkuchen mit den Saucen bestreichen einrollen und genießen!

● Für den süßen Belag kann der Pfannkuchen mit Marmelade, Nussmus, Kakaocreme und Früchten belegt werden.

ballaststoffreich / fruktosefrei / **zuckerfrei** / FODMAP-frei / **glutenfrei** / histaminfrei / Omega-3-reich / **proteinreich** / laktosefrei

Dinkel-Flammkuchen in Varianten

❱❱ Diese Flammkuchen sind mein liebstes Rezept, wenn es darum geht, viele Gäste zu empfangen und schnell etwas vorzubereiten. Der Teig ist aus Dinkelmehl, Olivenöl, Salz und Wasser einfach gemacht und lässt sich mit den unterschiedlichsten Varianten belegen. Besonders beliebt ist Crème fraîche mit Ziegenkäse, Weintrauben und Rosmarin.

Für 1 Flammkuchen
⏲ 15 Min. + 10 Min. Backzeit

- 150 g helles Dinkelmehl (optional helle glutenfreie Mehlmischung)
- 2 EL Olivenöl
- 1 Prise Salz
- 8 EL Wasser

Für den Belag, klassisch:
- 4 EL Crème fraîche
- 1 Zwiebel, kleingeschnitten
- 150 g Speckwürfel
- Salz
- Pfeffer

Für den Belag, Variante:
- 4 EL Crème fraîche
- 3 EL Preiselbeeren
- 50 g Camembert, in Scheiben
- 50 g Serrano-Schinken

Für den Belag, Variante:
- 4 EL Crème fraîche
- 100 g Ziegenkäse, in dünnen Scheiben
- 10 bis 20 Weintrauben, halbiert
- 1 Zweig Rosmarin

● Backofen auf 200 Grad Umluft vorheizen.

● Flammkuchen-Teig aus Dinkelmehl, Olivenöl, Salz und Wasser verkneten. Sollte er zu fest sein, kann noch etwas Wasser hinzugefügt werden.

● Teig auf einem Backpapier möglichst dünn und rund ausrollen, mit einer Schicht Crème fraîche bestreichen und mit den gewünschten Zutaten (siehe Varianten) belegen.

● Anschließend das Backpapier mit dem Flammkuchen auf das Backblech heben und den Flammkuchen etwa 10 Min. backen.

ballaststoffreich / **fruktosefrei** / **zuckerfrei** / FODMAP-frei / glutenfrei / **histaminfrei** / Omega-3-reich / **proteinreich** / laktosefrei

Blumenkohl- oder Zucchini-Pizza

» Ich liebe Pizza – aber habe dabei immer irgendwie ein schlechtes Gewissen. Pizza ist schwer und durch den Weizenmehlboden meist nicht besonders gut verträglich. Aus diesem Grund habe ich nach Alternativen geschaut und mich sofort in den Pizzaboden aus Blumenkohl verliebt. Allerdings ist der Eigengeschmack des Blumenkohls recht kräftig, weshalb ich etwas Ähnliches mit Zucchini versucht habe – und es hat funktioniert.

Für 1 Flammkuchen
⏱ 15 Min. + 20–30 Min. Backzeit

Für den Boden mit Blumenkohl:
- 250–300 g Blumenkohl
- 2 Eier
- ca. 150 Gramm Reibekäse (optional: laktosefrei)
- 1 Prise Salz

Für den Boden mit Zucchini:
- 3 Zucchini
- 3 Eier
- ca. 200 Gramm Reibekäse (optional: laktosefrei)
- 1 Prise Salz

Belag (ganz nach Geschmack):
- passierte Tomaten, Tomatenmark
- Gewürze: Oregano, Basilikum, Thymian, Chili
- Käse: Mozzarella, Pizzakäse (optional: laktosefrei)
- Gemüse: Champignons, Mais, Paprika, Oliven, Rucola
- Lieblingskombination: Artischocken, scharfe Peperoni, Kapern
- Alternative: Ziegenkäse, Feigen, getrocknete Tomaten

● Backofen auf 220 Grad Umluft vorheizen und ein Backblech mit Backpapier vorbereiten.

● Für den Teig das Gemüse zerkleinern: Die Zucchini wird gerieben und in ein Tuch gelegt, während der Blumenkohl in einem Mixer klein gehackt wird (Achtung: nicht cremig, es sollten noch kleine Stücke vorhanden sein!). Die Zucchini sollte dann in dem Tuch gut ausgepresst werden, damit der Teig nicht zu viel Flüssigkeit enthält. Anschließend werden Zucchini- oder Blumenkohlstücke mit Eiern, einer Prise Salz und dem geriebenen Käse gut vermengt, bis sich eine gleichmäßige, teigige Masse bildet.

● Masse in der runden Form einer Pizza auf dem Backpapier verteilen, sie sollte nicht dicker als 0,5 cm sein. Blumenkohlvariante 10 Min., Zucchinivariante 20 Min. auf der mittleren Schiene im Ofen backen.

● Pizza nach Belieben belegen: Am besten beginnt man mit einer Schicht aus passierten Tomaten, Tomatenmark und Gewürzen. Gut geeignet sind Artischocken, scharfe Peperoni, Kapern oder auch Ziegenkäse, Feigen und getrocknete Tomaten. Nachdem die Pizza belegt ist, kommt sie noch einmal für 10–15 Min. in den Ofen, bis der Käse darauf geschmolzen ist.

ballaststoffreich / **fruktosefrei** / **zuckerfrei** / FODMAP-frei / **glutenfrei** / histaminfrei / Omega-3-reich / **proteinreich** / **laktosefrei**

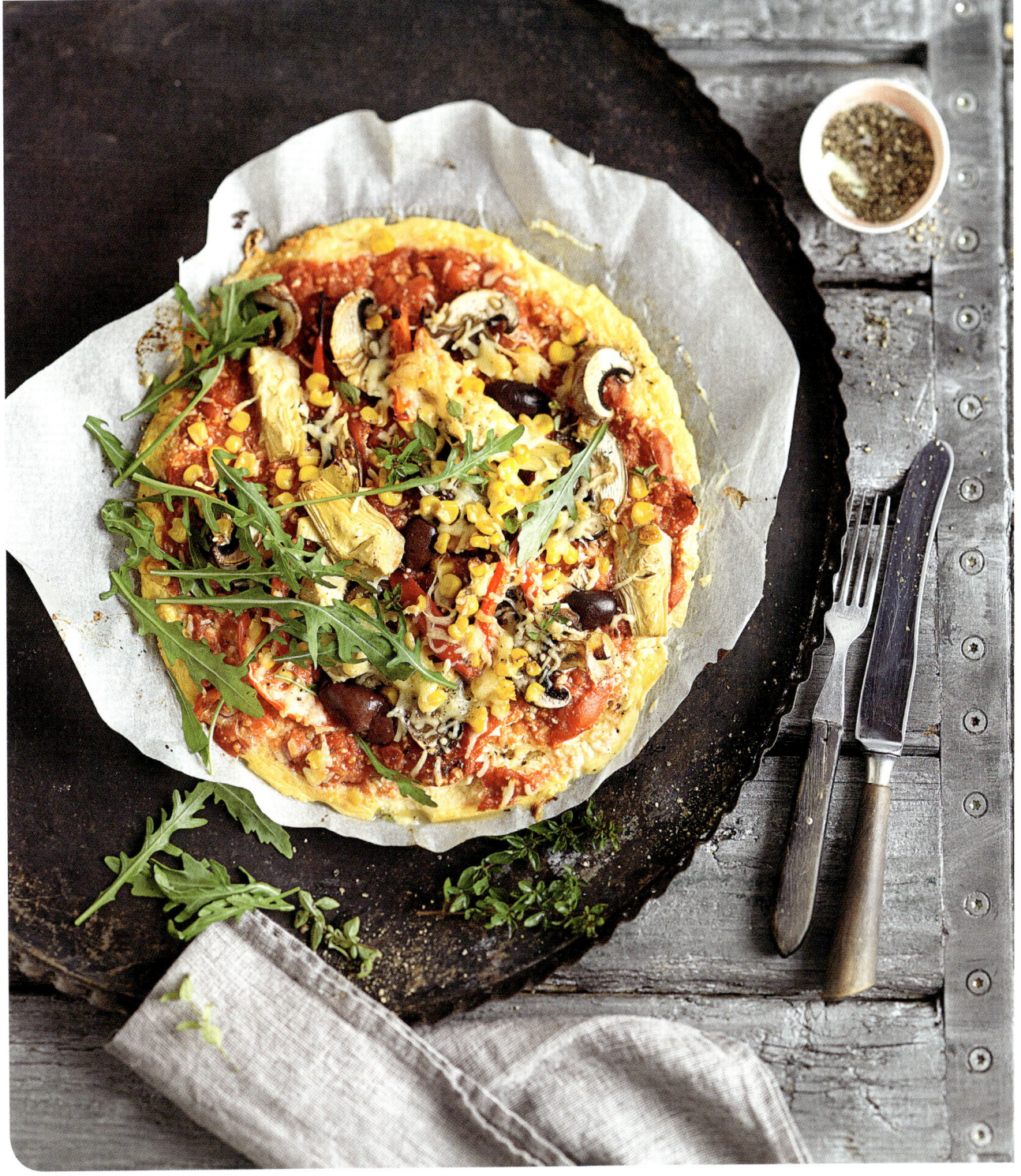

Vietnamesische Sommerrollen

›› Dieses Rezept habe ich von meiner Schwester und finde es besonders genial, wenn Gäste eingeladen sind. Es gibt kaum etwas vorzubereiten, die Rollen werden gemeinsam am Tisch gefüllt und es ist dennoch etwas Besonderes.

Für 2 Personen
⏲ 15 Min.

Für die Sauce:
- 175 g Erdnussmus
- 200 ml Kokosmilch (aus der Dose)
- 2 EL Sojasauce

Für die Rollen:
- rundes Reispapier mit ca. 22 cm Durchmesser

Für den Belag (nach Geschmack):
- asiatische Reisnudeln (Bun-Nudeln)
- Avocado
- Salat
- Sprossen
- Karotte
- Paprika
- Gurke
- Mango
- Frühlingszwiebeln
- frischer Koriander
- Optional: Hähnchenfleisch oder Garnelen mit Knoblauch, Koriander, Zitronensaft und Sojasauce anbraten

● Für die Sauce Erdnussmus, Kokosmilch und Sojasauce vermengen. Es sollte eine leichte Creme entstehen, die durch den flüssigen oder festen Teil der Kokosmilch aus der Dose verdünnt oder gefestigt werden kann. Sauce in einem kleinen Schälchen auf dem Esstisch vorbereiten. Sie kann später entweder direkt in die Füllung der Sommerrollen gegeben oder zum Dippen verwendet werden.

● Trockene Reisnudeln in eine Schüssel geben und mit heißem, gesalzenem Wasser übergießen, bis sie vollständig bedeckt sind. 8 bis 10 Min. ziehen lassen, bis sie sich voneinander lösen und weich sind. Gut abtropfen lassen und mit etwas Sesamöl vermengen, damit sie nicht aneinanderkleben, und auf dem Esstisch bereitstellen.

● Zutaten für den Belag der Sommerrollen kleinschneiden. Gemüse eher in längere Streifen schneiden, damit es später gut eingerollt werden kann. Optional können Garnelen oder Hähnchenstücke mit Knoblauch, Koriander, Zitronensaft und Sojasauce angebraten werden.

● Auf dem Esstisch werden dann alle Zutaten in kleinen Schälchen platziert. Zudem bekommt jeder Gast einen Suppenteller mit warmem Wasser neben seinem Platz bereitgestellt.

● Für den Verzehr wird das Reispapier ganz kurz in das warme Wasser gelegt (nicht zu lange, sonst wird es zu dünn und klebrig) und dann auf dem eigenen Teller befüllt. Dazu wird der Belag in einem schmalen Streifen in die Mitte der Reisblätter gelegt. Dann werden die Enden der Reisblätter oben und unten quer dazu eingeklappt und fest längs eingerollt. Die Rollen können nun in den Dip getunkt und genossen werden!

ballaststoffreich / **fruktosefrei** / **zuckerfrei** / FODMAP-frei / **glutenfrei** / histaminfrei / **Omega-3-reich** / proteinreich / **laktosefrei**

Neuseeländisches Sunday Roast

❯❯ Dieses Rezept habe ich aus Neuseeland mitgenommen – dort wird Sunday Roast traditionell sonntags mit der ganzen Familie verzehrt. Da die Neuseeländer ursprünglich nur Zutaten verwendet haben, die frisch und einfach zu beschaffen waren, ist es bis heute ein natürliches und gesundes Gericht, das einfach und super lecker ist. Es unterscheidet sich vom britischen Sunday Roast dadurch, dass oft nur Hähnchenschlägel oder auch kein Fleisch darin zu finden ist.

Für 2 Personen
⏲ 15 Min. + 40 Min. Backzeit

- 6 Kartoffeln
- 2 Süßkartoffeln
- 2 Zwiebeln
- 1 Karotte
- 1 Pastinake oder anderes Knollengemüse
- 3 Tomaten
- 2 Hähnchenschenkel (können in einer vegetarischen Variante auch weggelassen werden)

Für die Marinade:
- 100 ml Olivenöl
- 3 frische Zweige Rosmarin
- 2 EL Oregano
- 2 EL Thymian
- Saft einer Zitrone
- Salz
- Pfeffer

● Ofen auf 200 Grad vorgeheizten und ein Backblech mit Backpapier vorbereiten.

● Für die Marinade alle Zutaten (Olivenöl, Rosmarin, Oregano, Thymian, Zitronensaft, Salz und Pfeffer) vermengen. Beiden Hähnchenschenkel mit ⅓ der Marinade bestreichen und ziehen lassen.

● Kartoffeln, Zwiebeln, Karotte, Pastinake und Tomaten vierteln, in eine Schüssel mit der Marinade geben und vermengen.

● Gemüse und Fleisch auf das vorbereitete Backblech geben und auf der mittleren Schiene etwa 40 Min. bei 200 Grad im Ofen backen. Alle 10 bis 15 Min. sollten das Gemüse und das Fleisch gewendet werden.

● Das Sunday Roast ist fertig, sobald die Hähnchenschlegel nicht mehr rosa sind und eine goldbraune Kruste bekommen haben.

ballaststoffreich / **fruktosefrei** / **zuckerfrei** / FODMAP-frei / **glutenfrei** / histaminfrei / Omega-3-reich/ **proteinreich** / **laktosefrei**

Tipp Besonders gut schmeckt das Roast mit einem frischen Salat.

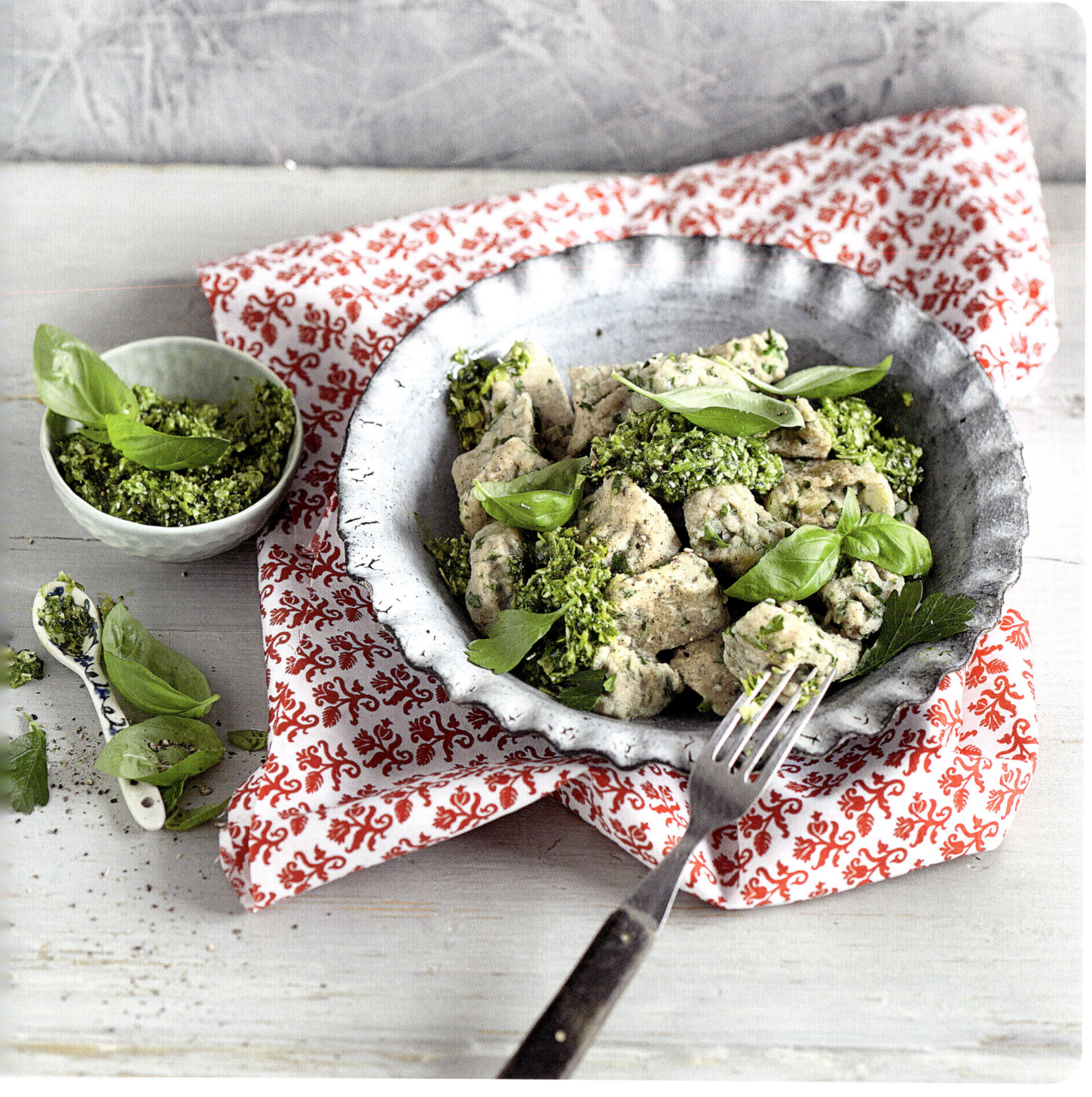

Gnocchi mit Mandelpesto

>> Diese selbstgemachten Gnocchi sind eine perfekte Kombination aus saftigem Spinat, frischer Zitrone und cremiger Mandel. Die Gnocchi können auch in größeren Mengen vorbereitet und dann eingefroren werden – so hat man immer ein schmackhaftes und gesundes Essen bereit.

Für 2 Personen
⊙ 40 Min.

- 1 kg Kartoffeln
- 150 g frischer Blattspinat
- 130 g Buchweizenmehl
- Salz

Für das Pesto:
- 50 g frische Basilikumblätter
- 50 g Petersilie
- 50 g Parmesan
- Mandelöl (optional: Olivenöl)
- 1 EL Knoblauchöl
- Schale einer Zitrone
- 20 g Mandeln
- 20 g Cashewnüsse

● Für die Gnocchi Kartoffeln schälen und weichkochen. Spinat kleinschneiden und in einer großen Schüssel beiseitestellen.

● Für das Pesto alle Zutaten (Basilikumblätter, Petersilie, Parmesan, Mandelöl, Knoblauch, Zitronenschale, Mandeln und Cashewnüsse) in einen Mixer geben und klein hacken, bis ein schönes, cremiges Pesto entsteht.

● Fertige Kartoffeln abtrocknen und zu dem gehackten Spinat geben. Masse zu einem gleichmäßigen Brei stampfen, Buchweizenmehl und eine Prise Salz hinzufügen.

● Masse zu einem Teig verkneten und zu ca. 2 cm dicken Rollen formen. Diese werden in einem Abstand von ca. 3 cm auseinandergeschnitten und mit einer Gabel leicht zusammengedrückt, sodass sich kleine Gnocchi ergeben.

● Gnocchi in kochendes Wasser geben und warten, bis sie an der Oberfläche schwimmen. Dann vorsichtig abschöpfen, mit dem frischen Pesto servieren und genießen.

ballaststoffreich / **fruktosefrei** / **zuckerfrei** / **FODMAP-frei** / **glutenfrei** / histaminfrei / **Omega-3-reich** / **proteinreich** / **laktosefrei**

Mais-Tortilla-Wraps mit Salsa

›› Echte Mexikanische Tortillas sind aus reinem Maismehl und sind daher glutenfrei. Aus diesem Grund bieten sie die optimale Grundlage für ein unkompliziertes und feines Essen. Leider gibt es bei uns im Supermarkt fast nur Tortillas mit Weizenmehl-Zusatz, weswegen es einfacher ist, sie selbst zu machen. Wenn man dann noch etwas deutsches Schmalz hinzufügt, werden sie auch angenehm weich und lassen sich leichter einrollen.

Für 2 Personen
⏱ 25 Min.

Für den Belag:
- Mais
- Zwiebeln
- Salat
- Tomatenscheiben
- Sour Cream
- geriebener Käse (optional laktosefrei)

Fleischvariante (Hackfleisch-Salsa):
- 100 g Hackfleisch, 100 g gehackte Tomaten, 1 geschnittene Zwiebel, Paprikagewürz, Chili, Oregano, Cumin, Pfeffer, Salz, 1 gehackte Knoblauchzehe
- Guacamole (1 Avocado, 1 Tomate, etwas Zitronensaft, 1 EL Knoblauchöl, 1 EL Joghurt)

- vegetarische Variante: gewürzte Tomatensauce

Für die Tortillas:
- 250 g vorgekochtes Maismehl
- 1 Prise Salz
- 200 ml lauwarmes Wasser
- 1 EL Schmalz oder Butter
- Optional: Fertige Tortillas aus dem Supermarkt

● Für den Belag Mais, Zwiebelringe, Salatblätter und Tomatenscheiben kleinschneiden und mit Sour Cream und geriebenem Käse in separaten kleinen Schüsseln bereitstellen.

● Für die Fleischvariante Hackfleisch krümelig anbraten. Gehackte Tomaten, geschnittene Zwiebel, Paprikagewürz, Chili, Oregano, Cumin, Salz, Pfeffer, gehackte Knoblauchzehe und eine halbe Tasse Wasser hinzufügen. Etwa 10 Min. köcheln lassen, bis die Salsa eingedickt ist. In einer Schüssel bereitstellen.

● Für die Guacamole Avocado entkernen und mit einer Gabel zerdrücken. Tomate sehr klein schneiden, mit Avocado, Zitronensaft, Knoblauchöl und Joghurt vermengen und mit Salz und Pfeffer abschmecken.

● Für die Tortillas Maismehl und Salz in einer Schüssel vermengen. In einer zweiten Schüssel den Schmalz in lauwarmen Wasser auflösen und alles verkneten, bis ein geschmeidiger Teig entsteht.

● Aus dem Teig Tortillas von 20 cm Durchmesser ausrollen und diese dann in einer Pfanne ohne oder mit sehr wenig Fett von beiden Seiten anbraten. Tortillas aufeinanderstapeln, damit sie weich bleiben.

● Für den Verzehr der Tortillas wird der Belag in einem schmalen Streifen in die Mitte der Tortillas gelegt. Dann wird ein Ende der Tortilla quer dazu eingeklappt und fest längs eingerollt.

ballaststoffreich / fruktosefrei / **zuckerfrei** / FODMAP-frei / **glutenfrei** / histaminfrei / Omega-3-reich / **proteinreich** / **laktosefrei**

Hauptmahlzeiten 137

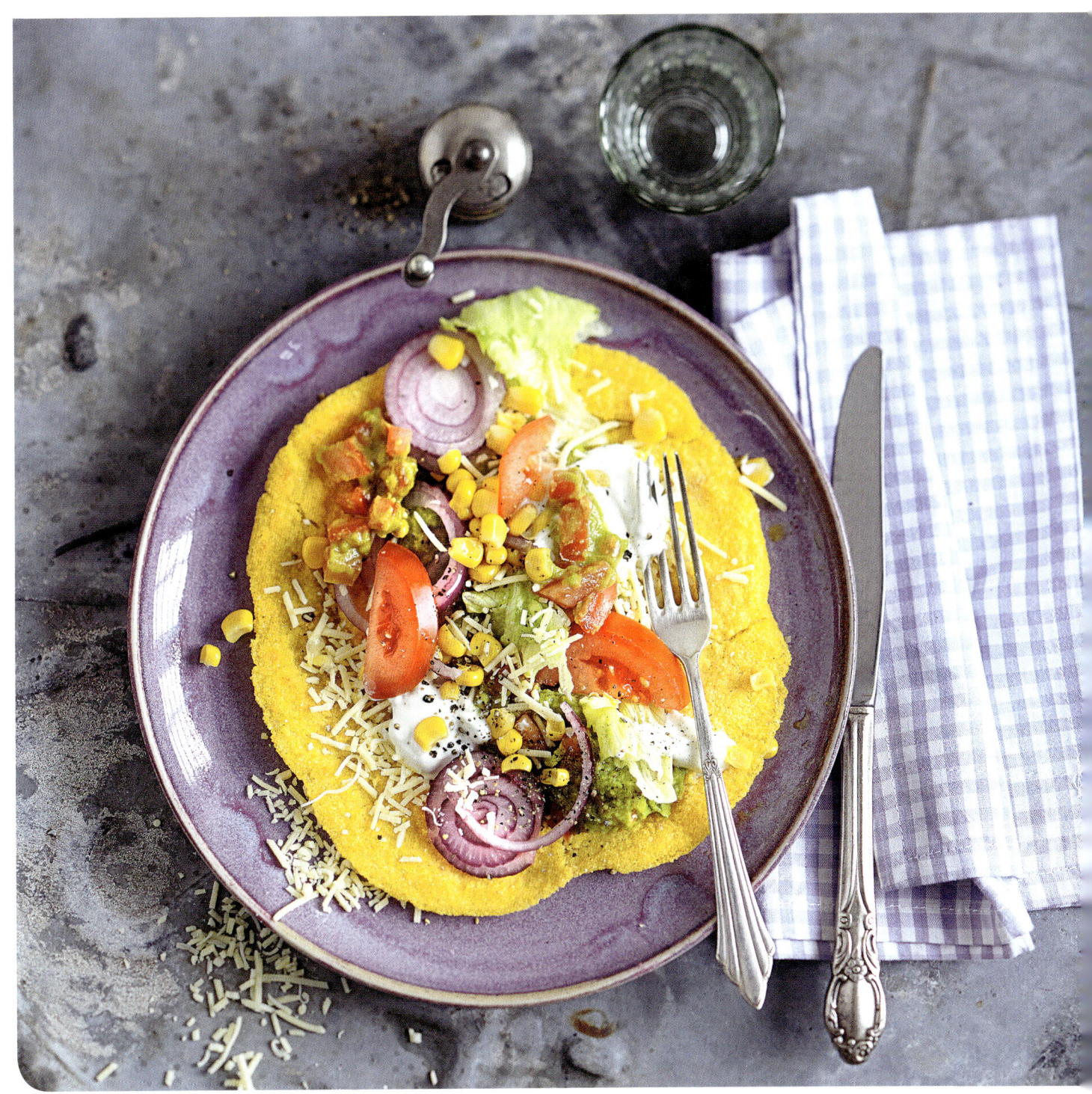

SNACKS, BROTE UND SÜSSES

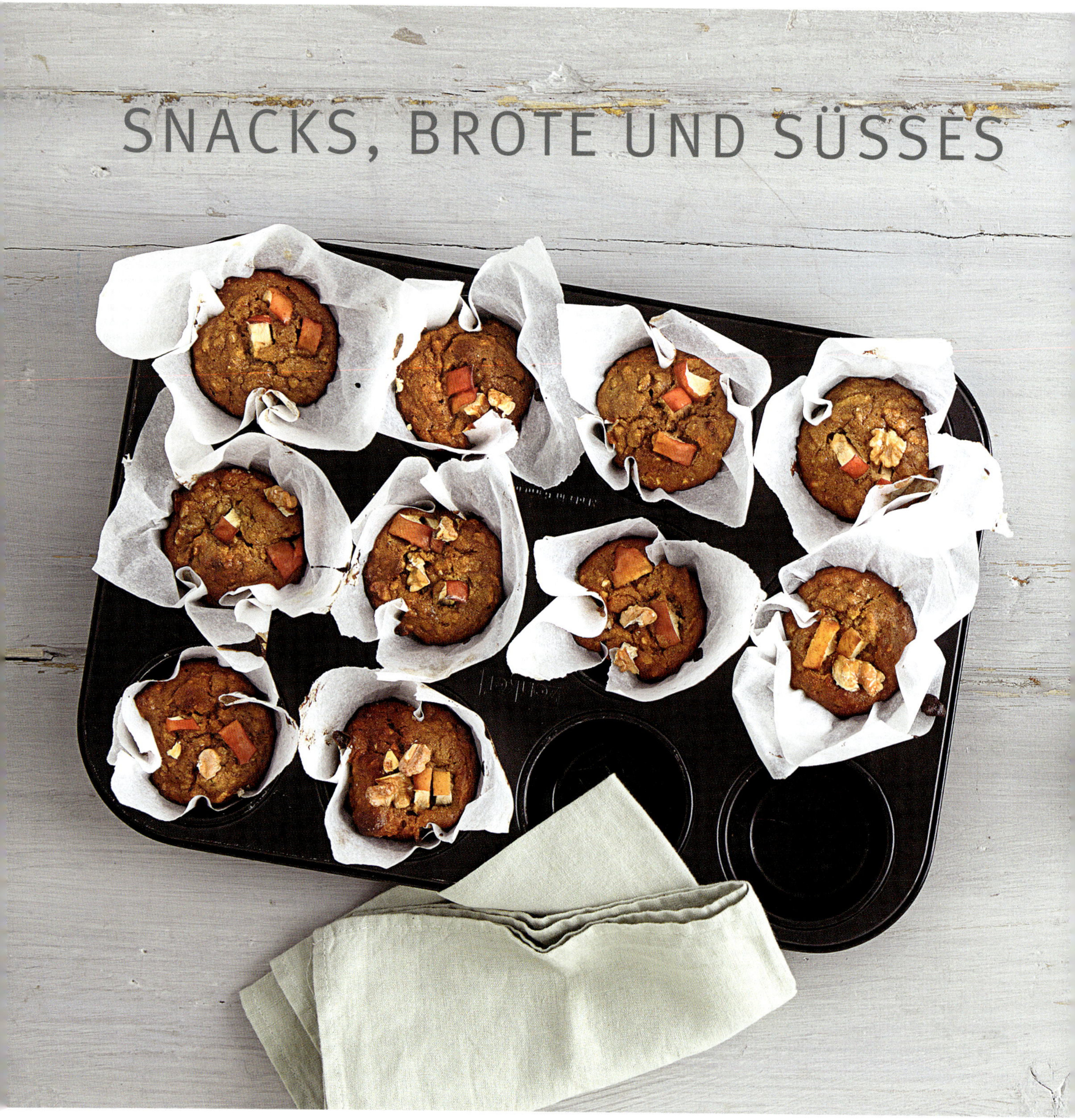

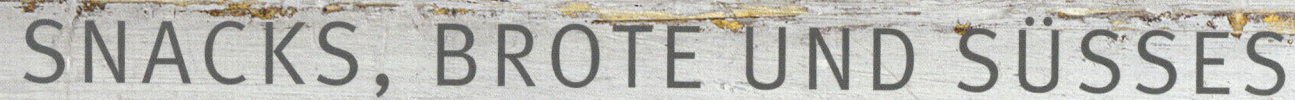

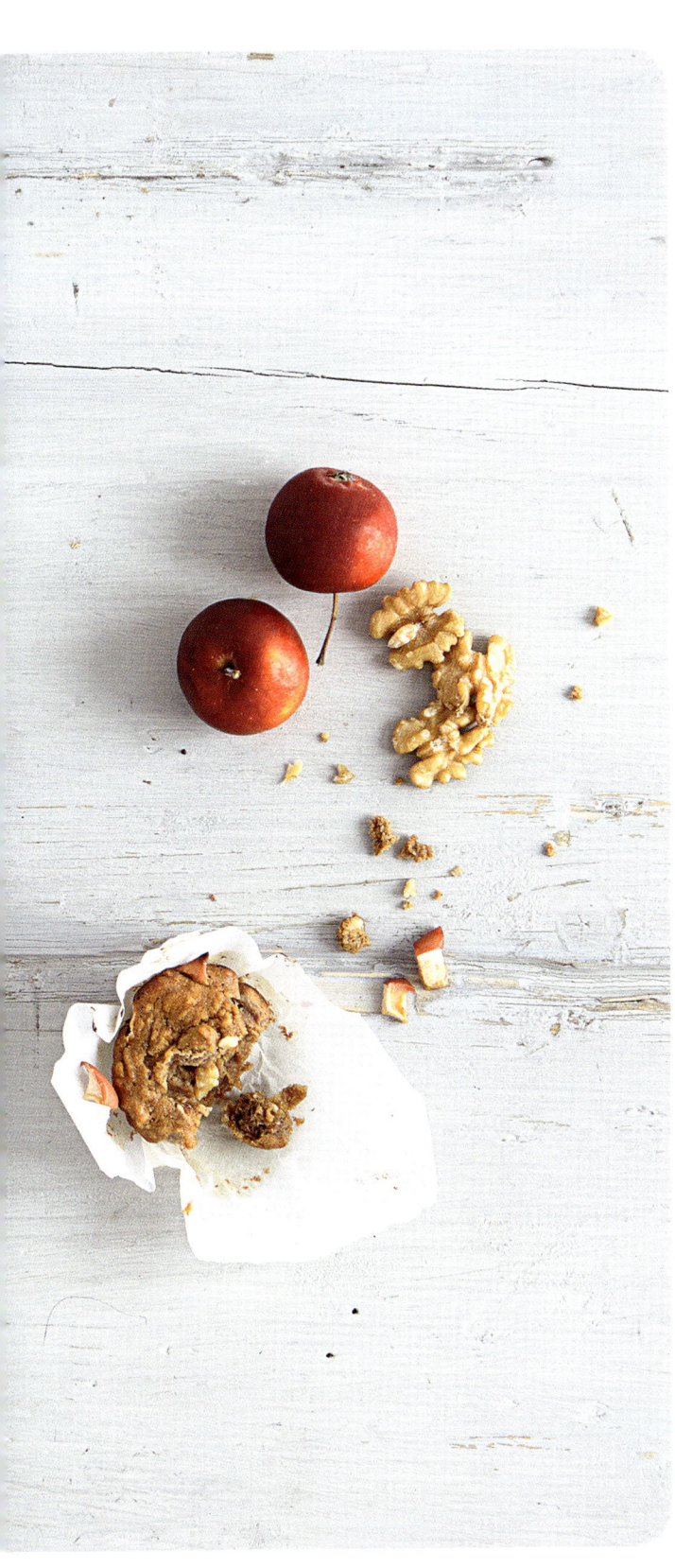

Apfel-Muffins mit Walnüssen

›› Diese Apfel-Muffins sind ein perfekter Snack für Zwischendurch – die frischen Äpfel passen gut zu den gehackten Walnüssen und geben so eine sehr gesunde und glutenfreie Alternative zu üblichen Muffins ab.

Für 18 Muffins
20 Min. + 30 Min. Backzeit

4 Äpfel (ca. 400 g) • 200 g Buchweizenmehl • 100 g Walnüsse, gehackt • 150 g Kokosblütenzucker • 1 TL Zimt • 1 Packung Weinsteinbackpulver • 2 Eier • 150–200 g Apfelmus, ungesüßt

• Ofen auf 180 Grad vorheizen.

• Zwei Äpfel entkernen, reiben und in einer Schüssel beiseitestellen, zwei Äpfel in kleine rechteckige Stücke schneiden.

• Trockene Zutaten in einer großen Schüssel vermengen.

• Eier schaumig schlagen und geriebene Äpfel, die Hälfte der Apfelstücke und Apfelmus dazugeben.

• Trockene Zutaten unter die Eier-Apfel-Mischung mischen und den Teig in Muffinförmchen geben. Sollte der Teig zu fest sein, etwas mehr Apfelmus hinzugeben.

• Die restlichen Apfelstückchen auf die Mitte der Muffins legen und die Muffins etwa 30 Min. backen. Gegen Ende sicherheitshalber alle 5 Min. mit einem Stäbchen eine Garprobe machen, da jeder Ofen anders ist.

ballaststoffreich / fruktosefrei / zuckerfrei / FODMAP-frei / **glutenfrei** / histaminfrei / Omega-3-reich / **proteinreich** / **laktosefrei**

Pesto-Dinkel-Kranz

» Dieses Brot eignet sich perfekt für einen Brunch – bereits, wenn es warm aus dem Ofen kommt, kann jeder ein Stück abbrechen und hat das Pesto direkt auf dem Brot.

Für 1 Kranz
15 Min. + 25 Min. Backzeit

½ frischen Hefewürfel • 1 TL Ahornsirup • 250 g Vollkorn-Dinkelmehl • 1 TL Salz • 1 TL Kümmel • 200 ml warmes Wasser • grünes oder rotes Pesto

- Backofen auf 180 Grad Ober-Unterhitze vorheizen.

- Frische Hefe mit dem Ahornsirup und zwei Esslöffel Dinkelmehl in 50 ml warmem Wasser auflösen und 5 Min. ziehen lassen.

- Den Rest des Dinkelmehls, Salz und Kümmel in einer Schüssel vermengen. Dann die aufgelöste Hefe mit dem Rest des Wassers und der Mehlmischung zu einem gleichmäßigen Teig verkneten. Diesen dann eine Stunde in einer Schüssel an einem warmen Platz gehen lassen.

- Den Teig rechteckig ausrollen (ca. 0,5cm dick) und mit rotem oder grünem Pesto (je nach Geschmack) bestreichen. Er wird dann von der langen Seite her aufgerollt und gegenläufig verdreht, sodass er leicht aufreißt und das Pesto etwas austreten kann.

- Beide Enden der verzwirbelten Rolle werden dann zu einem Kranz zusammengedrückt. Der Kranz wird mit etwas Wasser eingepinselt und für 25 Min. auf der mittleren Schiene im Ofen gebacken.

ballaststoffreich / **fruktosefrei** / **zuckerfrei** / FODMAP-frei / glutenfrei / histaminfrei / Omega-3-reich/ proteinreich / **laktosefrei**

Zucchini-Mandel-Brot

» Dieses Brot bleibt durch die Karotte, den Apfel und die Zucchini großartig saftig und kann auch ohne jeglichen Aufstrich genossen werden.

Für 1 Brot
20 Min. + 50 – 60 Min. Backzeit

laktosefreie Butter für die Form • 100 g Dinkelmehl • 80 g gemahlene Mandeln • 40 g feine Haferflocken (glutenfrei) • 2 TL Backpulver • Salz • 1 kleine Zucchini • 1 Karotte • 1 Apfel • 50 ml Reismilch • Schale einer Zitrone • 100 g Apfelmus (ohne Zucker) • 2 Eier • 2 EL Akazienhonig

- Backofen auf 180 Grad vorheizen und eine längliche Kuchenbackform mit Butter einreiben.

- Alle trockenen Zutaten in einer Schüssel vermengen.

- Zucchini, Karotten und Apfel fein reiben und mit Reismilch, Zitronenschale, Apfelmus, Eigelben und Akazienhonig gleichmäßig verrühren.

- Die Mischung der trockenen Zutaten mit der Karotten-Apfel-Zucchini-Mischung verrühren. Das Eiweiß steif schlagen und vorsichtig unter den Teig heben.

- Die Teigmischung in die Backform füllen und für 50 bis 60 Min. backen.

- Das Brot nicht sofort aus dem Ofen nehmen, sondern in der Wärme bei geschlossener Tür ruhen lassen, damit das Eiweiß nicht zusammenfällt und fest werden kann. Das macht das Brot luftiger und leichter zum Genießen.

ballaststoffreich / fruktosefrei / **zuckerfrei** / FODMAP-frei / glutenfrei / **histaminfrei** / **Omega-3-reich** / **proteinreich** / **laktosefrei**

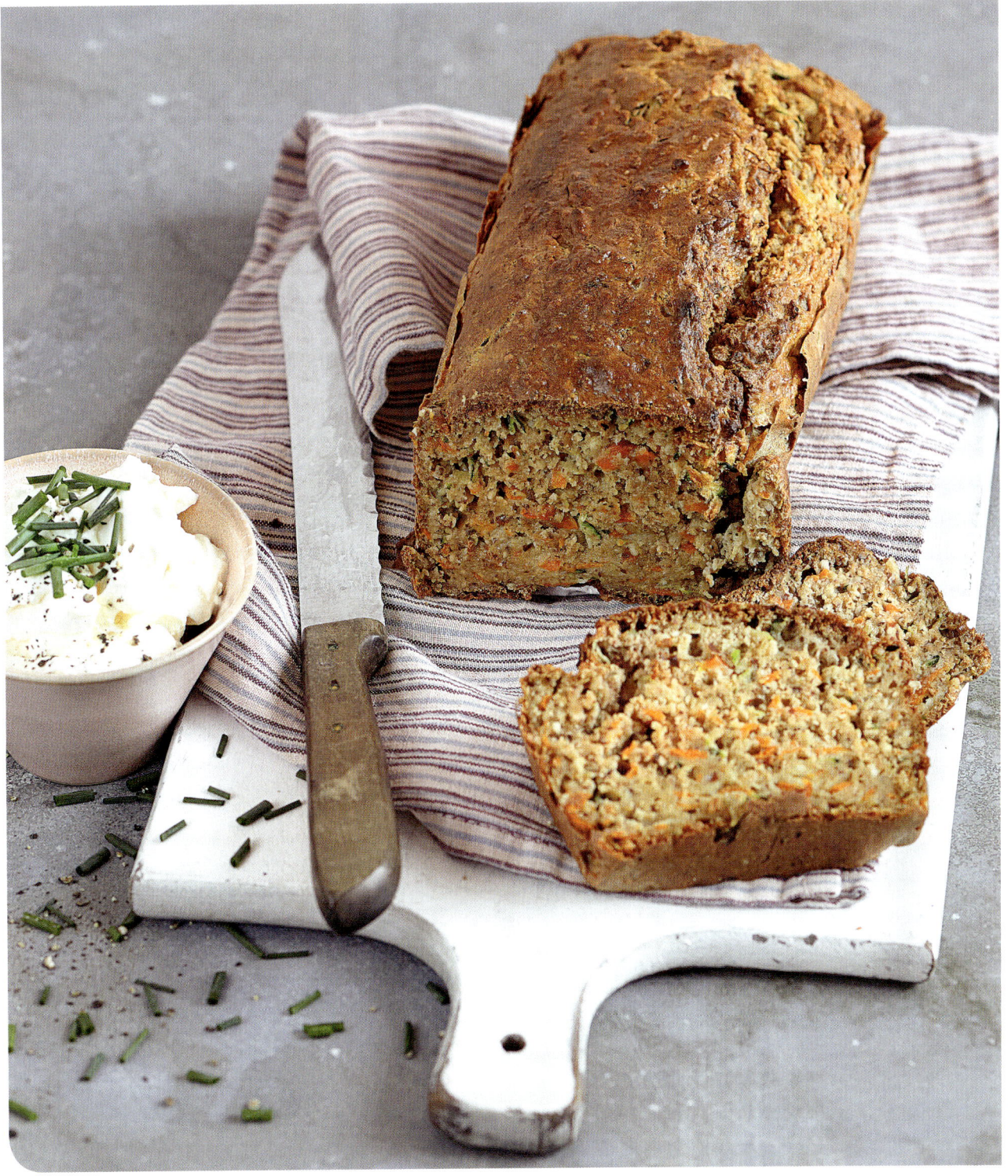

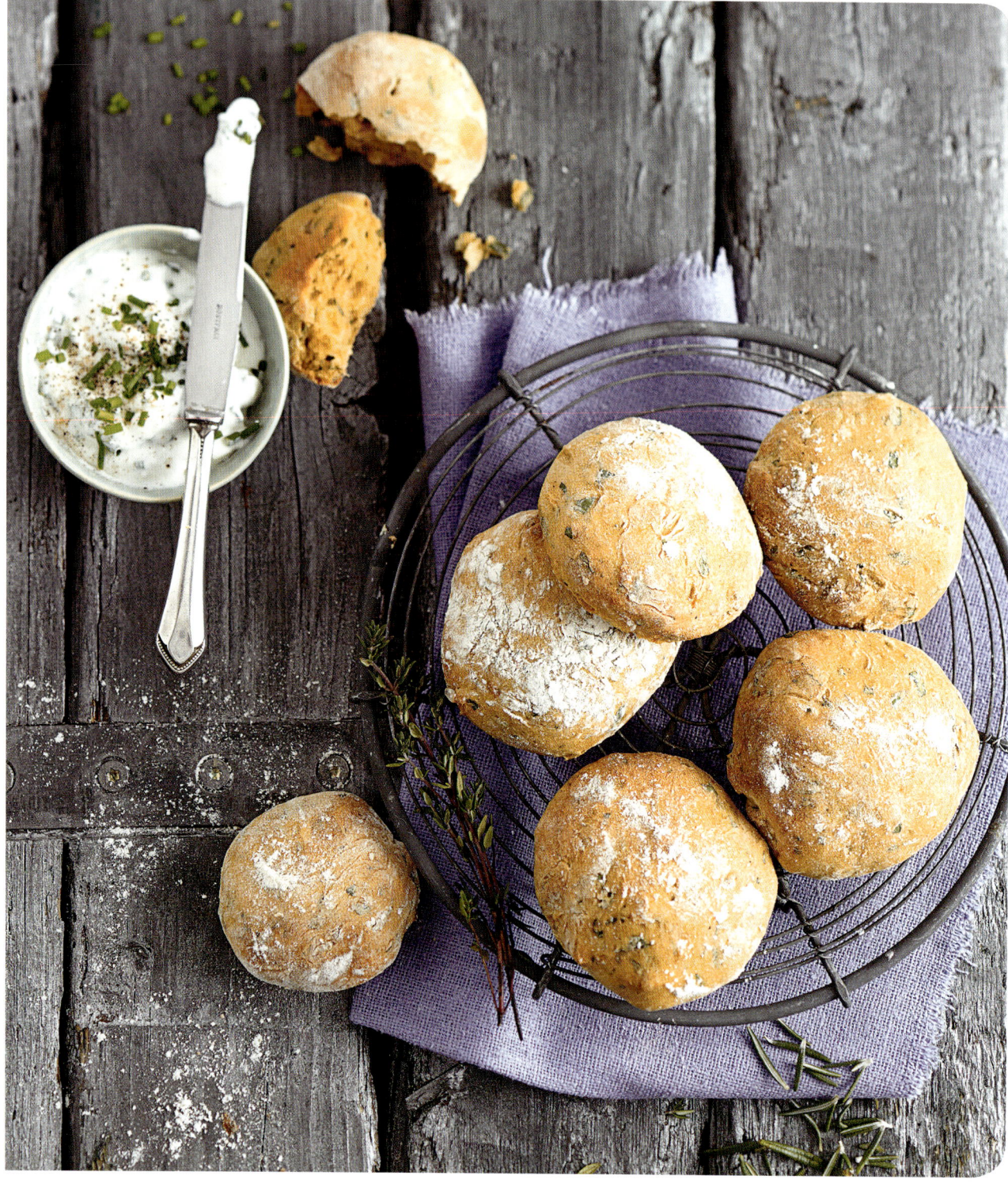

Snacks, Brote und Süßes

Dinkel-Süßkartoffel-Brötchen

» Die Süßkartoffel-Brötchen kombinieren den feinen Geschmack von Süßkartoffeln mit würzigen Rosmarin und Thymian. Sie eigenen sich perfekt als Zugabe zu Rohkost.

Für 8 Brötchen
⏲ 20 Min. + 30 Min. Backzeit

100 g Süßkartoffeln • 1 kleine Zucchini • 50 ml Reismilch • 1 EL Essig • 1 Bund Petersilie • Rosmarin • Thymian • 225 g Dinkelmehl • 2 TL Weinsteinbackpulver • 1 Prise Salz • 150 ml Sprudelwasser • Olivenöl

● Backofen auf 200 Grad Umluft vorheizen.

● Süßkartoffeln in kleine Stücke schneiden, mit Öl einreiben und für 10 Min. im Backofen weich backen.

● Zucchini waschen, in Stücke schneiden und mit Reismilch, Essig und den weichen Süßkartoffeln zu einer gleichmäßigen Masse pürieren.

● Kräuter zerhacken und mit Mehl, Backpulver und Salz vermengen. Dann mit der Teigmasse verrühren.

● Zum Schluss das Sprudelwasser nach und nach vorsichtig unterrühren, sodass möglichst viel Kohlensäure vorhanden bleibt und die Brötchen luftiger macht.

● Die Teigmasse sollte klebrig sein, sich aber mit Mehl zu sieben bis acht Brötchen formen lassen. Gegebenenfalls noch etwas Mehl hinzufügen. Die Brötchen auf einem mit Backpapier ausgelegtem Backblech ca. 30 Min. backen, bis sie goldbraun sind.

ballaststoffreich / **fruktosefrei** / **zuckerfrei** / FODMAP-frei / glutenfrei / **histaminfrei** / Omega-3-reich/ proteinreich / **laktosefrei**

Glutenfreies Baguette-Brot

» Gute glutenfreie Brotrezepte sind selten, weil das Fehlen des Bindemittels Gluten oft bewirkt, dass das Brot sehr trocken wird. In diesem Rezept sorgt eine Kombination aus Xanthan Gum und Frischhefe dafür, dass ein leckeres, saftiges, glutenfreies Brot entsteht.

Für 1 Brot
⏲ 15 Min. + 30 Min. Gehzeit + 60 Min. Backzeit

2 EL Frischhefe • 2 EL Ahornsirup • 500 g Reismehl • 250 g Tapiocamehl • 1 EL Xanthan Gum • 1–2 TL Salz • 250 ml lauwarmes Wasser • 2 EL geschmolzene Butter • 1 TL Weißweinessig • 3 Eiweiß, leicht aufgeschlagen

● Ofen auf 200 Grad vorheizen.

● Frische Hefe mit Ahornsirup und zwei Esslöffel Reismehl in 50 ml warmen Wasser auflösen und 5 Min. ziehen lassen.

● Reis- und Tapiocamehl, Xanthan Gum und Salz in einer Schüssel miteinander vermengen. Aufgelöste Hefe mit dem Rest des Wassers, geschmolzener Butter und Weißweinessig mit der Mehlmischung zu einem gleichmäßigen Teig verkneten.

● Die Eiweiße unter den Teig heben. Teig in eine mit Backpapier ausgelegter Kuchenbackform füllen und die Oberfläche mehrmals schräg einschneiden.

● Den Teig an einem warmen Platz in der Backform 30 Min. gehen lassen. Anschließend ca. 60 Min. backen.

ballaststoffreich / **fruktosefrei** / **zuckerfrei** / **FODMAP-frei** / **glutenfrei** / histaminfrei / Omega-3-reich/ **proteinreich** / **laktosefrei**

Amaranth-Chia-Cracker

» Die Amaranth-Chia-Cracker eignen sich hervorragend für einen kleinen Snack zwischendurch – vor allem in Kombination mit dem warmen Spinat-Artischocken-Dip.

Für 1 Backblech
⏱ 15 Min. + 30 Min. Backzeit

50 g Amaranth • 1 Prise Salz • 1 kleine Zwiebel • 50 g Chiasamen • 50 g Sonnenblumenkerne • 50 g Kürbiskerne • 150 ml Wasser • Thymian • Oregano (nach Geschmack) • 50 g Parmesan, gerieben • 50 g Gouda, gerieben

● Backofen auf 175 Grad vorheizen und ein Backblech mit Backpapier vorheizen.

● Amaranth mit einer Prise Salz in 150 ml Wasser aufkochen und köcheln lassen (ca. 10 Min.), bis das Wasser vollständig verkocht ist.

● Zwiebel kleinschneiden und mit den Chiasamen in Olivenöl andünsten.

● Den aufgekochten Amaranth mit allen Zutaten (Chiasamen, Sonnenblumenkerne, Kürbiskerne, Zwiebel, Parmesan, Gouda, Thymian und Oregano) vermengen und zu einer Teigmasse verrühren.

● Die Masse sehr dünn auf das Backpapier verstreichen und ca. 15 Min. backen. Die Cracker sollten weder zu verbrannt noch innen feucht sein. Dann mit einem Messer in rechteckige Stücke schneiden und diese von der anderen Seite noch einmal ca. 15 Min. backen.

ballaststoffreich / **fruktosefrei** / **zuckerfrei** / FODMAP-frei / **glutenfrei** / histaminfrei / **Omega-3-reich** / **proteinreich** / **laktosefrei**

Spinat-Artischocken-Dip mit Cashews

» Die Kombination aus warmen Artischocken, saftigem Spinat und cremigen Cashewnüssen sorgt dafür, dass dieser Dip mein unschlagbarer Favorit ist.

Für einen Dip
⏱ 15 Min. + 15 Min. Backzeit

1 kleine Zwiebel • 2 EL Olivenöl • 200 g Artischockenherzen (aus der Dose) • 200 g Spinat • 20 g Cashewnüsse • 80 ml Reismilch • 1 EL Knoblauchöl • Chiliflocken • Salz • Pfeffer

● Backofen auf 200 Grad vorheizen.

● Zwiebel kleinschneiden und sanft in Olivenöl andünsten.

● Die Hälfte der Artischockenherzen und den Spinat in kleine Stücke schneiden und kurz in Olivenöl anbraten.

● Cashewnüsse, Reismilch, Knoblauchöl und die zweite Hälfte der Artischockenherzen in einem Mixer zu einer Creme pürieren und mit einer Prise Chiliflocken, Salz und Pfeffer abschmecken.

● Die Creme mit den angedünsteten Zwiebeln, Artischockenherzen und Spinat vermengen und in kleine Förmchen geben.

● Das Ganze etwa 15 Min. im Ofen backen lassen und dann frisch verzehren.

ballaststoffreich / fruktosefrei / **zuckerfrei** / FODMAP-frei / **glutenfrei** / histaminfrei / **Omega-3-reich** / **proteinreich** / **laktosefrei**

Baba Ghanoush

» Baba Ghanoush ist ein traditionelles arabisches Püree aus Auberginen, das als Dip oder Beilage serviert werden kann.

Für einen Dip
◴ 10 Min. + 30–40 Min. Backzeit

1 große Aubergine (oder zwei kleine) • 1 EL Olivenöl • 1 EL Knoblauch-Öl • 2 EL Tahin (Sesammus) • 2 EL Zitronensaft • 1 Frühlingszwiebel • 1 Bund Petersilie • 1 Prise Kumin • Salz • Pfeffer • 1 EL Ahornsirup

● Backofen auf 220 Grad vorheizen.

● Aubergine halbieren, mit Olivenöl einstreichen und die Schale mit der Gabel einstechen. Auf einem Backblech 30–40 Min. im Ofen garen lassen, bis das Auberginenfleisch ganz weich wird und sich mit einem Löffel leicht aus der Schale lösen lässt.

● Auberginenfleisch mit Knoblauchöl, Tahin, Zitronensaft, Frühlingszwiebel, Petersilie und Kumin pürieren und mit Salz, Pfeffer und Ahornsirup abschmecken.

ballaststoffreich / **fruktosefrei** / **zuckerfrei** / **FODMAP-frei** / **glutenfrei** / histaminfrei / Omega-3-reich / proteinreich / **laktosefrei**

Klassischer Hummus

» Das traditionelle Kichererbsenpüree könnte ich den ganzen Tag essen. Mit Zitrone, Kurkuma und Petersilie verfeinert, wird es sogar noch besser und ist der unkompliziertste und schnellste Dip, den ich kenne.

Für einen Dip
◴ 10 Min.

250 g Kichererbsen (aus der Dose) • 1 Knoblauchzehe (alternativ: 2 EL Knoblauchöl) • Saft einer Zitrone • 3 EL Tahin • 4 EL Olivenöl • 1 Prise Kurkuma oder Koriander (nach Geschmack) • 1 Prise Salz
Für das Topping: Paprikagewürz • frische Petersilie

● Alle Zutaten (Kichererbsen, Knoblauchzehe, Zitronensaft, Tahin, Olivenöl, Kurkuma, Salz) in einen Mixer geben und zu einer glatten Masse pürieren.

● Dann in einer Schale mit Paprikagewürz und frischer Petersilie garnieren und mit frischem Brot genießen.

ballaststoffreich / **fruktosefrei** / **zuckerfrei** / FODMAP-frei / **glutenfrei** / **histaminfrei** / Omega-3-reich / **proteinreich** / **laktosefrei**

Chili-Gemüsechips

» Diese Gemüsechips eignen sich perfekt für einen gemütlichen Filmabend und einen gesunden Snack. Fast jedes Knollengemüse kann dafür verwendet werden.

Für beliebige Menge
◴ 15 Min. + 40 Min. Backzeit

Rote Bete • Kartoffeln • Süßkartoffeln • Pastinaken • 4 EL Olivenöl • Chili nach Geschmack • Oregano • Salz • Pfeffer

● Backofen auf 150 Grad vorheizen und ein Backblech mit Backpapier vorbereiten.

● Gemüse (Rote Bete, Kartoffeln, Süßkartoffeln) in möglichst dünne Scheiben schneiden. Am besten geht das mit einem Gemüseschäler.

● Öl mit Chili, Oregano, Salz und Pfeffer vermengen und die dünnen Gemüsescheiben damit einreiben.

● Die Gemüsescheiben auf dem Backpapier verteilen und ca. 40 Min. backen lassen. Immer wieder kontrollieren, damit die Gemüsechips nicht verbrennen.

ballaststoffreich / **fruktosefrei** / **zuckerfrei** / FODMAP-frei / **glutenfrei** / **histaminfrei** / Omega-3-reich / proteinreich / **laktosefrei**

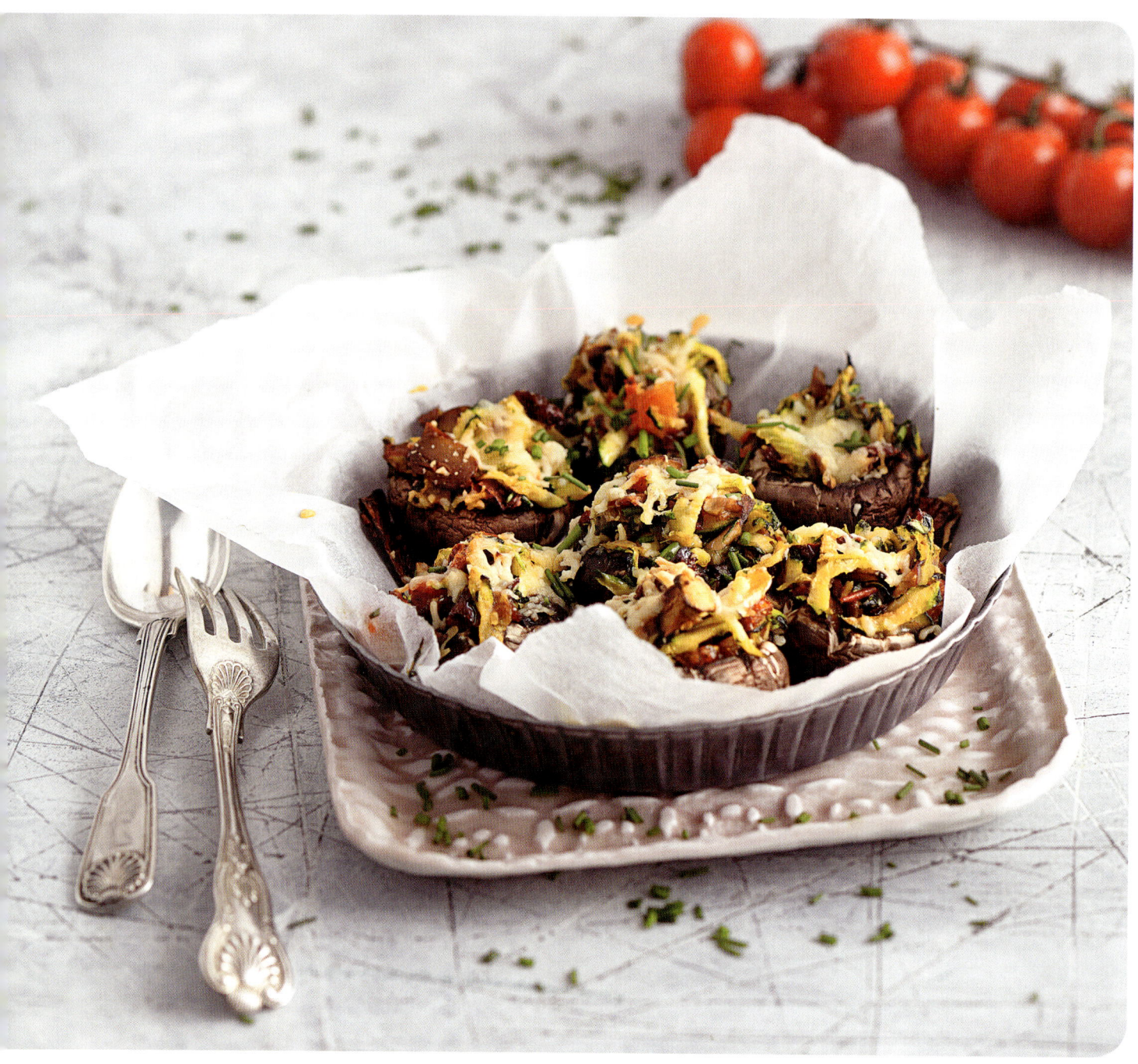

Gefüllte Champignons

›› Für diese gefüllten Champignos gibt es gleich zwei Füllungen. Die herzhafte Tomatenfüllung und die leichtere Ricotta-Gewürz-Füllung sorgen für einen schmackhaften und gesunden Snack und können auch gut als Vorspeise verwendet werden.

Für 8 Riesen- oder 16 normale Champignons
⏱ 20 Min. + 20–30 Min. Backzeit

- 8 Riesenchampignons oder 16 normale Champignons

Tomaten-Füllung:
- 100 g getrocknete Tomaten
- 150 g Cocktailtomaten
- 1 große Zucchini, gerieben
- 1 Frühlingszwiebel
- 1 Bund Schnittlauch
- 1 Esslöffel Basilikum, Oregano, Thymian nach Geschmack
- Salz
- Pfeffer

Ricotta-Füllung:
- 200 g Schmand (optional: Laktosefrei)
- 50 g Ricotta (optional: laktosefrei oder durch Schmand ersetzen)
- 100 g Speckwürfel (können für eine vegetarische Variante weggelassen werden)
- 1 Prise Paprikagewürz
- 1 Frühlingszwiebel
- 1 Bund Schnittlauch
- 1 Esslöffel Basilikum, Oregano, Thymian nach Geschmack
- Salz
- Pfeffer

Für das Topping:
- 100 g geriebener Käse (z.B. Emmentaler oder Parmesan)

● Backofen auf 200 Grad vorheizen.

● Champignons putzen und vorsichtig den Stiel in der Mitte heraustrennen.

● Die Zutaten für die Füllungen (getrocknete Tomaten, Cocktailtomaten, Zucchini, Frühlingszwiebel, Schnittlauch) und die Pilzstiele sehr klein schneiden.

● Für die Tomatenfüllung alle Zutaten in Olivenöl leicht anbraten.

● Für die Ricotta-Füllung die Speckwürfel kurz anbraten und dann alle Zutaten (Schmand, Ricotta, Speckwürfel, Paprikagewürz, Frühlingszwiebel, Schnittlauch, Gewürze, Salz und Pfeffer) in einer Schüssel miteinander vermengen.

● Die Pilze mit der jeweiligen Füllung füllen, mit geriebenem Käse bestreuen und im Ofen auf der mittleren Schiene etwa 20–30 Min. (bis der Käse goldbraun wird), backen.

ballaststoffreich / fruktosefrei / **zuckerfrei** / FODMAP-frei / **glutenfrei** / histaminfrei / Omega-3-reich / proteinreich / laktosefrei

Karotten-Walnuss-Kuchen mit Ananas

>> Dieser Karotten-Walnuss-Kuchen ist etwas ganz Besonderes. Alle glutenhaltigen Mehlsorten wurden durch Reis-, Tapioka- und Kartoffelmehl ersetzt.

Für 1 Kuchen
⏱ 20 Min. + 55 Min. Backzeit

250 ml gutes Sonnenblumenöl • 4 Eier • 250 ml Ahornsirup • 300 g Reismehl • 85 g Tapiokamehl • 85 g Kartoffelmehl • 2 TL Zimt • 2 TL Lebkuchengewürz (kann auch weggelassen werden) • ½ TL geriebene Muskatnuss • ½ TL geriebener Ingwer • 1 ½ TL Backpulver • 2 TL Natron • 1 TL Xanthan Gum (Bindemittel, das Gluten ersetzt, gibt's bei amazon) • 3–4 große Karotten (etwa 600–700g), gerieben • 250 g Walnüsse, gehackt • 400 g Ananas, ungesüßt
Für das Topping: weißes Mandelmus

● Backofen auf 180 Grad vorheizen und eine runde Kuchenbackform buttern.

● Öl, Eier und Ahornsirup vermengen und mit einem Rührgerät schaumig schlagen.

● Alle trockenen Zutaten in einer separaten Schüssel vermengen.

● Die Eier-Öl-Ahornirup-Mischung dazugeben und mit geriebenen Karotten, Walnüssen und Ananas zu einem glatten Teig rühren.

● Den Teig in die Backform geben und etwa 55 Min. backen. Abkühlen lassen, bis man den Kuchen lösen kann. Das weiße Mandelmus als Topping darübergeben.

ballaststoffreich / fruktosefrei / zuckerfrei / **FODMAP-frei** / **glutenfrei** / **histaminfrei** / **Omega-3-reich** / **proteinreich** / **laktosefrei**

Glutenfreier Schokoladenkuchen

>> Es ist schwer, einen glutenfreien Schokoladen-Kuchen zu finden, der saftig, schokoladig und leicht fluffig ist. Aber mit Joghurt und Milch im Teig funktioniert es!

Für 1 Kuchen
⏱ 15 Min. + 45–55 Min.

170 g Reismehl • 170 g Maismehl • 70 g Kakao • 2 TL Weinsteinbackpulver • 1 TL Natron • 1 TL Xanthan Gum • 2 Eier • 250 g Ahornsirup • 50 g geschmolzene Butter • 200 g Joghurt (optional: laktosefrei) • 1 EL Vanille • 170 ml Milch (optional: laktosefrei)
Für das Topping: frische Beeren • Joghurt (optional: laktosefrei)

● Backofen auf 170 Grad vorheizen und eine längliche Kuchenbackform buttern.

● Reismehl, Maismehl, Kartoffelmehl, Kakao, Backpulver, Natron und Xanthan Gum vermengen.

● In einer separaten Schüssel die Eier aufschlagen und nach und nach geschmolzene Butter, Ahornsirup, Milch und Joghurt mit der Vanille unterrühren.

● Mehlmix dazugeben und alles vermengen.

● Den Teig in die Backform geben und 45–55 Min. backen. Nach 15 Min. den Kuchen oben einschneiden. Nach 30 Min. den Kuchen mit Alufolie abdecken.

● In der Form abkühlen lassen und dann herauslösen und mit Früchten und Joghurt genießen.

ballaststoffreich / **fruktosefrei** / zuckerfrei / **FODMAP-frei** / **glutenfrei** / **histaminfrei** / Omega-3-reich/ **proteinreich** / laktosefrei

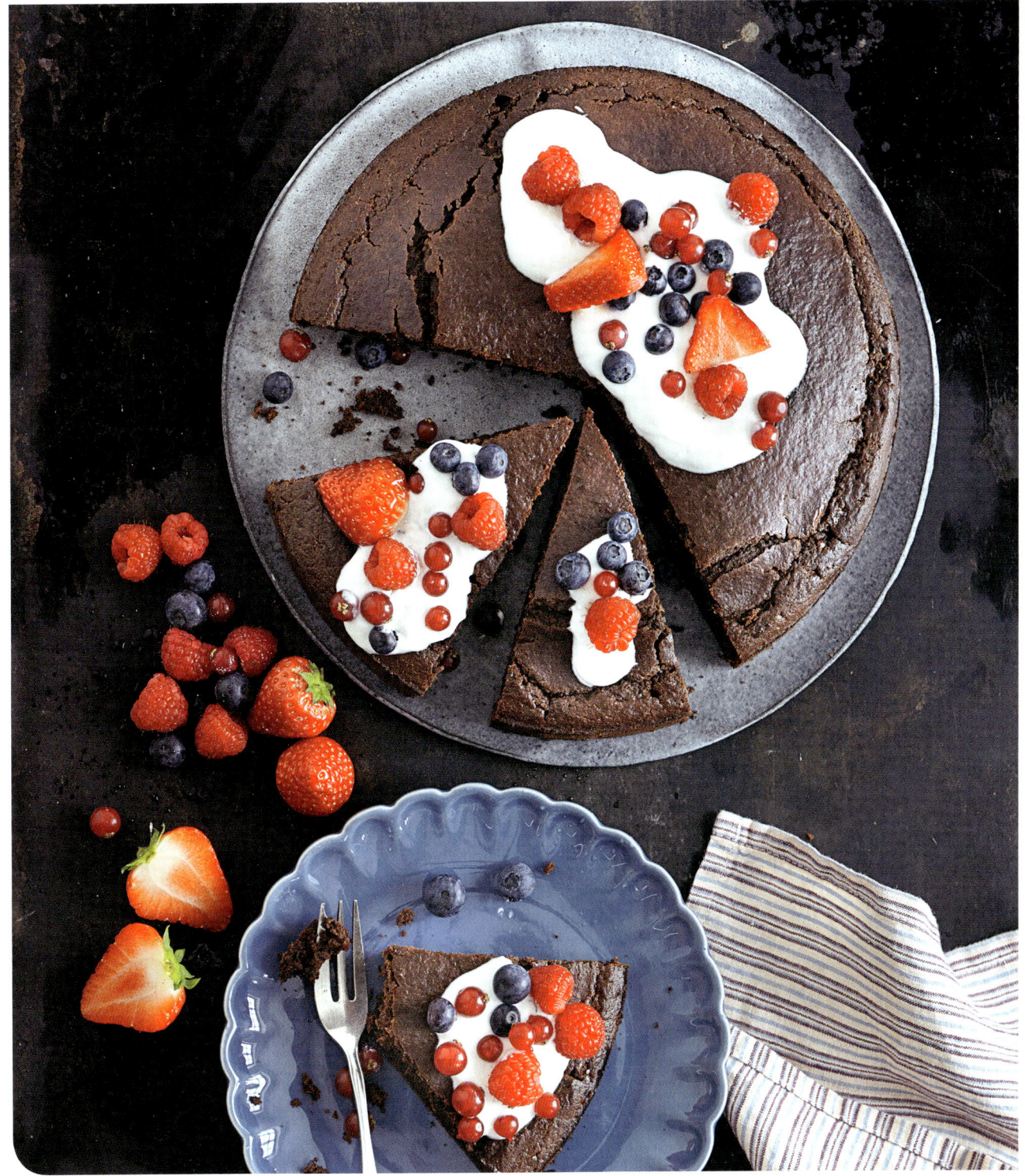

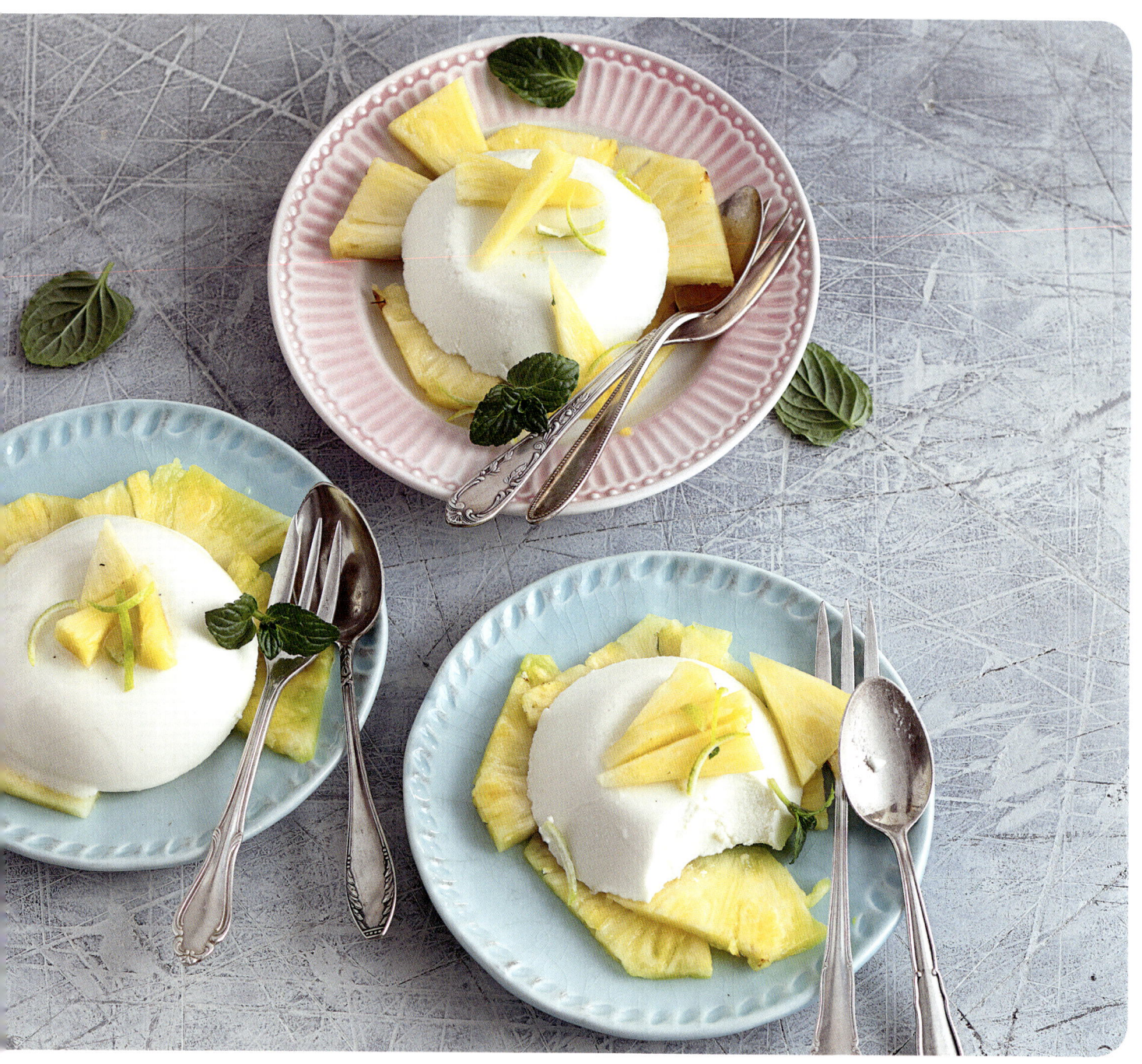

Kokos-Limonen-Panna-Cotta

≫ Diese Panna Cotta hat eine Freundin zubereitet, die testen wollte, ob Panna Cotta auch laktosefrei funktioniert – und ich denke, sie hat bewiesen, dass es funktioniert. Die Panna Cotta steht fest auf den Ananas-Stücken, ist aber dennoch cremig und weich – und hat einen wunderbaren Limonengeschmack.

Für 1 Kuchen
30 Min. + 3–4 Stunden Kühlzeit

- 4 Blatt Gelatine
- 250 ml laktosefreie Sahne
- 250 ml Kokosmilch (darauf achten, dass die Kokosmilch nicht zu fetthaltig ist)
- 50 g Zucker
- 1 Bio-Limette
- ½ Ananas

● Gelatineblätter in einem tiefen Teller in Wasser einlegen.

● Sahne mit Kokosmilch und Zucker in einen Topf geben, gut verrühren und langsam erhitzen. Die Mischung sollte in etwa 5–10 Min. heiß werden, aber nicht sprudelnd kochen. Die Schale der Limette in das Sahne-Kokos-Gemisch reiben und den Saft der halben Limette dazugeben.

● Das Sahne-Kokos-Gemisch vom Herd nehmen und etwas abkühlen lassen.

● Die weiche Gelatine leicht ausdrücken und mit einem Schneebesen in das Sahne-Kokos-Gemisch rühren. Die flüssige Panna Cotta nun in vier Dessert-Schälchen füllen und für mindestens 3–4 Stunden in den Kühlschrank stellen.

● Für den Verzehr eine Ananas schälen und in feine Scheiben schneiden. Nun die Panna Cotta vorsichtig auf die Ananasscheiben stürzen und genießen.

ballaststoffreich / fruktosefrei / zuckerfrei / **FODMAP-frei** / **glutenfrei** / histaminfrei / Omega-3-reich / proteinreich / **laktosefrei**

Tipp Wer die Panna Cotta lieber etwas »leichter« oder sahniger mag, kann einfach die Mengenverhältnisse von Sahne und Kokosmilch abändern. Auch Mandelmilch eignet sich beispielsweise super für eine Panna Cotta. Dazu einfach ein Obst-Carpaccio oder Fruchtpüree geben.

Peanut-Schoko-Toffees

>> Diese Toffees sind perfekt für einen süßen Snack zwischendurch. Nüsse und Kakao werden durch Datteln zusammengehalten und mit Kokosnussflocken zu runden Kugeln geformt. Diese sind im Kühlschrank aufzubewahren und sind eine großartige gesunde Süßigkeit, die noch dazu superschnell hergestellt ist.

Für etwa 15 Toffees
⊘ 15 Min.

- 200 g Haselnüsse, gemahlen
- 200 g Datteln, entkernt
- 2 EL Peanutbutter
- 2 EL Kakaopulver
- 1–2 EL Kokosöl, warm, damit es flüssig ist
- Kokosnussflocken, nach Geschmack

● Alle Zutaten in einen Mixer geben und zu einer klebrigen, aber nicht flüssigen Masse pürieren. Sollte die Masse zu fest sein, kann noch etwas Peanutbutter und Kokosöl hinzugefügt werden. Sollte die Masse zu flüssig sein, können Haselnüsse und Datteln ergänzt werden.

● Anschließend die Teigmasse im Handballen mit den Kokosnussflocken zu kleinen Kugeln (3–4 cm Durchmesser) formen.

● Die Kugeln kommen nun für mindestens zwei Stunden ins Gefrierfach, damit sie fest werden.

ballaststoffreich / fruktosefrei / **zuckerfrei** / FODMAP-frei / **glutenfrei** / histaminfrei / Omega-3-reich / **proteinreich** / **laktosefrei**

Himbeer-Mandel-Cheescake mit Kakaoboden

»Dieser Cheescake ist roh – und damit ein ganz besonderes Highlight. Der Boden wird aus Nüssen, Kakao und Datteln zusammengepresst und dann mit einer Bananen-Himbeer-Kokosnuss-Creme gefüllt. Der Kuchen muss nur lange genug gekühlt werden, um fest zu werden. Dann kann er serviert und kühl verzehrt werden – das perfekte Sommer-Dessert.

Für 1 Kuchen
⊙ 30 Min. + 2 Stunden Kühlzeit

Boden- und Randschicht:
- 50 g Kakaobutter
- 95 g Mandeln
- 80 g Cashewnüsse
- 30 g Kakaopulver
- 3 EL Ahornsirup
- 3 Datteln, entkernt
- 60 g Kokosnussflocken

Mittlere Füllung:
- 250 g Kokosnusscreme (der feste Teil der Kokosmilch)
- 235 g Cashewnüsse, die über Nacht in Wasser eingeweicht wurden
- 2 reife Bananen, gefroren
- 200 g Himbeeren
- 60 ml Ahornsirup
- 4 Datteln, entkernt
- 1 TL Vanille

Topping:
- Himbeeren
- Schokoraspeln

● Zur Vorbereitung Bananen und Himbeeren einfrieren und Cashewnüsse einweichen.

● Eine runde Springform (ca. 20 cm Durchmesse) mit Backpapier auslegen.

● Alle Zutaten der Bodenschicht in einen Mixer geben und so lange mixen, bis sich eine krümelig, klebrige Masse ergibt. Gegebenenfalls noch etwas Kakaobutter hinzufügen, damit die Masse besser klebt. Die Masse in die Backform geben und festdrücken, sodass sich eine gleichmäßige erste Schicht ergibt. Abdecken und in den Kühlschrank stellen.

● Alle Zutaten der mittleren Füllung in einen Mixer geben, bis sich eine weiche Masse bildet. Es ist wichtig, dass die Himbeeren und Bananen vorher eingefroren wurden, damit sie nicht zu viel Wasser freisetzen. Diese pürierte Masse auf die gekühlte Bodenschicht in der Backform fließen lassen und glatt streichen. Für weitere zwei Stunden in den Kühlschrank stellen, bis die Schicht eine feste Oberfläche hat.

● Dann den Kuchen mit frischen Himbeeren und Schokoraspeln garnieren und servieren.

ballaststoffreich / fruktosefrei / zuckerfrei / FODMAP-frei / **glutenfrei** / histaminfrei / **Omega-3-reich** / **proteinreich** / **laktosefrei**

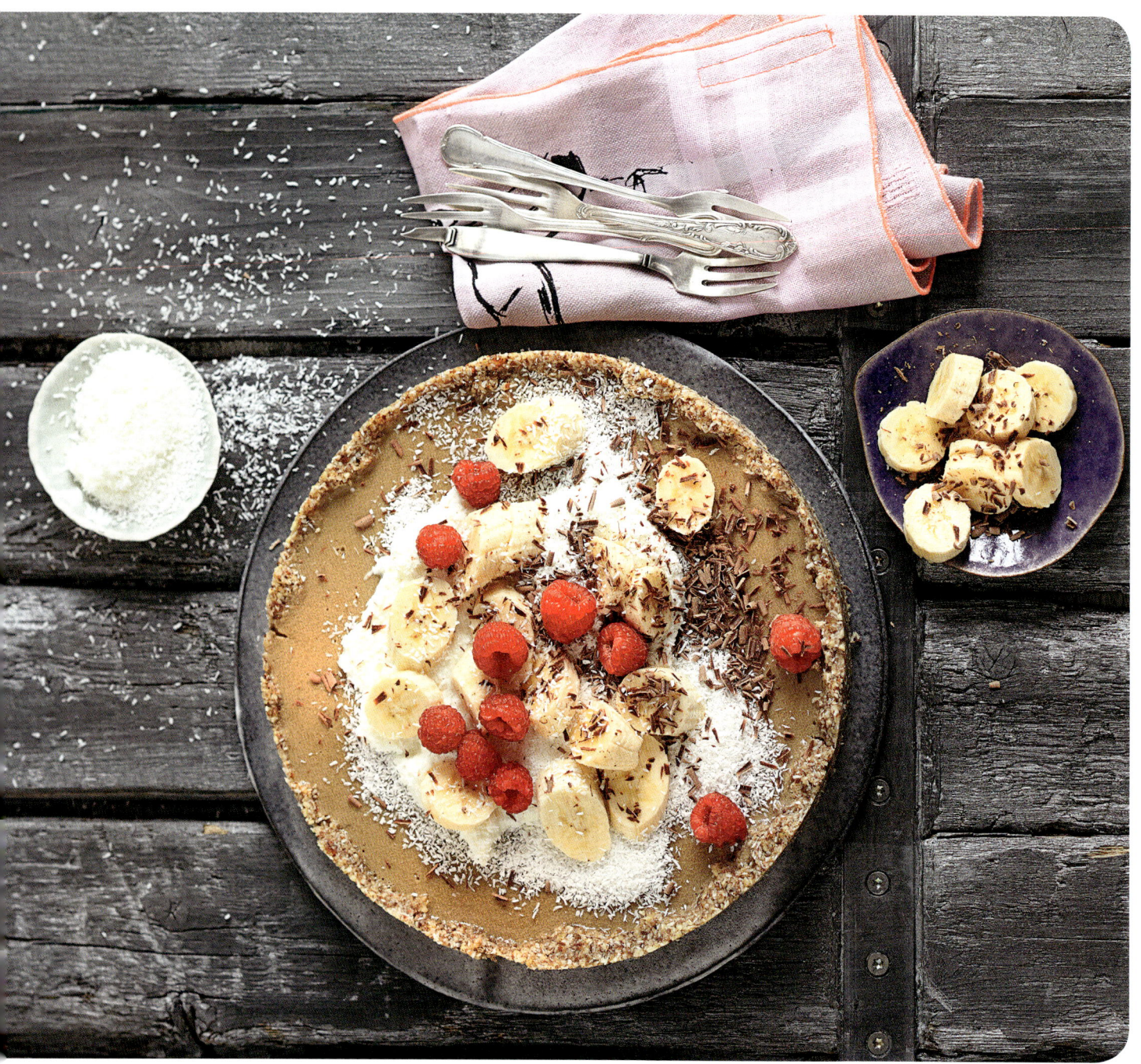

Bananen-Karamell-Kuchen

>> Dieser Kuchen ist mein absoluter Lieblings-Kuchen. Die Kombination aus einem rohen Nuss-Kokosboden und der Karamellfüllung mit Bananen macht ihn für mich unwiderstehlich. Am besten wird er mit einem frischen Kokosnussjoghurt und ein paar Früchten kalt serviert.

Für 1 Kuchen
◷ 50 Min. + 2 Stunden Kühlzeit

Boden- und Randschicht:
- 250 g Mandeln, gemahlen
- 50 g Haselnüsse, gemahlen
- 130 g Kokosnussflocken
- 25 Datteln, entkernt
- 3 EL Kokosnussöl
- Vanille aus einer halben Vanilleschote
- 1 EL Kakaobutter

Füllung:
- 800 ml Kokosnussmilch (aus der Dose)
- 200 g Kokosblütenzucker
- 1 TL Salz
- 3 EL Agar-Agar

Topping:
- Banane
- Erdbeeren
- Schokoraspeln
- Kokosnussjoghurt (Quark mit Kokosnussraspeln und Kokosnussmilch)

● Eine runde Kuchenform mit Backpapier auslegen.

● Alle Zutaten für den Boden in einen Mixer geben und so lange zerkleinern, bis sich eine klebrige Masse bildet. Eventuell noch etwas Kokosnussöl hinzugeben, wenn die Masse zu trocken ist. Diese Masse in die Kuchenform geben und an den Seiten einen ca. 5 cm hohen Rand in die Form pressen. Den Boden abdecken und in den Kühlschrank stellen.

● Für die Füllung die Kokosnussmilch (den festen und flüssigen Teil) mit dem Kokosblütenzucker und dem Salz in einen kleinen Topf geben und ca. 40–50 min bei leichter Hitze köcheln lassen. Regelmäßig umrühren und vom Herd nehmen, wenn die Creme eindickt und eine Karamellfarbe annimmt.

● Währenddessen Agar-Agar mit 60 ml Wasser verrühren und nach Packungsbeilage 10 Min. eindicken lassen.

● Alles zusammenrühren, bis keine Klümpchen mehr vorhanden sind, und die Kokos-Karamell-Creme auf den Boden des Kuchens streichen. Den Kuchen wieder in den Kühlschrank stellen und 2 Stunden kühlen, bis es fest geworden ist.

● Für das Topping die Banane in dünne Scheiben auf den Kuchen schneiden und je nach Saison Erdbeeren dazugeben. Dazu etwas frischen Kokosnussjoghurt reichen, der aus Quark mit Kokosnussraspeln und Kokosnussmilch zusammen gerührt werden kann. Mit dunklen Schokoraspeln bestreuen und genießen!

ballaststoffreich / fruktosefrei / zuckerfrei / FODMAP-frei / **glutenfrei** / histaminfrei / **Omega-3-reich** / **proteinreich** / **laktosefrei**

Cremiges Kokos-Bananeneis

» Dieses Eis ist das schnellste und einfachste Eis, das man sich vorstellen kann. Es werden lediglich gefrorene Bananen mit Kokosnussmilch püriert und es entsteht bereits eine wunderbar cremige Eiskonsistenz. Das kann als Grundlage für jedwede Eis-Geschmacksrichtung verwendet werden und ist noch dazu unglaublich gesund.

Für 2 Personen
⏲ 5 Min.

250 g Kokosnussmilch (eine Dose) • 3–4 gefrorene, reife Bananen
Je nach Geschmacksrichtung:
Schoko: 1 EL Kakaopulver, 1 EL Kakaonibs •
Beeren: 100 g Himbeeren • Frucht: 1 Mango

● Bananen einfrieren

● Die gefrorenen Bananen aus der Schale lösen und mit Kokosnussmilch pürieren. Durch die gefrorenen Bananen entsteht sofort eine sehr cremige, eisähnliche Konsistenz. Sollte das Eis noch zu flüssig sein, kann eine weitere Banane hinzugefügt werden.

● Das Eis kann nun schon als Bananen-Kokos-Eis genossen oder mit weiteren Zutaten verfeinert werden.

● Für ein dunkles Schokoladeneis werden zusätzlich Kakaopulver und Kakaonibs in den Mixer gegeben.

● Durch die Zugabe von Himbeeren oder einer Mango entsteht ein Fruchteis.

ballaststoffreich / fruktosefrei / **zuckerfrei** / FODMAP-frei / **glutenfrei** / histaminfrei / Omega-3-reich/ proteinreich / **laktosefrei**

Schokoladen-Brownies

» Das sind die saftigsten, süßesten und schokoladigsten Brownies, die ich kenne. Durch den Kokosblütenzucker und die pure Zartbitterschokolade ergibt sich ein Blech voller perfekter, cremiger Brownies.

Für 1 Blech
⏲ 15 Min. + 20 Min. Backzeit

225 g Zartbitterschokolade • 140 g Butter • 4 Eier • 150 g Kokosblütenzucker • Vanille aus einer Vanilleschote • 50 g Reismehl • 50 g Maismehl • 4 EL Kakao • 2 TL Backpulver • 50 g saure Sahne (optional: laktosefrei) • 75 g Zartbitterschokoladen-Raspeln • **Topping:** frische Früchte • Joghurt

● Backofen auf 150 Grad Umluft vorheizen und eine Auflaufform (30 × 40 cm) fetten und mit Reis- oder Maismehl bestreuen.

● Schokolade mit der Butter im Wasserbad schmelzen.

● Währenddessen die Eier mit dem Kokosblütenzucker und der Vanille 5–10 Min. schaumig schlagen.

● Nun das Reis- und Maismehl mit dem Kakao und dem Backpulver vermengen, auf den Eierschaum sieben und vorsichtig unterheben. Ebenso die geschmolzene Schokoladen-Butter-Mischung, die saure Sahne und zuletzt die Schokoladen-Raspeln unterheben.

● Die Teigmischung in die gefettete Auflaufform füllen und ca. 20 Min. backen. Nach dem Abkühlen können die Brownies aus der Form geschnitten und mit frischen Früchten und Joghurt verzehrt werden.

ballaststoffreich / **fruktosefrei** / zuckerfrei / **FODMAP-frei** / **glutenfrei** / histaminfrei / Omega-3-reich/ **proteinreich** / laktosefrei

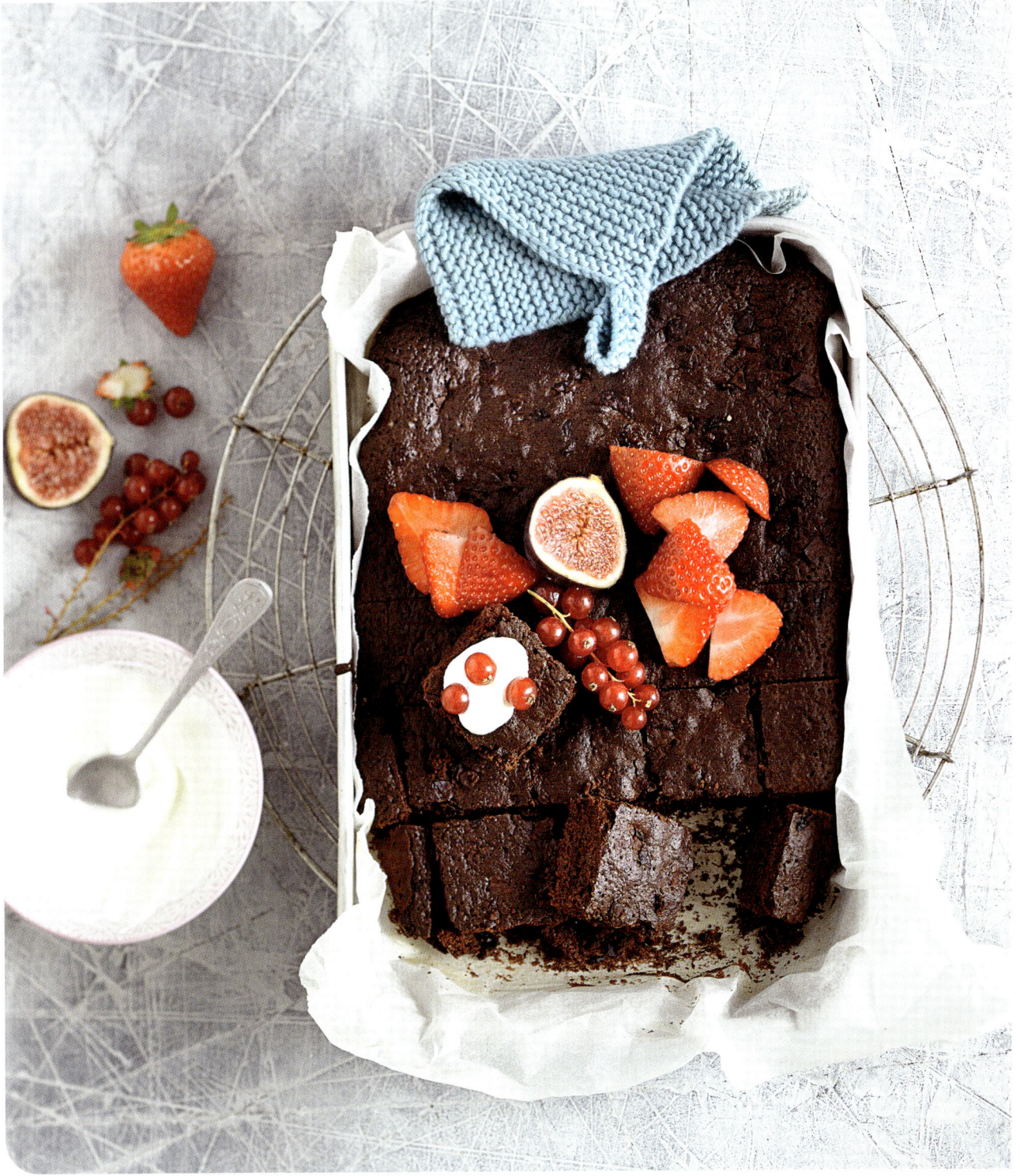

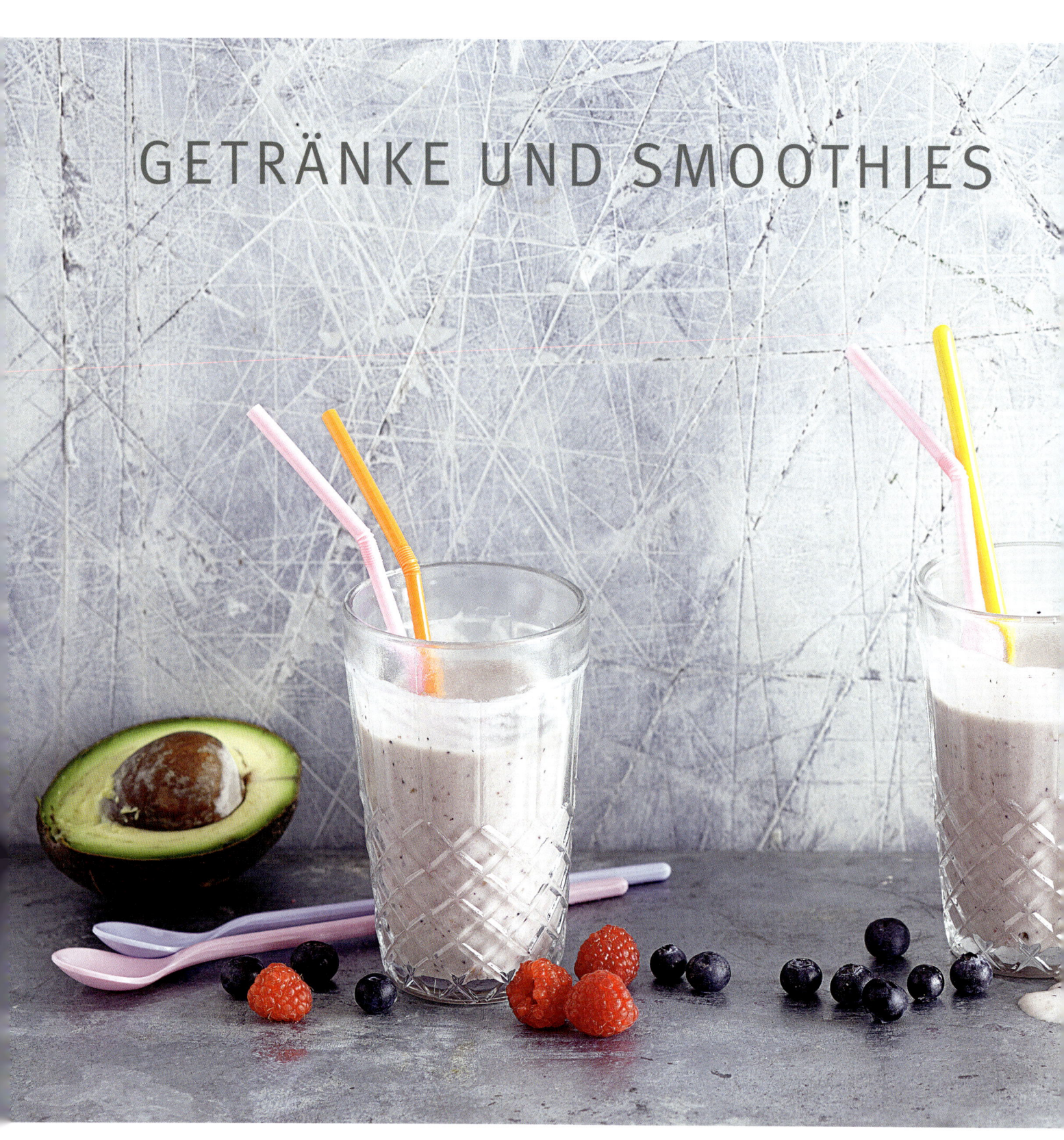
GETRÄNKE UND SMOOTHIES

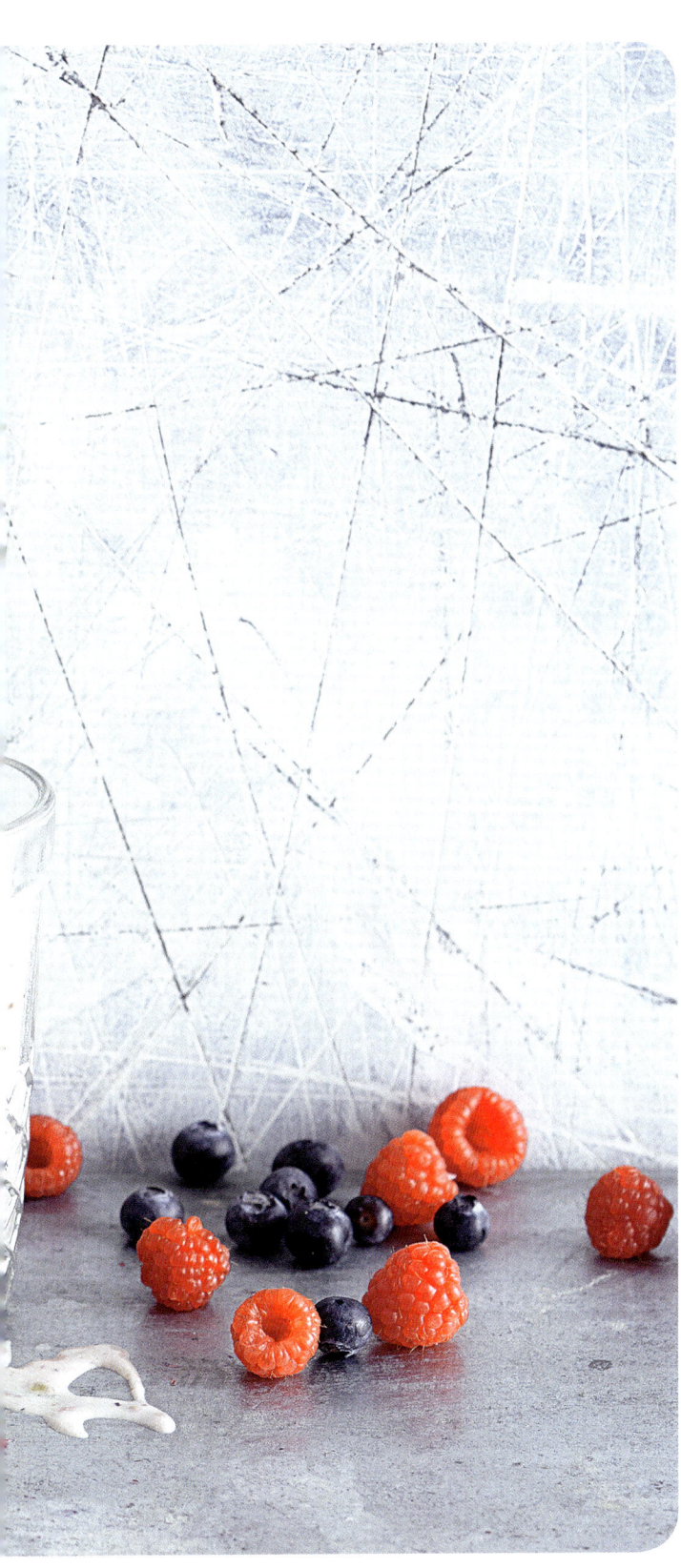

Beeren-Mandel-Smoothie

Für 1 Person
◷ 5 Min.

½ Avocado • 350 ml Mandelmilch • 70 g Blaubeeren • 70 g Himbeeren • 2 Datteln, entkernt • 1 Banane • 1 EL Mandelmus

● Avocado schälen, entkernen und das Fleisch mit allen Zutaten in einen Mixer geben.

● Zu einem cremigen Smoothie pürieren.

ballaststoffreich / fruktosefrei / **zuckerfrei** / FODMAP-frei / **glutenfrei** / **histaminfrei** / Omega-3-reich/ proteinreich / **laktosefrei**

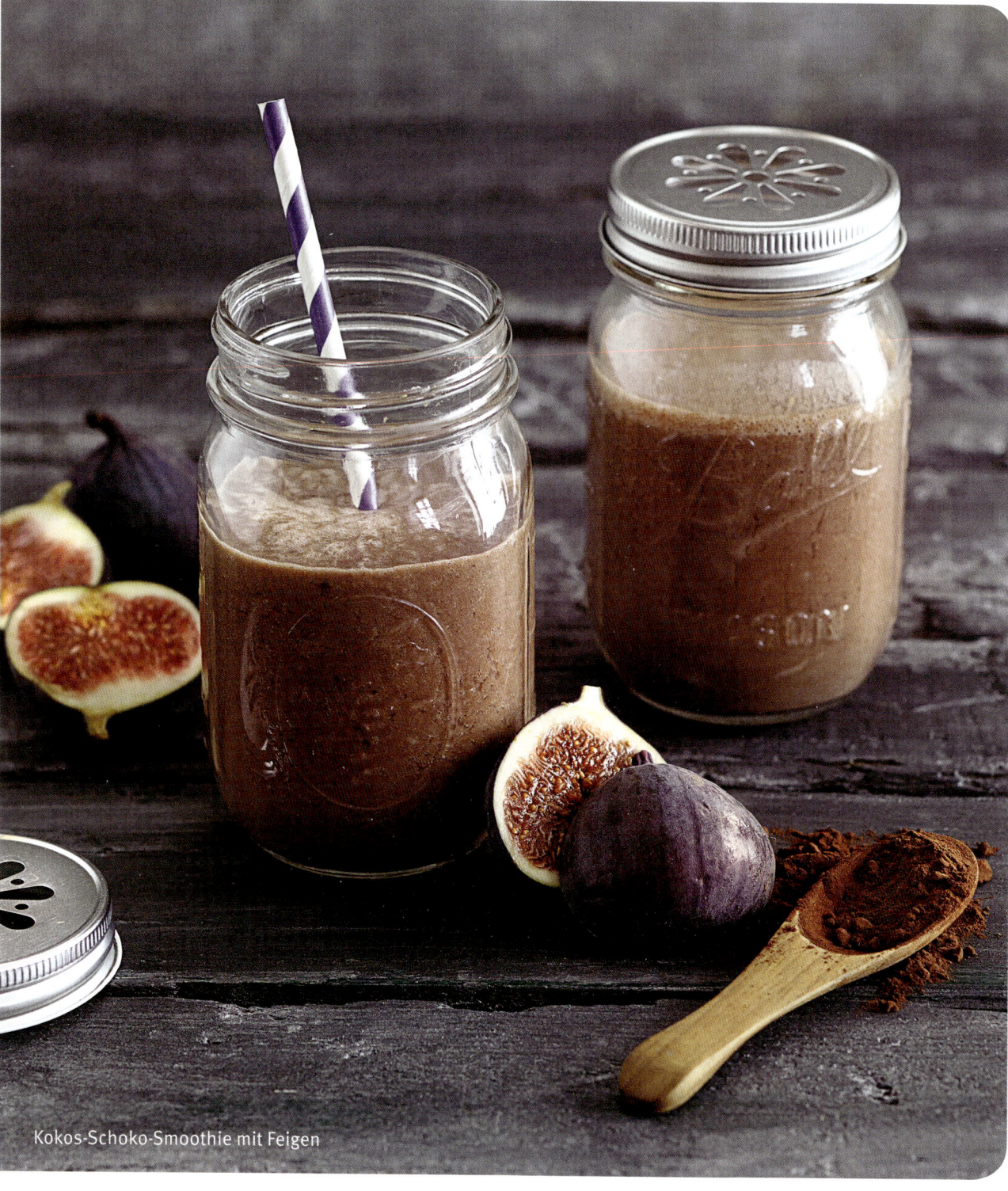
Kokos-Schoko-Smoothie mit Feigen

Kokos-Schoko-Smoothie mit Feigen

Für 1 Person
⊘ 5 Min.

100 g Feigen • 350 ml Kokos-Reismilch • 1 Banane, gefroren • 1 EL Mandelmus • 1 EL Kakaopulver • 1 EL Kokosnusscreme • 1 TL Flohsamenschalen

● Die Feigen, waschen, vierteln, mit allen Zutaten in einen Mixer geben und zu einem cremigen Smoothie pürieren.

ballaststoffreich / fruktosefrei / **zuckerfrei** / FODMAP-frei / **glutenfrei** / histaminfrei / **Omega-3-reich** / proteinreich / **laktosefrei**

Birne-Spinat-Smoothie

Für 1 Person
⊘ 5 Min.

350 ml Hafermilch • 1 Birne • 1 Handvoll Babyspinat • 1 Banane • 2 Datteln, entkernt • 50 g feine Haferflocken • 1 EL Flohsamenschalen

● Allen Zutaten in einen Mixer geben und zu einem cremigen Smoothie pürieren.

ballaststoffreich / fruktosefrei / **zuckerfrei** / FODMAP-frei / **glutenfrei** / **histaminfrei** / Omega-3-reich / proteinreich / **laktosefrei**

Mango-Ananas-Smoothie

Für 1 Person
⊘ 5 Min.

200 ml Reismilch • 100 g laktosefreier Joghurt • 50 g Ananas • 1 Mango • 1 EL Ahornsirup • Minze zum Garnieren

● Alles in den Mixer geben, zerkleinern, garnieren und genießen! Je nach benötigter Abkühlung noch etwas zerstoßenes Eis hinzufügen.

ballaststoffreich / fruktosefrei / **zuckerfrei** / FODMAP-frei / **glutenfrei** / **histaminfrei** / Omega-3-reich / proteinreich / **laktosefrei**

Avocado-Kiwi-Smoothie mit Matchapulver

Für 1 Person
⊘ 5 Min.

1 Avocado • 1 Banane • 1 Handvoll Babyspinat • 200 ml Wasser • 50 g feine Haferflocken • 1 TL Matchapulver

● Die Avocado schälen und entkernen und das Fleisch mit allen Zutaten in einen Mixer geben und zu einem frischen Smoothie pürieren.

ballaststoffreich / fruktosefrei / **zuckerfrei** / FODMAP-frei / **glutenfrei** / histaminfrei / Omega-3-reich / proteinreich / **laktosefrei**

Erdbeer-Chia-Milch

》 Diese Erdbeer-Chia-Milch schmeckt fast schon wie flüssiger Frucht-Joghurt und besteht trotzdem nur aus guten Zutaten.

Für 1 Person
⊘ 5 Min. + 10 Min. Quellzeit

200 ml laktosefreie Milch • 100 g laktosefreier Joghurt • 100 g Erdbeeren • 1 Banane, gefroren • 1 EL Ahornsirup • 1 EL Chiasamen

● Alle Zutaten – außer den Chiasamen – in einen Mixer geben und zu einem cremigen Smoothie pürieren. Dann die Chiasamen unterrühren und 10 Min. quellen lassen.

ballaststoffreich / fruktosefrei / zuckerfrei / **FODMAP-frei** / **glutenfrei** / histaminfrei / Omega-3-reich / proteinreich / **laktosefrei**

Erdbeer-Gurken-Minz-Wasser

》 Wasser ist gesund – aber manchmal etwas fad. Aus diesem Grund werden dem Wasser in diesem Getränk ein paar frische Zutaten hinzugefügt und machen es zu einem unglaublich guten Sommergetränk!

Für 1 Person
⊘ 5 Min.

4 Erdbeeren • 1 Bund frische Minze • 8 Gurkenscheiben • 4 Zitronenscheiben • 350 ml Wasser • zerstoßenes Eis

● Erdbeeren, Minze, Gurke und Zitrone kleinschneiden und in das Wasser geben. Mit einer Gabel leicht zerdrücken, sodass das Wasser den sanften Geschmack der Zutaten annimmt. Eis hinzugeben und kühl genießen.

ballaststoffreich / fruktosefrei / **zuckerfrei** / **FODMAP-frei** / **glutenfrei** / histaminfrei / Omega-3-reich / proteinreich / **laktosefrei**

Getränke und Smoothies

Ingwer-Zitronen-Minz-Tonic

>> Dieses Ingwer-Zitronen-Minz-Tonic eignet sich hervorragend als eiskaltes und erfrischendes Sommergetränk voller guter Zutaten.

Für 1 Person
⏱ 5 Min.

1 Zitrone • 2 Limonen • 1 Ingwerknolle, ca. 4 cm • 350 ml stilles Wasser • 3 Datteln, entkernt • 1 Bund frische Minze • zerstoßenes Eis

● Zitrone, Limonen und Ingwerknolle schälen, alles (außer dem Eis) in einen Mixer geben und zu einem frischen Getränk pürieren. Nach Geschmack mit Eis und Sprudelwasser servieren. Sollte der Tonic zu sauer sein, kann noch etwas Ahornsirup hinzugegeben werden.

ballaststoffreich / fruktosefrei / **zuckerfrei** / FODMAP-frei / **glutenfrei** / histaminfrei / Omega-3-reich/ proteinreich / **laktosefrei**

Mango-Bananen-Spinat-Smoothie

>> Der Mango-Bananen-Smoothie ist ein bisschen fruchtiger als die anderen Smoothies, da ich ihn mit Ananassaft statt einer Milch mache. Dadurch ist er sehr leicht und einer meiner liebsten Energie-Spender bei der Arbeit.

Für 1 Person
⏱ 5 Min.

1 Mango • 1 Banane • 1 Handvoll Babyspinat • 300 ml Ananassaft

● Alle Zutaten in einem Mixer geben und zu einem fruchtigen Smoothie pürieren.

ballaststoffreich / fruktosefrei / **zuckerfrei** / FODMAP-frei / **glutenfrei** / histaminfrei / Omega-3-reich/ proteinreich / **laktosefrei**

Goldene Milch

>> Diese Milch ist auch bekannt als »Kurkuma Latte« oder »Tumeric Latte«. Durch das Kurkuma wird der Milch eine heilende Wirkung zugesprochen – in Kombination mit Ingwer und Muskatnuss hat sie eine entzündungshemmende und aktivierende Wirkung.

Für 1 Person
⏱ 10 Min.

1 EL Kurkuma, als Gewürz-Pulver • 1 Stück Ingwer, frisch gerieben • 1 Prise Muskatnuss • 120 ml Wasser • 2 EL Ahornsirup • 1 TL Kokosöl • 1 Prise Pfeffer • 1 Prise Zimt • 350 ml Haselnussmilch (oder eine andere pflanzliche Milch)

● Um die Milch zuzubereiten, wird eine Kurkuma-Paste hergestellt, die später nach Geschmack in der Milch verrührt werden kann. Dazu das Kurkuma mit dem geriebenen Ingwer und der Muskatnuss im Wasser aufkochen, bis eine dickflüssige Paste entsteht.

● Diese kann dann mit dem Ahornsirup, Kokosöl und etwas Pfeffer und Zimt in die warme Nussmilch gerührt werden.

ballaststoffreich / fruktosefrei / **zuckerfrei** / FODMAP-frei / **glutenfrei** / histaminfrei / **Omega-3-reich**/ proteinreich / **laktosefrei**

Sachverzeichnis

A
Absorption 21
Acesulfam 50
Adrenalin 11
After 28
alkalische Diäten 82
Alkohol 61
alkoholische Gärung 57
allergische Reaktio 54
Amylase 15
Amylase-Trypsin-Inhibitor 75
Artischocke 63
Aspartam 50
ATI 52, 75
Aufnahmekapazität 22
Aufstoßen 11, 16, 17
Auslasstest 63
Autoimmunerkrankung 75

B
Backwaren 52
Ballaststoff 38
 – Darmflora 44
 – Mengen 42
 – Obst 48
 – Wasserbindung 41
basische Diäten 82
Bauchkrämpfe 11
Bauchspeicheldrüse 22
 – Beschwerden 23
 – Funktionen 22
Belastungstest 63
Beschaffungsstress 75
Beschwerden 13, 14
 – Bauchspeicheldrüse 23
 – Clostridien 34
 – Dickdarm 26
 – Dünndarm 22
 – Essgewohnheiten 30
 – Getreide 52
 – Magen 18
 – Speiseröhre 16
 – Zucker 50
Bifidoflora 44
Blähungen 11
Blutungen 30
Botulismus 34
Brot 52
Butyrat 25

C
Capsaicin 62
Clean Eating 82
Clostridien 19, 34
Colitis ulcerosa 87

D
Darmbakterien 25
Darmbarriere 22
Darmflora 11, 25, 32, 59, 83
 – Ballaststoffe 44
 – Darmgase 27
 – Funktionen 33
Darmgase 11, 26, 34
 – Schwefel 28
Darm-Hirn-Achse 11
Darmkrankheiten 86
Darmnervensystem 11
Darmzotten 21
Diaminooxidase 54
Diätfehler 69
Dickdarm 24
 – Beschwerden 26
 – Funktionen 24
Digestion 21
Divertikulitis 86
Divertikulose 86
Dünndarm 20, 21
 – Beschwerden 22
 – Fehlbesiedelung 87
 – Funktionen 21
 – Verdauung 21
Duodenum 21
Durchfall 25, 34
Dysbiose 33

E
Eisen 76
Eiweißdiäten 68
Eiweiße 60
Enddarm 28
 – Funktion 28
Enzyme 50
Erhitzen 83, 84
Ernährungsberatung 51
Ersatzprodukte 77
Essigsäuregärung 57
Eubiose 33

F
Fehlbesiedelung 19
Fermentierung 57
Fette 59
Fettsäuren 60
Flohsamen 83
FODMAP 50, 62
 – Diät 51
Fruchtzucker 22, 49
Fruktane 48, 52
Fruktanintoleranz 63
Fruktooligosaccharide 44, 48
Fruktooligosaccharid-
   intoleranz 63
Fruktose 22, 48, 49
Fruktoseintoleranz 86

G
Galaktooligosaccharid-
   intoleranz 63
Gärung 56
Gärungsbeschleuniger 28
Gärungsstuhl 77
gastro-kolischer Reflex 29
Getreide 41, 51, 75
 – Beschwerden 52
Gewichtsverlust 66, 74
Gewürze 62
Ghrelin 23
Glukose 50
Gluten 51
glutenfrei 75
Glutensensitivität 51, 75, 87

H
Hämorrhoiden 29
Haushaltszucker 49
Heiserkeit 16
Hemizellulose 41
Hiatushernie 16
High-Carb-Diäten 74
Histamin 54
 – Gehalt 55
 – Intoleranz 54, 87
 – Sensitivität 55
Hygiene 30

I
Ileozökalklappe 24
Ileum 21
Insulin 23
Intoleranz 49
Inulin 28, 44

J
Jejunum 21
Juckreiz 30

K
Kauen 14
Knoblauch 62
Koffein 61
Kohlenhydrate 38
Kohlenhydratreduzierte Diät 66
Konservierungsmittel 77
Körner 60
Kostformen 65
Krummdarm 21

L
Laktose 49
Laktoseintoleranz 86
lakto-vegetarisch 77
Lebensmitteldesign 10
Leerdarm 21
Low-Carb-Diät 66

M
Magen 17
 – Beschwerden 18
 – Entleerung 20
 – Funktionen 17
 – Kauen 20
 – Knurren 18
 – Magensäure 19
 – Sättigung 18
Magen-Darm-Trakt 12, 13
Magensäureblocker 24
Magenschleimhaut-
   entzündung 17
Magenschmerzen 11
Maltose 49
Marisken 30
Mastdarm 28
Melatonin 12
Mikrobiom 32
Mikrobiota 32
Mikrovilli 21
Milchsäuregärung 57
Milchzucker 49

Sachverzeichnis

Modediäten 65
Morbus Crohn 87
Mundhöhle 14
Mundspeicheldrüsen 14

N
Nährstoffverwerter 25
Naturheilkunde 35
Nervensystem 11
Nüsse 60

O
Obst 48
Oligofruktose 41, 44
Oligosaccharide 41
Omega-3-Fettsäuren 60
ovo-lakto-vegetarisch 77
ovo-vegetarisch 77

P
Paleodiäten 72
Pankreasinsuffizienz 87
– endokrine 23
– exokrine 24
pankreatisches Polypeptid 23
Passage 13
Pektin 41
Pepsin 19
Pilze 55
Polyneuropathie 23
Polyole 48, 50
Präbiotika 35, 40, 44

Probiotika 34, 35, 41
Proteine 60
Pseudoallergie 54
pseudomembranöse Kolitis 34
Puddingvegetarier 77

R
Raffinose 28, 41, 52
Räuspern 16
Reflex, gastro-kolischer 29
Refluxerkrankung 16
Reizdarm 86
Rezepte 90
Rhamnose 28
Rohkosternährung 78

S
Saccharin 50
Salizylat 62
Samen 60
Sättigungssignal 18
Schlaf 12
Schluckakt 15
Schmerzen 11
Serotonin 12
Sodbrennen 16
Sojaprodukte 76
Sorbit 48
Speiseröhre 15
– Beschwerden 16
– Entzündungen 16
Spurenelemente 85

Stachyose 28, 41, 49
Stärke 38
– modifizierte 40
– resistente 39
– retrogradierte 39
– Verdauungsbeschwerden 40
Steinzeitdiäten 72
Stevia 50
Stress 11
Stresskaskade 11
Stuhldrang 29
Stuhlgang 29
Stuhlgangsveränderungen 11
Stuhlschmieren 30
Superfood 84
Süßstoffe 50
Symptom 11
Synbiotika 41

T
Tetanus 34
Trehalose 55
Tryptophan 12
Tyramin 58

U
Unverträglichkeiten 62

V
vegane Ernährung 76
vegetarische Ernährung 77
Verdauung 10

Verdauungsapparat 12
Verdauungsenzyme 23
Verweilzeiten 31
Vitamin B_{12} 76
Völlegefühl 11, 17
Vollwertkost 82

W
Wachphase 12
Wasserbindung 41
Weizensensitivität 51, 87
Wholesome eating 83

Z
Zellulose 41
Zöliakie 75, 87
Zucker 48
– Austauschstoffe 50
– Beschwerden 49
– Intoleranz 50
– versteckter 50
Zuckerhaushalt 23
Zusatzstoffe 82
Zwiebel 62
Zwölffingerdarm 21

Liebe Leserin, lieber Leser,

hat Ihnen dieses Buch weitergeholfen? Für Anregungen, Kritik, aber auch für Lob sind wir offen. So können wir in Zukunft noch besser auf Ihre Wünsche eingehen. Schreiben Sie uns, denn Ihre Meinung zählt!

Ihr TRIAS Verlag

E-Mail Leserservice
kundenservice@trias-verlag.de

Lektorat TRIAS Verlag
Postfach 30 05 04
70445 Stuttgart
Fax: 0711 89 31-748

Rezeptverzeichnis

A
Amaranth-Chia-Cracker 144
Apfel-Muffins mit
   Walnüssen 139
Apfel-Walnuss-Salat mit
   Ziegenkäse 107
Apfel-Zimt-Porridge 80
Asiatische Reisnudeln mit
   Rinderfilet 120
Aubergine mit Walnusscreme 81
Avocado-Kiwi-Smoothie mit
   Matchapulver 162

B
Baba Ghanoush 145
Banane-Mandel-Brot 99
Bananen-Karamell-Kuchen 155
Basmati-Linsen-Reis mit
   Zimt-Hähnchen 114
Beeren-Mandel-Smoothie 159
Birne-Spinat-Smoothie 161
Blumenkohl- oder Zucchini-
   Pizza 130
Bohnensalat 46
Brokkoli mit Parmesan und
   Pinienkernen 70

C
Chia-Pudding 46
Chili-Gemüsechips 145
Couscous-Salat mit
   Aprikosen 102
Cremiges Kokos-
   Bananeneis 156
Crunchy-Beeren-Müsli 95

D
Dinkel-Flammkuchen in
   Varianten 129
Dinkel-Spaghetti mit Melone
   und Serrano-Schinken 111
Dinkel-Süßkartoffel-Brötchen
   143

E
Edamame-Chili-Reisnudeln
   mit Erdnusssauce 117
Einfache Pancakes 96
Einfaches Gemüse-Couscous 80
Erbsensuppe 47
Erdbeer-Chia-Milch 162
Erdbeer-Gurken-Minz-
   Wasser 162
Erdnuss-Kokos-Curry mit
   Chili-Hähnchen 127
Erdnuss-Kokos-Reis mit
   Hühnchen 125

F
Feta-Spinat-Hackfleisch-Strudel
   mit Pinienkernen 119
Fischfilet mit Quinoa-
   Rosmarin-Panade 113

G
Gefüllte Auberginen mit
   Quinoa 127
Gefüllte Champignons 147
Gefüllte glutenfreie
   Pfannkuchen 128
Glutenfreie Burger mit
   Auberginenpatties 122
Glutenfreier Schokoladen-
   kuchen 148
Glutenfreies Baguette-Brot 143
Gnocchi mit Mandelpesto 135
Goldene Milch 163

H
Haselnuss-Apfel-Zimt-
   Waffeln 93
Himbeer-Mandel-Cheescake
   mit Kakaoboden 153
Hühnchen mit Mais-Parmesan-
   Kruste und Kartöffelchen 121

I
Ingwer-Zitronen-Minz-Tonic 163

K
Karotten-Walnuss-Kuchen mit
   Ananas 148
Käsesuppe mit Weißwein und
   Muskatnuss 107
Klassischer Hummus 145
Kokos-Bananen-Beeren-Bowl 94
Kokos-Limonen-Panna Cotta 151
Kokos-Schoko-Smoothie mit
   Feigen 161
Kürbis-Granatapfel-Salat mit
   Babyspinat 104
Kürbis-Ingwer-Orangen-
   suppe 108

M
Mais-Tortilla-Wraps mit
   Salsa 136
Mango-Ananas-Smoothie 161
Mango-Bananen-Spinat-
   Smoothie 163
Mango-Passionsfrucht-
   Smoothie-Bowl 94

N
Neuseeländisches Sunday
   Roast 133
Nudelsalat mit Parma-
   schinken 103

O
Omelette mit Tomaten und
   Basilikum 99
Orangen-Fenchel-Salat 101

P
Pasta mit Ziegenkäse, Feigen
   und Walnusspesto 112
Peanut-Schoko-Toffees 152
Pesto-Dinkel-Kranz 140

R
Rotes Rindfleisch-Curry 71
Rührei mit Basilikum, Tomate
   und Speck 70

S
Schokoladen-Brownies 156
Schoko-Nuss-Müsli 95
Schweizer Bircher-Müsli 94
Spargel mit Mango-Erdbeer-
   Salat 102
Spargel-Salat mit
   Gojibeeren 103
Spinat-Artischocken-Dip
   mit Cashews 144
Spinat-Ricotta-Ravioli mit
   Pinienkernen und
   Zitronenöl 124

T
Tomatensuppe mit Chili 108
Tomaten-Süßkartoffel-Salat
   mit Hühnchen 106

V
Vietnamesische Sommer-
   rollen 132
Vollkorn-Lasagne mit Kürbis
   und Hackfleisch 116

W
Waldpilz-Risotto mit
   Cashewnüssen 112

Z
Zucchini-Kartoffel-Tarte 113
Zucchini-Mandel-Brot 140
Zucchini-Spaghetti mit
   Zitronen-Garnelen 127
Zucchinisuppe mit Sahne 108

Rezepte sortiert nach Kennzeichnung

ballaststoffreich

Amaranth-Chia-Cracker 144
Apfel-Muffins mit Walnüssen 139
Apfel-Walnuss-Salat mit Ziegenkäse 107
Asiatische Reisnudeln mit Rinderfilet 120
Avocado-Kiwi-Smoothie mit Matchapulver 162
Banane-Mandel-Brot 99
Bananen-Karamell-Kuchen 155
Basmati-Linsen-Reis mit Zimt-Hähnchen 114
Beeren-Mandel-Smoothie 159
Birne-Spinat-Smoothie 161
Blumenkohl- oder Zucchini-Pizza 130
Couscous-Salat mit Aprikosen 102
Crunchy-Beeren-Müsli 95
Dinkel-Spaghetti mit Melone und Serrano-Schinken 111
Dinkel-Süßkartoffel-Brötchen 143
Edamame-Chili-Reisnudeln mit Erdnusssauce 117
Erdnuss-Kokos-Curry mit Chili-Hähnchen 127
Erdnuss-Kokos-Reis mit Hühnchen 125
Fischfilet mit Quinoa-Rosmarin-Panade 113
Gefüllte glutenfreie Pfannkuchen 128
Glutenfreier Schokoladenkuchen 148
Glutenfreies Baguette-Brot 143
Gnocchi mit Mandelpesto 135
Haselnuss-Apfel-Zimt-Waffeln 93
Hühnchen mit Mais-Parmesan-Kruste und Kartöffelchen 121
Karotten-Walnuss-Kuchen mit Ananas 148
Klassischer Hummus 145
Kokos-Bananen-Beeren-Bowl 94
Kokos-Schoko-Smoothie mit Feigen 161
Kürbis-Granatapfel-Salat mit Babyspinat 104
Mais-Tortilla-Wraps mit Salsa 136
Mango-Passionsfrucht-Smoothie-Bowl 94
Neuseeländisches Sunday Roast 133
Nudelsalat mit Parmaschinken 103
Pasta mit Ziegenkäse, Feigen und Walnusspesto 112
Pesto-Dinkel-Kranz 140
Schoko-Nuss-Müsli 95
Schweizer Bircher-Müsli 94
Spinat-Artischocken-Dip mit Cashews 144
Spinat-Ricotta-Ravioli mit Pinienkernen und Zitronenöl 124
Vietnamesische Sommerrollen 132
Vollkorn-Lasagne mit Kürbis und Hackfleisch 116
Waldpilz-Risotto mit Cashewnüssen 112
Zucchini-Kartoffel-Tarte 113
Zucchini-Mandel-Brot 140

FODMAP-frei

Asiatische Reisnudeln mit Rinderfilet 120
Baba Ghanoush 145
Einfache Pancakes 96
Erdbeer-Chia-Milch 162
Erdbeer-Gurken-Minz-Wasser 162
Erdnuss-Kokos-Curry mit Chili-Hähnchen 127
Fischfilet mit Quinoa-Rosmarin-Panade 113
Glutenfreier Schokoladenkuchen 148
Glutenfreies Baguette-Brot 143
Gnocchi mit Mandelpesto 135
Hühnchen mit Mais-Parmesan-Kruste und Kartöffelchen 121
Karotten-Walnuss-Kuchen mit Ananas 148
Kokos-Limonen-Panna Cotta 151
Schokoladen-Brownies 156
Zucchini-Kartoffel-Tarte 113
Zucchini-Spaghetti mit Zitronen-Garnelen 127

fruktosefrei

Amaranth-Chia-Cracker 144
Asiatische Reisnudeln mit Rinderfilet 120
Baba Ghanoush 145
Blumenkohl- oder Zucchini-Pizza 130
Chili-Gemüsechips 145
Dinkel-Flammkuchen in Varianten 129
Dinkel-Spaghetti mit Melone und Serrano-Schinken 111
Dinkel-Süßkartoffel-Brötchen 143
Dinkel- Waldpilz-Risotto mit Cashewnüssen 112
Edamame-Chili-Reisnudeln mit Erdnusssauce 117
Erdnuss-Kokos-Curry mit Chili-Hähnchen 127
Erdnuss-Kokos-Reis mit Hühnchen 125
Feta-Spinat-Hackfleisch-Strudel mit Pinienkernen 119
Fischfilet mit Quinoa-Rosmarin-Panade 113
Glutenfreier Schokoladenkuchen 148
Glutenfreies Baguette-Brot 143
Gnocchi mit Mandelpesto 135
Hühnchen mit Mais-Parmesan-Kruste und Kartöffelchen 121
Käsesuppe mit Weißwein und Muskatnuss 107
Klassischer Hummus 145
Neuseeländisches Sunday Roast 133
Orangen-Fenchel-Salat 101
Pesto-Dinkel-Kranz 140
Schokoladen-Brownies 156
Spinat-Ricotta-Ravioli mit Pinienkernen und Zitronenöl 124
Vietnamesische Sommerrollen 132
Vollkorn-Lasagne mit Kürbis und Hackfleisch 116
Zucchini-Kartoffel-Tarte 113
Zucchini-Spaghetti mit Zitronen-Garnelen 127
Zucchinisuppe mit Sahne 108

glutenfrei

Amaranth-Chia-Cracker 144
Apfel-Muffins mit Walnüssen 139
Apfel-Walnuss-Salat mit Ziegenkäse 107
Asiatische Reisnudeln mit Rinderfilet 120
Avocado-Kiwi-Smoothie mit Matchapulver 162
Baba Ghanoush 145
Banane-Mandel-Brot 99
Bananen-Karamell-Kuchen 155
Basmati-Linsen-Reis mit Zimt-Hähnchen 114
Beeren-Mandel-Smoothie 159
Birne-Spinat-Smoothie 161
Blumenkohl- oder Zucchini-Pizza 130
Chili-Gemüsechips 145
Crunchy-Beeren-Müsli 95
Edamame-Chili-Reisnudeln mit Erdnusssauce 117
Einfache Pancakes 96
Erdbeer-Chia-Milch 162
Erdbeer-Gurken-Minz-Wasser 162
Erdnuss-Kokos-Curry mit Chili-Hähnchen 127
Erdnuss-Kokos-Reis mit Hühnchen 125
Fischfilet mit Quinoa-Panade 113
Gefüllte Champignons 147
Gefüllte glutenfreie Pfannkuchen 128
Glutenfreie Burger mit Rinder- und Auberginenpatties 122
Glutenfreier Schokoladenkuchen 148
Glutenfreies Baguette-Brot 143
Gnocchi mit Mandelpesto 135
Haselnuss-Apfel-Zimt-Waffeln 93
Himbeer-Mandel-Cheesecake mit Kakaoboden 153
Hühnchen mit Mais-Parmesan-Kruste und Kartöffelchen 121
Ingwer-Zitronen-Minz-Tonic 163
Karotten-Walnuss-Kuchen mit Ananas 148
Käsesuppe mit Weißwein und Muskatnuss 107

Klassischer Hummus 145
Kokos-Bananen-Beeren-Bowl 94
Kokos-Bananeneis 156
Kokos-Limonen-Panna Cotta 151
Kokos-Schoko-Smoothie mit
 Feigen 161
Kürbis-Granatapfel-Salat mit
 Babyspinat 104
Kürbis-Ingwer-Orangen-
 suppe 108
Mais-Tortilla-Wraps mit
 Salsa 136
Mango-Ananas-Smoothie 161
Mango-Passionsfrucht-
 Smoothie-Bowl 94
Neuseeländisches Sunday
 Roast 133
Orangen-Fenchel-Salat 101
Schokoladen-Brownies 156
Schoko-Nuss-Müsli 95
Schweizer Bircher-Müsli 94
Spargel mit Mango-Erdbeer-
 Salat 102
Spinat-Artischocken-Dip mit
 Cashews 144
Tomatensuppe mit Chili 108
Tomaten-Süßkartoffel-Salat
 mit Hühnchen 106
Vietnamesische Sommer-
 rollen 132
Waldpilz-Risotto mit Cashew-
 nüssen 112
Zucchini-Kartoffel-Tarte 113
Zucchini-Spaghetti mit
 Zitronen-Garnelen 127
Zucchinisuppe mit Sahne
 Käsesuppe 108

histaminfrei
Amaranth-Chia-Cracker 144
Beeren-Mandel-Smoothie 159
Birne-Spinat-Smoothie 161
Dinkel-Flammkuchen in
 Varianten 129
Dinkel-Süßkartoffel-
 Brötchen 143
Einfache Pancakes 96
Glutenfreier Schokoladen-
 kuchen 148
Hühnchen mit Mais-Parmesan-
 Kruste und Kartöffelchen 121
Karotten-Walnuss-Kuchen
 mit Ananas 148
Klassischer Hummus 145

Kürbis-Ingwer-Orangen-
 suppe 108
Mango-Ananas-Smoothie 161
Zucchini-Kartoffel-Tarte 113
Zucchini-Mandel-Brot 140
Zucchinisuppe mit Sahne 108

laktosefrei
Amaranth-Chia-Cracker 144
Apfel-Muffins mit Walnüssen 139
Asiatische Reisnudeln mit
 Rinderfilet 120
Avocado-Kiwi-Smoothie mit
 Matchapulver 162
Baba Ghanoush 145
Banane-Mandel-Brot 99
Bananen-Karamell-Kuchen 155
Basmati-Linsen-Reis mit
 Zimt-Hähnchen 114
Beeren-Mandel-Smoothie 159
Birne-Spinat-Smoothie 161
Blumenkohl- oder Zucchini-
 Pizza 130
Chili-Gemüsechips 145
Couscous-Salat mit
 Aprikosen 102
Cremiges Kokos-
 Bananeneis 156
Crunchy-Beeren-Müsli 95
Dinkel-Spaghetti mit Melone
 und Serrano-Schinken 111
Dinkel-Süßkartoffel-
 Brötchen 143
Edamame-Chili-Reisnudeln
 mit Erdnusssauce 117
Einfache Pancakes 96
Erdbeer-Chia-Milch 162
Erdbeer-Gurken-Minz-
 Wasser 162
Erdnuss-Kokos-Curry mit
 Chili-Hähnchen 127
Erdnuss-Kokos-Reis mit
 Hühnchen 125
Fischfilet mit Quinoa-
 Rosmarin-Panade 113
Glutenfreie Burger mit Rinder-
 und Auberginenpatties 122
Glutenfreies Baguette-Brot 143
Gnocchi mit Mandelpesto 135
Haselnuss-Apfel-Zimt-
 Waffeln 93
Himbeer-Mandel-Cheescake
 mit Kakaoboden 153

Hühnchen mit Mais-Parmesan-
 Kruste und Kartöffelchen 121
Ingwer-Zitronen-Minz-Tonic 163
Karotten-Walnuss-Kuchen
 mit Ananas 148
Klassischer Hummus 145
Kokos-Bananen-Beeren-Bowl 94
Kokos-Limonen-Panna-Cotta 151
Kokos-Schoko-Smoothie mit
 Feigen 161
Kürbis-Granatapfel-Salat mit
 Babyspinat 104
Mais-Tortilla-Wraps mit
 Salsa 136
Mango-Ananas-Smoothie 161
Mango-Passionsfrucht-
 Smoothie-Bowl 94
Neuseeländisches Sunday
 Roast 133
Nudelsalat mit Parma-
 schinken 103
Orangen-Fenchel-Salat 101
Pesto-Dinkel-Kranz 140
Schoko-Nuss-Müsli 95
Spargel mit Mango-Erdbeer-
 Salat 102
Spargel-Salat mit
 Gojibeeren 105
Spinat-Artischocken-Dip
 mit Cashews 144
Tomaten-Süßkartoffel-Salat
 mit Hühnchen 106
Vietnamesische Sommer-
 rollen 132
Waldpilz-Risotto mit Cashew-
 nüssen 112
Zucchini-Kartoffel-Tarte 113
Zucchini-Mandel-Brot 140
Zucchini-Spaghetti mit Zitronen-
 Garnelen 127

zuckerfrei
Amaranth-Chia-Cracker 144
Apfel-Walnuss-Salat mit
 Ziegenkäse 107
Asiatische Reisnudeln mit
 Rinderfilet 120
Avocado-Kiwi-Smoothie mit
 Matchapulver 162
Baba Ghanoush 145
Basmati-Linsen-Reis mit
 Zimt-Hähnchen 114
Beeren-Mandel-Smoothie 159
Birne-Spinat-Smoothie 161

Blumenkohl- oder Zucchini-
 Pizza 130
Chili-Gemüsechips 145
Couscous-Salat mit
 Aprikosen 102
Cremiges Kokos-
 Bananeneis 156
Crunchy-Beeren-Müsli 95
Dinkel-Flammkuchen in
 Varianten 129
Dinkel-Spaghetti mit Melone
 und Serrano-Schinken 111
Dinkel-Süßkartoffel-
 Brötchen 143
Edamame-Chili-Reisnudeln
 mit Erdnusssauce 117
Einfache Pancakes 96
Erdbeer-Gurken-Minz-
 Wasser 162
Erdnuss-Kokos-Curry mit
 Chili-Hähnchen 127
Erdnuss-Kokos-Reis mit
 Hühnchen 125
Feta-Spinat-Hackfleisch-Strudel
 mit Pinienkernen 119
Fischfilet mit Quinoa-
 Rosmarin-Panade 113
Gefüllte Champignons 147
Gefüllte glutenfreie Pfann-
 kuchen 128
Glutenfreie Burger mit
 Auberginenpatties 122
Glutenfreies Baguette-Brot 143
Gnocchi mit Mandelpesto 135
Haselnuss-Apfel-Zimt-
 Waffeln 93
Hühnchen mit Mais-Parmesan-
 Kruste und Kartöffelchen 121
Käsesuppe mit Weißwein und
 Muskatnuss 107
Klassischer Hummus 145
Kokos-Bananen-Beeren-Bowl 94
Kokos-Schoko-Smoothie mit
 Feigen 161
Kürbis-Granatapfel-Salat mit
 Babyspinat 104
Kürbis-Ingwer-Orangen-
 suppe 108
Mais-Tortilla-Wraps mit
 Salsa 136
Mango-Ananas-Smoothie 161
Mango-Passionsfrucht-
 Smoothie-Bowl 94

Rezepte sortiert nach Kennzeichnung

Neuseeländisches Sunday Roast 133
Nudelsalat mit Parmaschinken 103
Orangen-Fenchel-Salat 101
Pasta mit Ziegenkäse, Feigen und Walnusspesto 112
Pesto-Dinkel-Kranz 140

Schweizer Bircher-Müsli 94
Spargel mit Mango-Erdbeer-Salat 102
Spargel-Salat mit Gojibeeren 103
Spinat-Artischocken-Dip mit Cashews 144

Spinat-Ricotta-Ravioli mit Pinienkernen und Zitronenöl 124
Tomatensuppe mit Chili 108
Tomaten-Süßkartoffel-Salat mit Hühnchen 106
Vietnamesische Sommerrollen 132

Vollkorn-Lasagne mit Kürbis und Hackfleisch 116
Waldpilz-Risotto mit Cashewnüssen 112
Zucchini-Kartoffel-Tarte 113
Zucchini-Mandel-Brot 140
Zucchini-Spaghetti mit Zitronen-Garnelen 127
Zucchinisuppe mit Sahne 108

Impressum

Bibliografische Information der Deutschen Nationalbibliothek
Die Deutsche Nationalbibliothek verzeichnet diese Publikation in der Deutschen Nationalbibliografie; detaillierte bibliografische Daten sind im Internet über http://dnb.d-nb.de abrufbar.

Programmplanung: Uta Spieldiener
Redaktion: Sabine Klonk, Stuttgart
Bildredaktion: Christoph Frick, Nadja Giesbrecht
Umschlaggestaltung und Innen-Layout: CYCLUS Visuelle Kommunikation, Stuttgart

Bildnachweis
Umschlagfoto: Meike Bergmann, Berlin
Fotos im Innenteil: Anke Schütz, Buxtehude
Foodstyling: Claudia Seifert, Hamburg
S. 40, 43, 44: Meike Bergmann, Berlin

1. Auflage 2018

© 2018 TRIAS Verlag in Georg Thieme Verlag KG, Rüdigerstraße 14, 70469 Stuttgart

Printed in Germany

Satz und Repro: Reemers Publishing Services, Krefeld
gesetzt in Adobe Indesign CC 2017
Druck: AZ Druck und Datentechnik GmbH, Kempten

Gedruckt auf chlorfrei gebleichtem Papier

ISBN 978-3-432-10496-6

Auch erhältlich als E-Book:
eISBN (ePub) 978-3-432-10498-0

1 2 3 4 5 6

Wichtiger Hinweis: Wie jede Wissenschaft ist die Medizin ständigen Entwicklungen unterworfen. Forschung und klinische Erfahrung erweitern unsere Erkenntnisse. Ganz besonders gilt das für die Behandlung und die medikamentöse Therapie. Bei allen in diesem Werk erwähnten Dosierungen oder Applikationen, bei Rezepten und Übungsanleitungen, bei Empfehlungen und Tipps dürfen Sie darauf vertrauen: Autoren, Herausgeber und Verlag haben große Sorgfalt darauf verwandt, dass diese Angaben dem Wissensstand bei Fertigstellung des Werkes entsprechen. Rezepte werden gekocht und ausprobiert. Übungen und Übungsreihen haben sich in der Praxis erfolgreich bewährt.

Eine Garantie kann jedoch nicht übernommen werden. Eine Haftung des Autors, des Verlags oder seiner Beauftragten für Personen-, Sach- oder Vermögensschäden ist ausgeschlossen.

Geschützte Warennamen (Warenzeichen) werden nicht besonders kenntlich gemacht. Aus dem Fehlen eines solchen Hinweises kann also nicht geschlossen werden, dass es sich um einen freien Warennamen handelt.

Das Werk, einschließlich aller seiner Teile, ist urheberrechtlich geschützt. Jede Verwertung außerhalb der engen Grenzen des Urheberrechtsgesetzes ist ohne Zustimmung des Verlags unzulässig und strafbar. Das gilt insbesondere für Vervielfältigungen, Übersetzungen, Mikroverfilmungen und die Einspeicherung und Verarbeitung in elektronischen Systemen.

Besuchen Sie uns auf facebook!
www.facebook.com/trias.tut.mir.gut

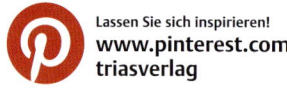

Lassen Sie sich inspirieren!
www.pinterest.com/triasverlag

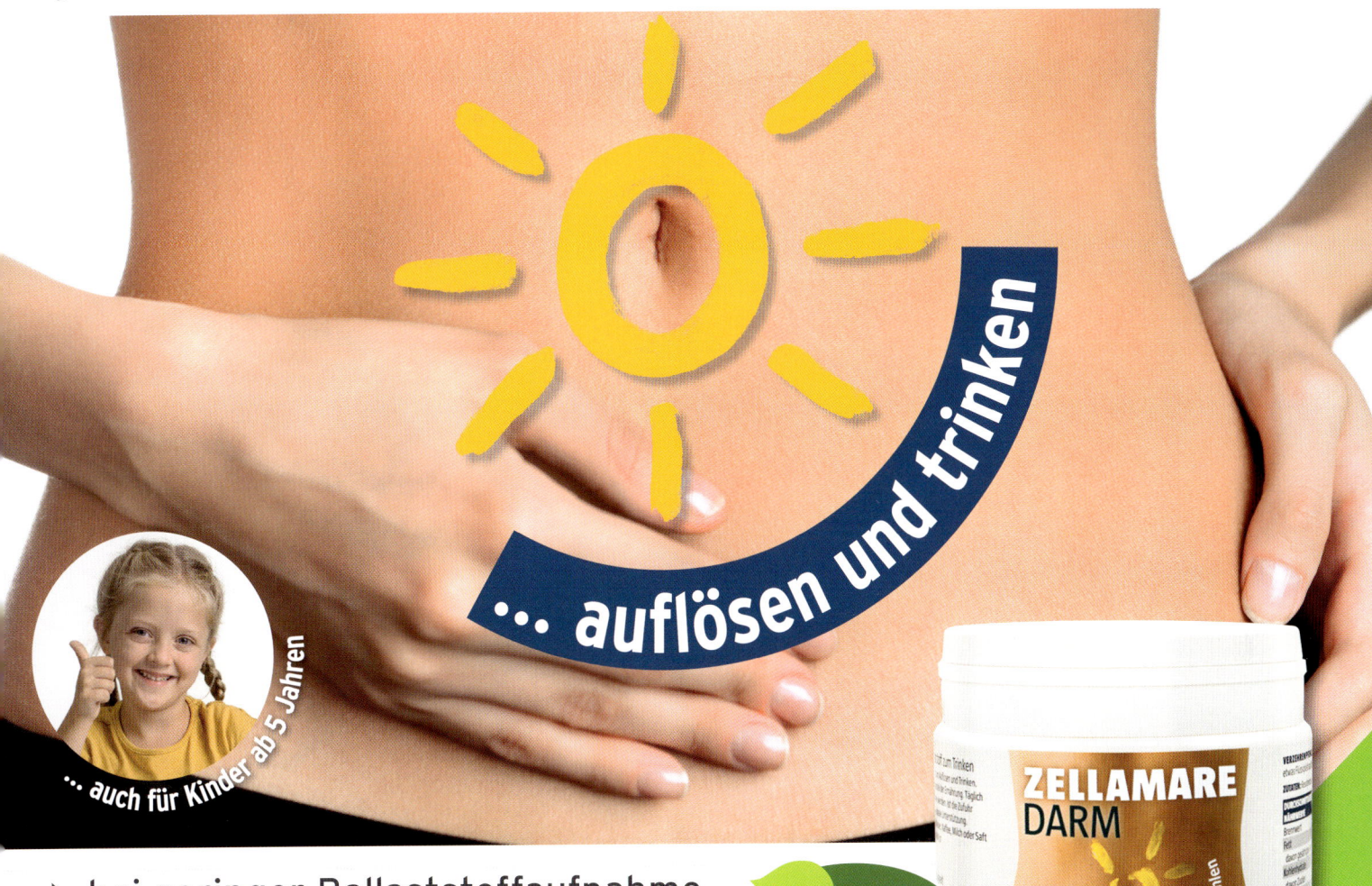